肖伟平等　主编

现代骨与脊柱疾病诊断与手术治疗

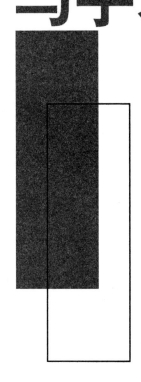

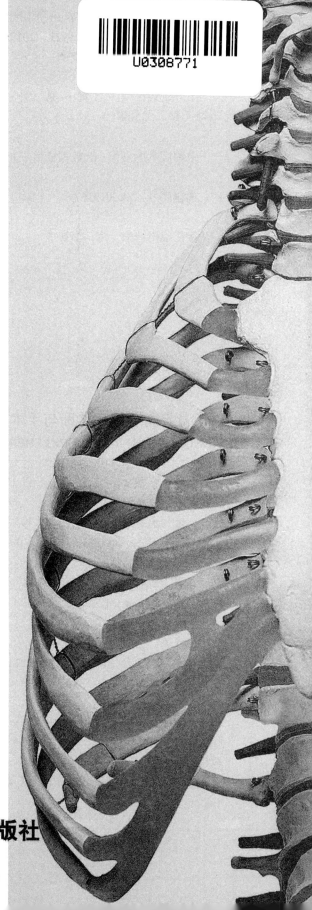

江西科学技术出版社

江西·南昌

图书在版编目（CIP）数据

现代骨与脊柱疾病诊断与手术治疗 / 肖伟平等主编
.— 南昌：江西科学技术出版社，2019.10（2024.1 重印）
ISBN 978-7-5390-6967-8

Ⅰ．①现… Ⅱ．①肖… Ⅲ．①骨疾病－诊疗②脊柱病
－诊疗 Ⅳ．① R681.5

中国版本图书馆 CIP 数据核字（2019）第 191352 号

选题序号：ZK2019167

责任编辑：宋 涛 李智玉

现代骨与脊柱疾病诊断与手术治疗

XIANDAI GU YU JIZHU JIBING ZHENDUAN YU SHOUSHU ZHILIAO

肖伟平等 主编

封面设计	卓弘文化	
出　　版	江西科学技术出版社	
社　　址	南昌市蓼洲街 2 号附 1 号	
	邮编：330009　　电话：（0791）86623491　　86639342（传真）	
发　　行	全国新华书店	
印　　刷	三河市华东印刷有限公司	
开　　本	880mm×1230mm　　1/16	
字　　数	365 千字	
印　　张	11.25	
版　　次	2019 年 10 月第 1 版　　2024年1月第1版第2次印刷	
书　　号	ISBN 978-7-5390-6967-8	
定　　价	88.00 元	

赣版权登字：-03-2019-273

编 委 会

主 编 肖伟平　钟发明　冼庆章　孙　欢
　　　　郭宗彩　刘美荣　别传军

副主编 胡宗亮　李慧宁　刘云龙　朱文潇
　　　　张明明　蔡一强　田永福

编 委（按姓氏笔画排序）

田永福　河南省洛阳正骨医院（河南省骨科医院）

孙　欢　滁州市中西医结合医院

刘云龙　河南省洛阳正骨医院（河南省骨科医院）

朱文潇　河南省洛阳正骨医院（河南省骨科医院）

刘美荣　河北医科大学第三医院

肖伟平　江西中医药大学附属医院

别传军　襄阳市中医医院（襄阳市中医药研究所）

张明明　中国人民解放军海军第九七一医院

李慧宁　新乡市中心医院

冼庆章　广州市番禺区中医院

钟发明　江西中医药大学附属医院

俞学子　浙江省杭州市西溪医院

胡宗亮　莒县浮来山卫生院

郭宗彩　高密市第二人民医院

蔡一强　河南省洛阳正骨医院（河南省骨科医院）

获取临床医生的在线小助手

开拓医生视野
提升医学素养

微信扫码

临床科研	介绍医学科研经验，提供专业理论。
医学前沿	生物医学前沿知识，指明发展方向。
临床资讯	整合临床医学资讯，展示医学动态。
临床笔记	记录读者学习感悟，助力职业成长。
医学交流圈	在线交流读书心得，精进提升自我。

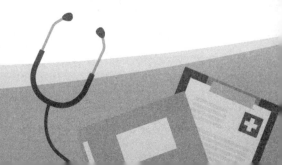

前　言

　　随着时代和社会的变更，社会老龄化逐年加重，骨科病谱有了明显变化，骨科常见病、多发病的发病率随之增高，特别是颈肩腰腿痛、老年骨质疏松症和关节退行性病变等疾病逐渐成为影响人们健康生活水平的主要因素之一。与此同时，伴随着社会和经济的发展，人们对健康也提出了更高的要求，也使得广大骨科同仁的专业知识、专业技术面临着更大的挑战，不断地学习新的骨科技术、诊治方法成了骨科大夫永恒不变的任务。基于此，我们编写了此书，希望通过对新兴骨科知识的传播，能够满足国内骨科诊疗机构、骨科专家对临床诊治的学习要求。

　　本书本着面面俱到、图文并茂、科学实用的原则，首先讲述了骨科无菌原则及围手术期处理，然后介绍了脊柱手术的显露途径，接着重点叙述了颈、胸、腰椎的常见术式、手术步骤及手术中的注意事项，并介绍了脊柱融合等相关内容。本书以扎实的理论为基础，并与国内一线知名骨科专家的临床经验相结合，内容翔实，资料新颖丰富，且贴合临床，适用于各级医疗机构的骨科专科医务人员参阅引用。尽管如此，相对于浩瀚的骨科知识海洋，我们的经验与水平有限，不足之处在所难免，特别是随着现代医学知识的发展，本书阐述的某些诊疗理念、观点与认识可能需要修正，某些方法需要改进和提高，欢迎广大读者多提宝贵意见，恳请同道指正。

　　本书在编写过程中，得到相关单位领导和骨科同仁的极大关照和帮助，做了大量不计名利的工作。在此对本书的编写和出版给予了大力支持和关怀的同仁们表示感谢！由于参编人数较多，编辑及排版人员精力有限，书中纰漏在所难免，望广大读者不吝赐教，以便再版时修订，谢谢。

编　者

2019 年 10 月

目 录

现代骨与脊柱疾病诊断与手术治疗

第一章 骨科无菌操作

医院汇集着各种各样的患者，被看作病原微生物的聚集中心。空气中浮游的致病菌种类多、浓度高，不但患者本身而且医护人员都有可能携带致病菌，进而成为病菌的传播者。医院内所有的人员都暴露在这样的环境中，随时随地受到交叉感染的威胁。患者在入院时并无某种疾病，如受到其他患者、医护人员、探望者携带病菌的感染，以及被仪器、设备、器械、敷料等直接感染，或经过院内空气途径间接感染等称为院内感染，它明显与住院前的状况无关。患者在外科手术中表皮或黏膜被划开，就失去了抵御病原微生物的最好屏障。无论何种途径带入的病菌都可长驱直入到机体内部，很容易引起感染。通常认为手术切口的污染来源于内、外两个方面：内部感染源是通过术前皮肤清洁不当引起患者自身感染；外部感染源则是：①直接接触未经消毒的器具、污染表面，或与患者接触的院内人员产生的医源性扩散。②空气中的液滴和灰尘，把微生物粒子传播到手术切口。可见手术环境的潜在危害最大，其控制的要求也理应最高。

第一节　手术室环境

手术环境最核心的就是手术室的环境，要求保持最大限度的无菌环境。手术环境需要各种工种、各种设施的支撑，但是，完全依赖化学灭菌是不行的，同样完全依赖建筑及其设施设计也是不行的。这需要一个综合性保障措施，即最大限度地消除或避免各种途径带入的病原微生物，降低致病菌浓度以及隔离致病菌与手术切口接触等，其中空气净化措施是消灭隐患、建立良好环境控制或质量保证的一个重要手段。

手术室是为患者提供手术及抢救的场所，是医院的重要技术部门，应设立在安静、清洁、便于和相关科室联络的位置（如与中心供应室、外科病房、集中治疗室、急诊、临床检验室、病理科、放射科等邻近）。

现代化的手术室是利用新技术和新材料设计适合未来发展需求的高标准手术室，应用先进的层流技术达到空气洁净，进行除菌、温湿度调节、新风调节等系列处理，使手术室保持洁净、温湿度适宜，同时达到一定的细菌浓度和空气洁净度级别。不同级别的层流手术室其空气洁净度标准不同（表 1-1-1），例如美国联邦标准 1000 级为每立方尺空气中 ≥ 0.5 μm 的尘粒数，≤ 1000 颗或每升空气中 ≤ 35 颗 10 000 级层流手术室的标准为每立方尺空气中 ≥ 0.5 μm 的尘粒数，≤ 10 000 颗或每升空气中 ≤ 350 颗。依此类推，同时按净化的不同级别分别为百级手术间、千级手术间、万级手术间，不同级别的手术间有着不同的用途：百级手术间用于关节置换、神经外科、心脏手术；千级手术间用于骨科、普外科、整形外科中的一类伤口手术；万级手术间用于胸外科、耳鼻咽喉科、泌尿外科手术和普外科中除一类伤口的手术；正负压切换的手术间可用于特殊感染手术的开展。这种层流技术的成功应用，净化空调在防止感染和保证手术成功方面起着不可替代的作用，是手术室中不可缺少的配套技术。高水平手术室要求高质量的净化空调，而高质量的净化空调才能保证手术室的高水平。净化技术通过正压净化送风气流控制洁净度来达到无菌的目的。目前最常用的是层流系统（laminal flow system）。层流系统利用分布均匀和流速适当的气流，将微粒、尘埃通过回风口带出手术室，不产生涡流，故没有浮动的尘埃，净化度随换气次数的增加而提高，适用于美国宇航局标准中 100 级的手术室。

表 1-1-1　层流手术室分级

等级	手术室名称	适用手术类型
I	特别洁净 （手术区 100 级，周边区 1000 级）	关节置换手术、器官移植手术、脑外科、心脏外科及眼科手术中的无菌手术
II	标准洁净 （手术区 1000 级，周边区 10 000 级）	胸外科、整形外科、泌尿外科、肝胆胰外科、骨外科和普外科中的一类切口无菌手术
III	一般洁净 （手术区 10 000 级，周边区 100 000 级）	普外科（除去一类切口手术）、妇产科等手术
IV	准洁净 （300 000 级）	肛肠外科及污染类等手术

目前，现代化手术室内基础设施配置包括：手术床1台、无影灯2部、麻醉机1台、监护仪、电刀、自体血回收机以及手术显微镜、移动影像设备、器械柜1台、麻醉柜1台、药品柜1台、观片灯1台、电源插座箱3台（其中1台带380V插座）、书写台、多功能控制面盘1台、气体终端控制箱1台、送风天花1台、自动门1樘、手推门1樘、手术照明灯2部。部分百级手术室需配保温柜、保冷柜各1台。随着科学技术的发展，新的手术工具不断涌现，如导航设备、立体定位系统、手术机器人等，手术室的发展会朝着更加安全、高效的综合型手术室发展。

21世纪的手术室标准：①混合型手术室（hybrid type）。②手术室相对集中，但功能完全独立。③既具有普遍性，能对应各种类型的手术，提高手术室的效率，又必须充分考虑各种特殊手术。如移植手术、放疗手术、当日手术等。④信息化、智能化、数字化。⑤安全性：包括空调系统安全、电气安全、医疗气体安全、放射线安全等。⑥经济性：降低成本，提高效率永远是我们追求的目标。⑦EBD（evidence based design）：进行有科学依据的设计（图1-1-1）：根据手术室配置的医学装备，手术室可分为7类（表1-1-2）。

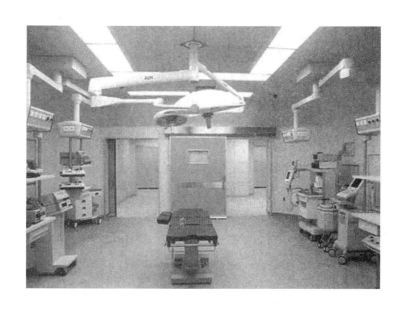

图1-1-1　现代化手术室

手术室先进设备多样性对手术室总体合理布局的要求增加，其设计原则要求流程分明、合理，防止交叉感染，缩短操作路线，减轻工作人员的劳动强度，提高手术质量。出入路线的布局设计需符合功能流程与洁污分区要求，应设三条出入路线（图1-1-2），一为工作人员出入路线，二为伤患者出入路线，三为器械敷料等循环供应路线，尽量做到隔离，避免交叉感染。手术室采用双通道方案，如无菌手术通道，包括医护人员通道、患者通道、洁净物品供应通道；非洁净处置通道，包括手术后器械、敷料的污物流线。还有抢救患者专用的绿色通道，可以使危重患者得到最及时的救治。

表1-1-2　手术室配置的医学装备分类

分类	性质	优点
一体化手术室	实时获得大量与患者相关的重要信息	融合计算机网络技术、图形信号处理技术、空气洁净技术、机电设备自动控制技术于一体；包括：手术示教、远程会诊、设备控制、数据采集、多媒体、信息集成；临床信息系统建设、耗材管理、麻醉系统、手术护理等
复合型手术室	介入治疗	整合MRI、DSA、CT、DR等大型医疗设备在一起。核心角色是手术机器人"达芬奇"
MRI手术室	是复合手术室的重要组成部分	图像引导，是一种有发展前景的实时颅脑神经外科手术的科学方法

续表

分类	性质	优点
杂交手术室	同时进行外科手术、介入治疗和影像检查,是复合手术室的核心组成部分	适用于高危的心脏大血管疾病、复杂的冠心病、先天性心脏病以及心瓣膜病、血管外科等疾病的内外科联合治疗
机器人手术室	是复合手术室众多设备中的领军者	达芬奇手术机器人是医学、工程学相结合的典范,从功能、性能、操作范围来说,是目前最好的外科手术机器人系统。手术种类涵盖泌尿外科、妇产科、心脏外科、胸外科、肝胆外科、胃肠外科、耳鼻喉科等学科
数字化手术室	净化技术、装备、医疗管理均以数字化	实现HIS/PACS/RIS. LIS. EMR同手术室的集成,让信息更加畅通,工作更加便捷准确
常规手术室	概括性总称	配置的是通用型常规医疗设备

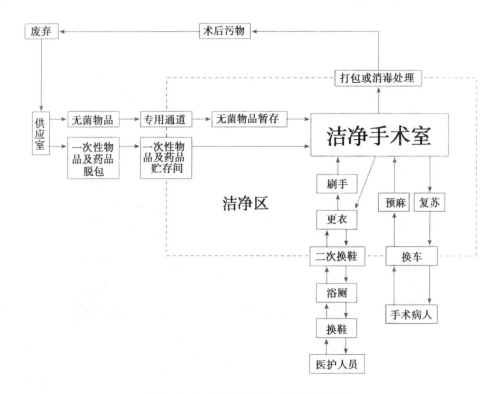

图 1-1-2　洁净手术室人、物流程示意图

在控制手术室细菌的同时,必须尽可能减少细菌进入手术室。可以步行的患者,应该和医护人员一样,先到更衣室换好衣、鞋,戴好口罩、帽子后,再走入手术室。对不能步行的患者,目前普遍采用的方法是利用可以滑动的推床,从手术室推到各病区去接(送)患者。到手术室后,推到每一个手术间的手术台旁,将患者移上手术台。推床的四个轮子进出手术室未曾更换,可以将很多细菌带进手术室内。为此推床应备有两套下部的框架,其上安放可以搬动的担架,一套框架只在手术室内使用。做到在手术室运行的框架不出手术室,还要定期和手术台等大型用具一起消毒。

第二节　自体血回输

自体输血是指采集或收集患者自己的血液,经过适当处理、保存后回输给患者本人,以达到救治患者目的的输血方法。主要的优点是既可以节约库存血,又可以减少输血反应和疾病传播,而且不需检测血型和交叉配合实验。自体输血方式主要有预存式、稀释式、回收式三种。近年来自体输血技术在国内手术中应用也逐渐增多,如心血管手术、颅内肿瘤切除手术、骨科择期手术等越来越多地使用自体输血。

1. 预存式自体输血　也叫预存式自体库血。选择符合条件的择期手术患者,于手术前若干日内,定期反复采血贮存，然后在手术时或急需时输还患者。只要患者身体状况好，行择期手术，同意并签字，血红蛋白 >110g/L 或血细胞比容 >0.3，都适合预存式自身输血。手术前 1 个月开始采取自体血，一次采血量不超过 500mL，即总血量的 10%，相等于血库同种血供血者的采血量，两次间隔不少于 3 天。如患者无脱水，不需补充任何液体；如一次采血量达到 12% 时，最好能适当补充晶体液。采取的血液可预存于血库内，时间一般不宜超过 10 日。如果去除血浆，将余下的压积红细胞保存在 −80℃冰箱内，则冷冻的红细胞可保存数月至数年之久。在采血期间口服硫酸亚铁 200～300mg、维生素 C 及叶酸等治疗，每天 3 次，对红细胞再生和防止贫血有一定作用。

2. 稀释式自体输血 又称急性等血液稀释。临手术前自体采血，用血浆增量剂去交换失血，使患者的血容量保持不变，而血液处于稀释状态。所采取的血，可在手术中或手术后补给。适量的血液稀释不会影响组织供氧和血凝机制，而有利于降低血液黏稠度，改善微循环等作用。只要没有禁忌证，血液稀释回输对预计术中失血达 1～2L 的大多数手术都适用，具体方法是在麻醉后，手术开始前，开放两条静脉通路。一条静脉采血，采血量取决于患者状况和术中可能的失血量，一般为患者血容量的 20%～30%，以红细胞不低于 25%，白蛋白 30g/L 以上，血红蛋白 100g/L 左右为限，采血速度约为 5 分钟 200mL，在采血同时经另一条静脉滴注血浆增量剂，如电解质平衡代浆、羟乙基淀粉氯化钠代血浆和右旋糖酐氯化钠代血浆。在这个过程中，要保持患者的血容量正常。采集的血液可保存于 −40℃冰箱内，如果手术时间短，也可保存于室温条件下。当手术中失血量超过 300mL 时，可开始输给自体血。先输最后采取的血，因为最先采取的血液，最富于红细胞和凝血因子，宜留在最后输入。

3. 回收式自体输血 常采用自体输血装置，抗凝和过滤后再回输给患者。可分为外伤时回收式自体输血、术中回收式自体输血和术后回收式自体输血。在下列情况可采用：①腹腔或胸腔内出血，如脾破裂、异位妊娠破裂。②估计出血量在 500mL 以上的大手术，如大血管手术、体外循环下心内直视手术、肝叶切除术等。③手术后引流血液回输，是近几年开展的新技术，回输时必须严格无菌操作，一般仅能回输术后 6 小时内的引流血液。自体失血回输的总量最好限制在 3 500mL 内，大量回输时适当补充新鲜冷冻血浆或多血小板血浆。

自体输血的禁忌证包括：①血液已受胃肠道内容物、消化液、尿液、羊水、骨屑或含有消毒剂的灌洗液、凝固液等污染者。②血液可能受肿瘤细胞玷污。③肝肾功能不全者。④有脓毒症和菌血症者。⑤有血液疾病者，如镰状细胞贫血、地中海贫血。⑥长期服用罂粟碱者。⑦胸腔、腹腔开放性损伤超过 4 小时或在体腔中存留的血液超过 3 天者。

第三节　骨科无菌技术

无菌技术对任何手术都非常重要，对骨科手术尤其重要。骨科手术常需要置入各种与人体组织相容性好的异物，如人工关节、骨水泥、人造骨、各种内固定物等。这些异物在无菌条件下与人体组织是可以相安无事的。一旦发生感染，它们就成为人体组织不能相容的异物。如不取出，感染难以治愈。若去除将会导致肢体畸形，处理十分困难。肌腱、韧带等组织血供极差，抵抗力弱，术后如果发生感染，将会完全腐烂，丧失功能。经较长时间治疗后，炎症已静止，创口已闭合。如需再次手术，等待的时间也较长，因为局部骨组织内还遗留有细菌，机体要完全消灭这些细菌需要较长的时间，普通外科感染创口愈合后，再次手术要等待 3 个月，而骨科传统的常规是等待 1 年。因为创口虽已愈合，但再次手术可以使还未彻底消灭的细菌扩散，以致感染复燃，手术将再次失败。由于以上这些原因，所以骨科手术对无菌技术的要求更高。

一、手术医师和护士的准备

参加手术的医师、护士、手术室内工作人员和参观人员，都必须在更衣室内换穿手术室内专用的上衣、裤子和鞋袜，然后戴好手术室内专用的帽子和口罩（图 1-3-1）。

1. 刷手 刷手前要修剪指甲，甲沟要冲洗干净。沿用多年的肥皂刷手法已逐渐被新型灭菌剂的刷手法所代替。后者刷洗手时间短，灭菌效果好，能保持较长时间的灭菌作用。洗手用的灭菌剂有含碘与不含碘两大类。目前，骨科手术刷手主要有以下三种方法：

1）肥皂刷手法

（1）参加手术者先用肥皂做一般的洗手后，再用无菌毛刷蘸煮过的肥皂水刷洗手和臂，从手指尖到肘上 10cm 处，两臂交替刷洗，特别注意甲缘、甲沟、指蹼等处的刷洗。一次刷完后，手指朝上肘朝下，用清水冲洗手臂上的肥皂水。反复刷洗三遍，共约 10 分钟。用无菌毛巾从手到肘部擦干手臂，擦过肘部的毛巾不可再擦手部。

（2）将手和前臂浸泡在 70% 酒精内 5 分钟，浸泡范围到肘上 6cm 处。

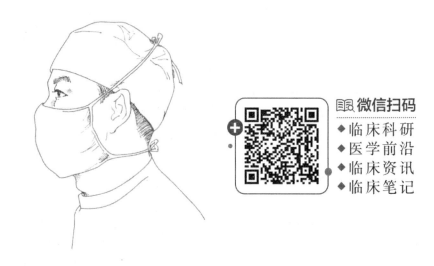

图 1-3-1　进入手术室前戴好帽子和口罩

微信扫码
◆临床科研
◆医学前沿
◆临床资讯
◆临床笔记

（3）如用苯扎溴铵代替酒精，则刷手时间可减为 5 分钟。手臂在彻底冲净肥皂和擦干后，浸入 1 : 1 000 苯扎溴铵溶液中，用桶内的小毛巾轻轻擦洗 5 分钟后取出，待其自干。手臂上的肥皂必须冲净，因苯扎溴铵是一种阳离子除污剂，肥皂是阴离子除污剂，带入肥皂将明显影响苯扎溴铵的杀菌效力。配制的 1 : 1 000 苯扎溴铵溶液一般在使用 40 次后，不再继续使用。

（4）洗手消毒完毕，保持拱手姿势，手臂不应下垂，也不可再接触未经消毒的物品。否则，即应重新洗手。

2）碘尔康刷手法：肥皂水擦洗双手、前臂至肘上 10cm 处 3 分钟，清水冲净，用无菌纱布擦干。用浸透 0.5% 碘尔康的纱布球涂擦手和前臂一遍，稍干后穿手术衣和戴手套。

3）氯己定刷手法：氯己定是不含碘的高效复合型消毒液。清水洗双手、前臂至肘上 10cm 后，用无菌刷蘸氯己定 3 ~ 5mL 刷手和前臂 3 分钟。流水冲净，用无菌纱布擦干，再取吸足氯己定的纱布球涂擦手和前臂。皮肤干后穿手术衣和戴手套。

如果手术完毕手套未破，连续施行另一手术时，可不用重新刷手，仅需浸泡酒精或苯扎溴铵溶液 5 分钟，也可用碘尔康或氯己定涂擦手和前臂，再穿无菌手术衣和戴手套。但应采用下列更衣方法：先将手术衣自背部向前返折脱去，使手套的腕部随之翻转于手上，然后用右手扯下左手手套至手掌部，再以左手指脱去右手手套，最后用右手指在左手掌部推下左手手套。脱手套时，手套的外面不能接触皮肤，若前一次手术为污染手术，则连接施行手术前应重新洗手。

2. 穿手术衣和戴手套　目前多数医院都采用经高压蒸汽灭菌的干手套，仅少数使用消毒液浸泡的湿手套。如用干手套，应先穿手术衣，后戴手套；如用湿手套，则应先戴手套，后穿手术衣。

1）穿无菌手术衣：将手术衣轻轻抖开，提起衣领两角，注意勿将衣服外面对向自己或触碰到其他物品或地面。将两手插入衣袖内，两臂前伸，让别人协助穿上。最后双臂交叉提起腰带向后递，仍由别人在身后将带系紧（图 1-3-2）。

过去国内基层医院用得最多的是背部双开门式的手术衣，穿上这种手术衣后，由巡回护士在背后正

中系住两侧的布带。按上述要求准备后，手术医师和洗手护士的背部仍属有菌部分，在做一些转动幅度

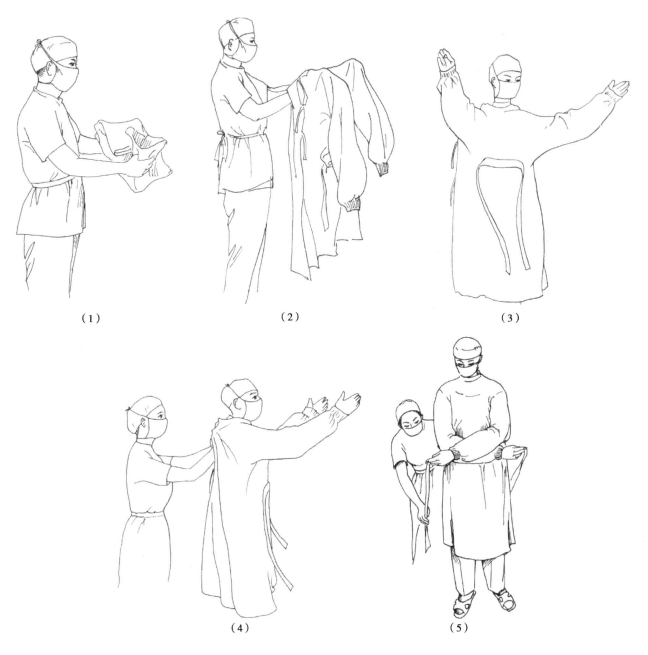

（1）　　　　　　　　　　　（2）　　　　　　　　　　　（3）

（4）　　　　　　　　　　　（5）

图 1-3-2　穿手术衣步骤

（1）双手接已洗手护士递给的手术衣；（2）提起衣领两端抖开全衣，勿触碰他人或物；（3）两
手伸出袖口外；（4）护士从身后手术衣里面协助穿整齐手术衣；（5）护士在手术者身后结扎手
术衣背后小带后，提起手术者递给的腰部长带结扎在其身后

大的手术时，例如髋人工关节置换术，难免无意中背部触碰无菌区。为此，可加穿一件无菌背心（图 1-3-3）
或穿特制的有一后襟的手术衣（图 1-3-4）。

目前国外及我国部分医院已使用一次性手术衣，穿戴该种手术衣后，手术医师的背部也属无菌区域。

2）戴无菌手套：没有戴无菌手套的手，只允许接触手套套口向外翻折的部分，不应碰到手套外面。

（1）戴干手套法：取出手套夹内无菌滑石粉包，轻轻地敷擦双手，使之干燥光滑。用左手自手套夹
内捏住手套套口的翻折部，将手套取出。先用右手插入右手手套内，注意勿触及手套外面；再用已戴好
手套的右手指插入左手手套的翻折部，帮助左手插入手套内。已戴手套的右手不可触碰左手皮肤。将手
套翻折部翻回盖住手术衣袖口（图 1-3-5），用无菌盐水冲净手套外面的滑石粉。目前国外及国内部分

大医院已施行由台上护士为术者及助手戴手套的方法，方法如下：首先台上护士按上述程序刷手及穿衣

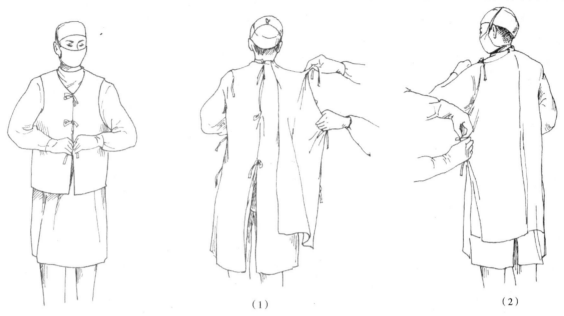

图 1-3-3　在手术衣外加穿无菌背心　　　图 1-3-4　为防止手术者衣背侧触碰无菌部分或器械，
特制作在衣背侧有两层的手术衣

（1）第一层由巡回护士结扎衣后小带；（2）第二层
由无菌洗手护士结扎衣侧小带

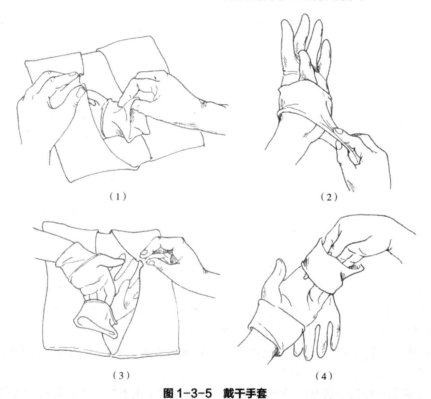

图 1-3-5　戴干手套

（1）打开手套包袋，提起左手手套；（2）戴上左手手套；（3）用戴上手套的左手托起右手手套；
（4）戴上右手手套

后，采用无接触戴手套方法（手不伸出袖口，按上述方法戴手套）。然后，由该护士协助术者及助手戴手套，该护士用双手提取左手手套向外翻折部分，以便术者的五个手指分别对准手套的指套伸进去，双手同时顶住折套处，将手套向前臂方向顶拉，戴好左手手套，注意勿触碰手套外面。随后用同样的方法，

台上护士伸入右手手套向外翻折部内，提取后用同样的方法将手套戴在术者右手。注意戴手套时勿使已戴手套的左手触碰右手和腕部皮肤。分别用左或右手翻回对侧手套的翻折部，套在袖口上。

（2）戴湿手套法：目前已经很少使用。方法如下：手套内要先盛放适量的无菌水，使手套撑开，便于戴上。戴好手套后，将手腕部向上举起，使水顺前臂沿肘流下，再穿手术衣。

二、手术部位的准备

（一）准备次序

患者手术部位的皮肤已在病室中准备，并用无菌巾和绷带包扎。在手术室中，手术部位的准备工作包括：①安放患者和手术体位。骨科手术的特点之一是常需在术中调整体位，将骨折复位或矫正畸形时，要做手法牵引与对抗牵引，或术中临时需将切口延长。所以在术前要有所估计，一次安放好，既使患者舒适，又便于进行手术，也避免污染。②绑止血带。四肢手术大都使用止血带。如此手术可不出血，手术视野清晰，可缩短手术时间。③手术部位的皮肤灭菌。骨科手术的无菌要求严格，而且在手术中常需变更体位和施行手法牵引，所以骨科手术的皮肤灭菌范围较其他外科专科手术为广。④铺无菌巾（单）。既要求与手术野以外的皮肤严格隔开，又要求变更肢体体位时不影响无菌术。以上各步骤对手术的成败极为重要，一般应由第一助手或手术者亲自进行，其次序为：对用全身或区域麻醉的手术是先麻醉，然后安放体位，绑上止血带，皮肤灭菌和铺巾（单）。如为局部麻醉，则先行皮肤灭菌，然后铺巾（单），再行麻醉。

（二）患者的体位

骨科手术主要是四肢和脊柱的手术。根据病变部位和手术操作的需要，不仅应使患者躺卧的姿势尽可能符合休息和便于进行手术操作，而且要求允许在手术过程中被动活动手术侧肢体，而不干扰无菌术。此外，也应注意一般外科手术时的注意事项。如保持呼吸道通畅，避免胸、腹部受压迫。对耻骨联合、髂前上棘、骶骨、股骨大转子、腓骨小头等骨性突出部位应注意保护，以免发生压疮，尤以对有神经障碍者更应注意。如对腓骨小头保护不够，不仅可压坏皮肤，还可造成腓总神经损伤。当患者麻醉后，肌肉已松弛，更应注意防止牵拉和压迫神经（图1-3-6）。如手术时上肢固定的位置不正确，将肘内侧放在手术台边缘，可压迫尺神经，造成尺神经麻痹（图1-3-7）。

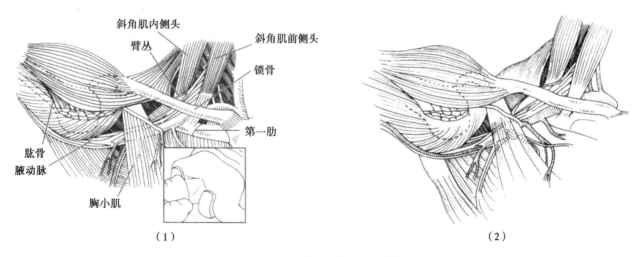

（1）

（2）

图1-3-6 防止臂丛神经受牵拉

（1）仰卧，上肢和肩外展，臂丛神经不被牵拉；（2）在头低位，为防止身体向下滑，在肩部加

阻挡，如手术时再使肩外展，即可压迫牵拉臂丛神经

（三）绑扎止血带

上臂下1/3以下和下肢膝关节以下的手术，要尽量使用止血带（理由如前述）。①以用气囊止血带为好，不宜使用橡皮管或橡皮条。②在皮肤灭菌前绑上，但在做手术切口前充气。③绑扎部位在上臂上段或大腿上段。④止血带和皮肤之间用软纱布垫平顺的衬垫，止血带外再用绷带包扎。⑤止血带的充气橡皮管

和压力表置于肩部（图1-3-8）或髋部。⑥阻断血流前须将患肢抬高，用无菌橡皮驱血带从肢体远端向近端绷扎，驱去肢体内血液。⑦阻断血流的压力，不宜过高，以免压伤软组织。⑧阻断血流的时间应在1～1.5小时以内，不可过久，以免发生缺血坏死或神经麻痹。

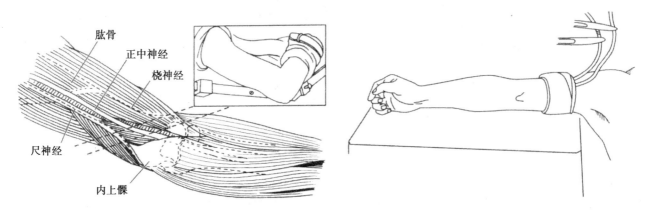

图1-3-7　上肢屈肘旋前固定于手术台边，可压迫尺神经　　图1-3-8　上肢外展，放在手术台上，绑气囊止血带。橡皮管放在肩部

（四）皮肤灭菌

四肢手术须由巡回护士协助支托患肢，直至铺巾（单）完毕。对上肢手术，可托在肘部或上臂，也可提起手指，先将手、前臂和上臂皮肤灭菌。然后由助手用无菌纱布垫托起前臂，再做手指皮肤灭菌。对下肢手术，可用手托起足跟部，或用绷带将踝部悬在输液架上，做足、小腿、大腿部皮肤灭菌；然后由助手用无菌纱布垫托起小腿，将绷带剪断，再将踝部皮肤灭菌。灭菌范围与术前皮肤准备基本相同。

皮肤灭菌法：

1. 用纱布拭子充分浸透2.5%～3%碘酊，擦遍手术区皮肤，等待0.5～1分钟后碘酊即自然干燥。避免碘酊流到超出需要准备的皮肤范围，以免灼伤。

2. 用纱布拭子充分浸透70%酒精，擦净皮肤上的碘酊，如灭菌区很大，须用2～3块碘酊、酒精纱布拭子灭菌。涂擦碘酊和酒精时须由手术区向外围顺序涂擦，不可无目的地来回乱涂。面部或供皮区的皮肤灭菌不用碘酊。会阴部手术的皮肤准备须先用肥皂水擦洗几次，而后用无菌水冲洗擦干，随后用70%酒精涂擦即可。进行皮肤灭菌时，须注意自己的手不可与患者的皮肤或其他物品碰触。准备好皮肤后，术者须将自己的双手再浸泡在酒精盆内，用纱布涂擦2～3分钟，以确保灭菌。

（五）铺无菌手术巾（单）

对无菌巾（单）的质料应有严格的要求，为了防止水滴湿透，无菌巾（单）都要用不透水的布料制成，而且在器械台上铺巾（单）时，要先铺一层不透水的尼龙单。铺无菌手术巾（单）的目的是将术野以外的部位遮盖起来，造成一个必要的无菌环境，让穿好手术衣、戴好手套的手术者、助手和洗手护士便于无菌操作。

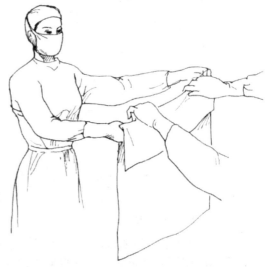

正确的铺无菌手术巾（单）既要保证手术野充分外露，又要将所有未灭菌的皮肤严密遮盖，使之与无菌的手术野隔离，而且还要保证在手术过程中被动活动手术的肢体和关节时，无菌巾不能移动，不外露未灭菌的皮肤。反之，不正确地铺无菌巾（单）在手术过程中容易外露未灭菌的皮肤，破坏无菌术而污染创口，发生感染，增加患者的痛苦，使手术失败。无骨科手术经验的助手应先在主治医师指导下学习，取得经验。四肢手术除手、脚手术外，皮肤的灭菌范围有些应超过手术部位上、下两个关节，以防在手术中需要延长切口，或在必要时做对侧切口。每一张无菌手

图1-3-9　洗手护士递给手术者无菌巾

术巾（单）均应由参加手术的洗手护士逐一递给铺单的手术者（图1-3-9），按无菌要求铺单。现将上、下肢和脊柱手术的铺无菌巾（单）的步骤图解如下：

1. 上肢铺单法　手部和上肢下1/3以下的手术，应尽量使用气囊止血带。根据手术部位高低，可在上臂中部或上部先以软纱布垫平顺地包绕，随之在其外绑妥气囊止血带，然后用绷带包扎止血带。止血带的橡皮管应置于肩部。皮肤灭菌后，由第一、第二助手或手术者与参加手术的护士共同铺无菌单。做切口前先鼓足气囊内压力，绑用止血带的时间应为1～1.5小时，如手术未结束需要继续使用止血带，则在气囊放气后，用湿纱布压迫局部创口3～5分钟，再鼓足气囊内气体，继续进行手术。

1）手和腕部手术：患者仰卧，患侧上肢外展后，置于手术台旁的小桌上，由巡回护士自上臂抬高前臂和手。皮肤灭菌后：①用一双层中单（底单）自肩后和胸侧壁铺在手术台旁小桌上，并自小桌的一端和两侧垂下（图1-3-10（1））。②由穿好无菌手术衣和戴上手套的手术者用一只手（垫上两头对折的小无菌巾）接过（握着）患肢的腕部（巡回护士松手），由助手用两边对折的小无菌巾包绕患肢肘部2～3周，用巾钳固定，而后将患肢放在手术台旁的小桌上（图1-3-10（2））。③用一大单的上部遮盖头架、胸、腹和下肢，并在肘部用大单的一侧边包绕前臂，用巾钳固定（图1-3-10（3））。腕部或前臂手术时，将一无菌松紧棉织套套在手和前臂直达肘部，手术时按切口方向和部位在棉织套上剪开一口（手部手术时不套棉织套）。手部手术时的布置及手与手术医师的位置（图1-3-11）。

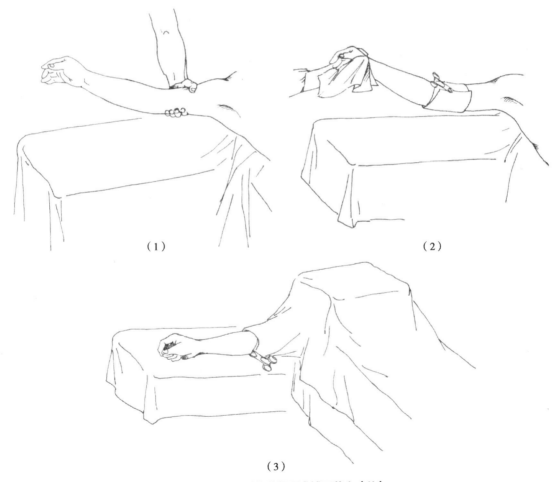

（1）　　　　　　　　　　　　　　　　　　（2）

（3）

图1-3-10　手和腕部手术铺无菌巾（单）

（1）抬高患肢；（2）刷手护士或助手用无菌单托起患肢；（3）铺剖腹单

2）前臂手术：患者仰卧：①由巡回护士握住患者的手，抬高患肢。皮肤灭菌后，用两边对折成长条状的手术巾包绕上臂时，应在肘上6～8cm处包裹上臂和止血带，并用巾钳固定。②手术者和助手同时提起对折的手术巾的四角，托着巡回护士放下的手，放在手术台旁的小桌上。用对折的手术巾包裹手和腕部，并用绷带包扎。③铺一大单，同手和腕部手术第(3)项，但在上臂中部将大单的一侧边与双层中单相重叠处的第一层用巾钳固定（图 1-3-12）。手术区套一无菌棉织套。

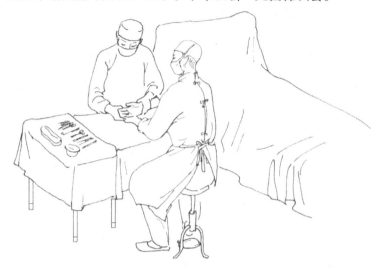

图 1-3-11 手部手术的常规布置

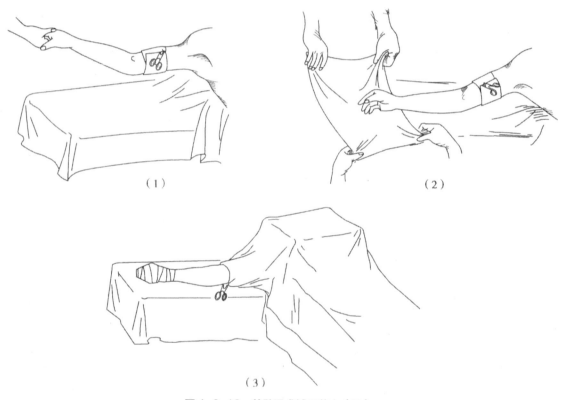

（1）

（2）

（3）

图 1-3-12 前臂手术铺无菌巾（单）

（1）抬高患肢，肘上用无菌巾包裹一周；（2）用无菌单包裹手、腕；（3）铺剖腹单

3）肘关节前侧手术：患者仰卧，由巡回护士自手腕抬起并外展患肢。皮肤灭菌后，铺单的第（1）（2）步骤同手和腕部手术的第（1）（2）步骤，但两边对折成长方形的手术巾应包绕在上臂中 1/3 和止血带上，用巾钳固定（图 1-3-10）。第（3）步骤由手术者和助手同时提取一双层手术巾的四角，托着巡回护士放下的手和腕，放在手术台旁的小桌上，包裹起手和前臂下 2/3，并用绷带包扎（图 1-3-12）。第（4）步骤同手和腕部手术第（3）步骤，但在上臂中部用大单的一侧边包绕上臂中下 1/3 处（图 1-3-13）。

4）肘关节后侧手术：患者半侧卧，健侧在下，患侧在上。第（1）步骤巡回护士自患肢手腕部抬高患肢。皮肤灭菌后，用双层中单自腋窝部盖在胸、腹和两下肢上，第（2）（3）（4）铺手术巾步骤与肘前侧手术铺单步骤相同，但铺单后患肢在肘关节半屈曲、肩关节内旋和前臂旋前位放在胸、腹部外侧。

5）上臂前外侧手术：患者仰卧，由一巡回护士自手腕部抬起外展的上肢。皮肤灭菌后，用一双层

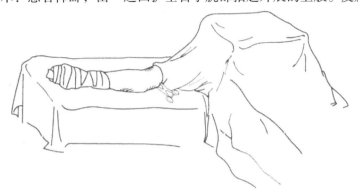

图 1-3-13 肘关节前侧手术铺无菌巾（单）

中单自腋下和胸侧壁铺在手术台旁的小桌上。①将一手术巾自腋窝内侧壁经腋窝外侧壁、上壁后横铺在胸侧壁（图1-3-14（1））。②而后在肩上部横铺一手术巾，在此两手术巾的腋前、后侧重叠处用巾钳固定（图1-3-14（1））。③手术者和助手同时提起一双层手术巾的四角，托着巡回护士放下的前臂和手，包裹好，再用绷带包扎（参考肘关节前侧手术铺无菌巾及图1-3-14（2））。④用一剖腹单，使手和前臂穿出剖腹单洞口。在腋窝部按住洞口，打开剖腹单上、下部。上部盖在手术台旁的小桌上，下部盖在头架、胸、腹部及下肢，收紧洞口，用巾钳固定（参考肩前侧手术铺无菌巾及图1-3-15（4））。

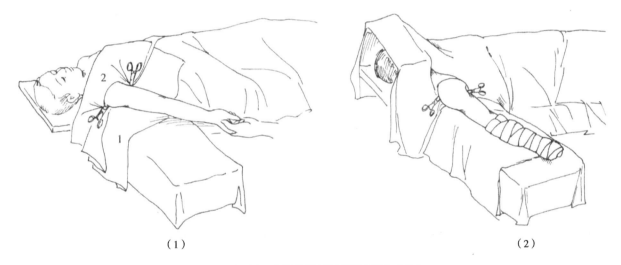

（1） （2）

图 1-3-14 上臂前外侧手术铺无菌巾（单）

（1）用两块无菌巾将肩以上部分隔开；（2）用无菌巾（单）包裹手及前臂

6）肩前侧手术：患者仰卧，头、颈转向健侧。在患侧肩胛下垫一个 5～6cm 厚的长方垫，使患侧肩胛高于手术台面，以便在必要时延长切口和处理肩上和肩峰处病变，而不影响无菌操作。①巡回护士站在患者健侧，以一手提起患侧上肢，同时用另一手托起患侧下胸壁后外侧，以使躯干和肩离开手术台面，稍向健侧倾斜（图1-3-15（1））。皮肤灭菌后，在此姿势下在肩后部和背外侧纵形铺一两端对折的中单。②肩部铺无菌巾的步骤如下：在肩关节后侧至腋窝后缘铺一无菌巾，用巾钳固定（图1-3-15（2）），而后使患者恢复仰卧；在肩外展上举位，自腋窝后经腋窝顶至胸前铺一无菌巾；自腋前侧至锁骨中1/3处铺一无菌巾；自锁骨上一寸横铺无菌巾至肩峰后下部。在上述四条无菌巾的四角相互遮盖处用巾钳固定，或用针线缝合固定（图1-3-15（3））。③用一大无菌单自腋窝顶平面向手术台尾端展开，铺盖胸、腹部和两下肢。手术者和助手同时提起一条两端对折的中单的四角，托着护士放下的上肢，包裹该上肢，并用绷带包扎后放在患者胸、腹部前外侧（图1-3-15（4））。④用一剖腹单打开其两端，使患肢穿出洞口。将剖腹单上部拉至腋窝，使洞口环绕肩部；以手按着其洞口上部，分别展开其上、下部，遮盖患者全身；收紧肩部较宽大的洞口，用巾钳或针线缝合固定。

2. 下肢铺单法　除闭塞性血管炎患者不可使用止血带外，其余均可根据手术部位用软纱布垫平顺地包绕在该大腿中上部，绑妥气囊止血带，并用绷带包扎，止血带的橡皮管应置于髋部。

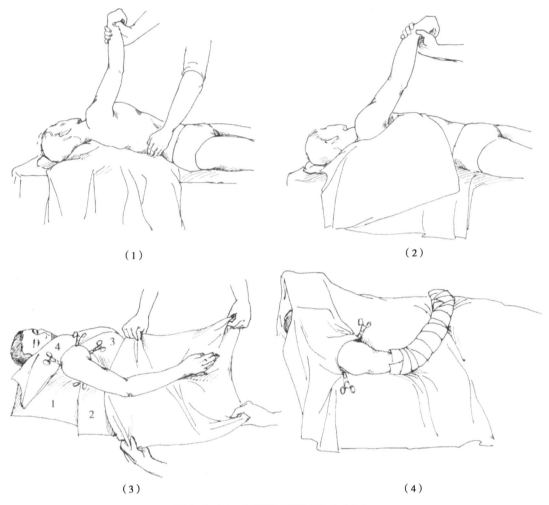

（1）　　　　　　　　　　　　　　　　　　　（2）

（3）　　　　　　　　　　　　　　　　　　　（4）

图 1-3-15　肩前侧手术铺无菌巾（单）

（1）助手将患者躯干稍向对侧翻起；（2）于肩及腋下铺无菌巾；（3）包裹手及前臂；（4）铺剖腹单

铺单前先由巡回护士根据不同的手术部位抬高该下肢，皮肤灭菌后铺无菌巾（单）。

1）脚和踝部手术：患者仰卧，由一巡回护士自膝部抬高下肢。皮肤灭菌后：①在患肢后侧铺一双层大单（底单）在手术台面，并遮盖对侧下肢和手术台尾部（图 1-3-16（1））。②由穿无菌手术衣和戴手套的助手用手（垫上两头对折的手术巾）托着（接过）巡回护士放下的患肢，继续抬高。另一助手用两边对折成长条状的手术巾包绕小腿上段 2 周，用巾钳固定，放下患肢（图 1-3-16（2））。③自小腿上段手术巾包绕处的下缘向头部铺一大单，使其下缘环绕小腿上段，用巾钳固定（图 1-3-16（3））。④自脚趾向上套一无菌棉织套，并用纱布条捆绑其末端（图 1-3-16（4））。

2）小腿前侧手术：患者仰卧，由巡回护士执握踝部抬高下肢。皮肤灭菌后：①在大腿后侧铺一双层大单（底单）在手术台面，并遮盖对侧下肢和手术台尾部（见图 1-3-16（1））。②用两边对折成长条状的无菌巾包绕膝上部，用巾钳固定（图 1-3-17（1））。③手术者和助手分别提起一手术巾的四角，托住护士放下的下肢，放在手术台上，包裹踝和脚，并用绷带包扎（图 1-3-17（2））。④自膝上缘向头部铺一大单，在大单的下缘中部环绕膝关节，用巾钳固定（图 1-3-17（3））。手术区套一无菌棉织套。

3）小腿后侧手术：患者俯卧，巡回护士执握足部抬高患肢。皮肤灭菌后，除在患肢前侧铺一双层大单（底单）在手术台面，并遮盖对侧下肢和手术台尾部外，余皆同小腿前侧手术铺单方式。

4）膝关节前侧手术：患者仰卧，由巡回护士执握踝部抬起患肢。皮肤灭菌后：①自臀部起铺一双层大单（底单），遮盖健肢及手术台尾部。②用两边对折成长条状的无菌巾两条，分别环绕膝关节上、

下部2～3周，用巾钳固定（图1-3-18（1））。③由手术者与助手提起一条双边对折的中单的四角，

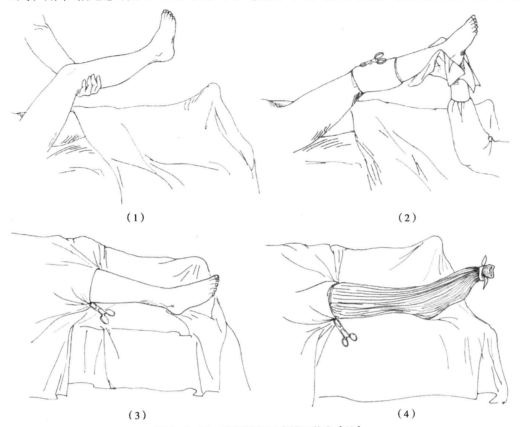

（1）　　　　　　　　　　　　　　　　　（2）

（3）　　　　　　　　　　　　　　　　　（4）

图1-3-16　脚和踝部手术铺无菌巾（单）

（1）抬高患肢；（2）用无菌巾托起患侧踝部；（3）铺剖腹单；（4）套入棉织套

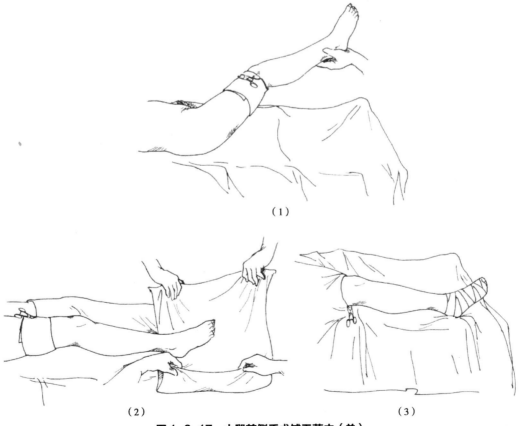

（1）

（2）　　　　　　　　　　　　　　　　　（3）

图1-3-17　小腿前侧手术铺无菌巾（单）

（1）抬高患肢；（2）无菌巾包裹足踝；（3）铺剖腹单

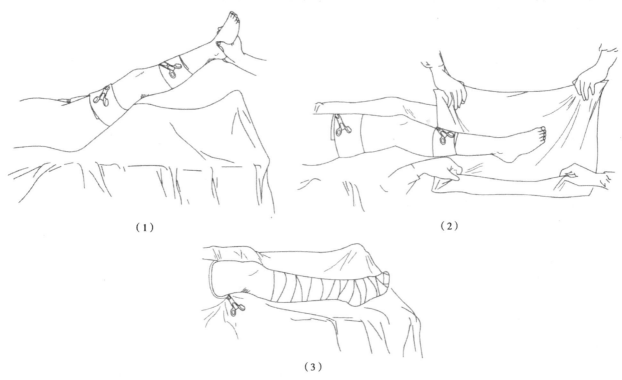

（1）

（2）

（3）

图 1-3-18　膝关节前侧手术铺无菌巾（单）

（1）抬高患肢；（2）无菌巾包裹小腿及足踝；（3）铺剖腹单

从膝下部环绕患肢的无菌巾上缘起，托住巡回护士放下的下肢，放在手术台面，包裹脚和小腿，并用绷带包扎（图 1-3-18（2））。④用一剖腹单，将患肢的脚和膝穿出洞口。以手按住洞口上部，而后分别打开剖腹单上、下部。用上部遮盖头、胸、腹部，并跨过头部支架。下部遮盖对侧下肢和手术台尾部。收紧洞口，用巾钳固定（图 1-3-18（3））。手术区套一无菌棉织套。

5）大腿前侧（前外侧）和外侧手术：大腿前侧手术时，患者仰卧；外侧手术时，患者侧卧，健侧在下，患侧在上。以大腿前侧手术铺单为例。①由巡回护士自踝部抬起伸直外展的患肢。皮肤灭菌后，自患肢大腿根部内侧铺一大单（底单），遮盖对侧下肢和手术台尾部。②髋部铺无菌巾步骤：沿臀部横皱纹铺一无菌巾；自臀部横皱纹内侧（大腿根内侧）经会阴和腹股沟部，至髂前上棘内上侧铺一无菌巾；自髂前上棘以上约 3cm 处臀后侧铺一无菌巾；自臀后横皱纹后外侧至髂嵴中后 1/3 处铺一无菌巾，在上述 4 条无菌巾相遮盖处分别用巾钳固定，或贯穿缝结在皮肤（图 1-3-19（1））。如在手术某处有与手术区周围皮肤不服帖处，则加用巾钳固定或贯穿缝结在皮肤。③手术者和助手分别提起一条两头对折的中单的四角，托住巡回护士放下的下肢，放在手术台上，而后包裹膝部、小腿和脚，并用绷带包扎（图 1-3-19（2）（3））。④铺剖腹单的方式与膝部铺剖腹单的方式相同，但洞口应在大腿根部收紧固定（图 1-3-19（4））。

6）大腿外侧手术：体位如图 1-3-20 所示。铺单方式参阅大腿前侧手术的铺单方式和要求。

7）髋关节前外侧手术：将男性患者的阴茎和阴囊拉向健侧，用胶布条贴着固定在腹股沟部。女性患者在两髋外展的情况下，用一块宽胶布贴其外阴（图 1-3-21）。患者仰卧，稍向健侧倾斜。用一长约 20cm × 10cm × 5cm 的垫子垫在患髋下面，使髋部高于手术台面（图 1-3-22），以便在必要时延长切口。由巡回护士执握患肢踝部抬高患肢，或用下肢架架高患肢（图 1-3-23（1））。皮肤灭菌后，铺无菌巾的方法和步骤如下：①以患髋为中心，用一条两头对折的中单铺在患侧躯干、髋后和大腿后侧。②髋部铺无菌巾的步骤与大腿前侧手术的步骤（1）（2）相同（见图 1-3-19（1）（2））。③自患侧臀部和大腿后侧向手术台尾部铺一大单，注意自大腿根部拉向上、中部和对侧，以遮盖会阴前面（图 1-3-23（2））。④手术者和助手分别提起一条两头对折的中单的四角，托住护士放下的下肢，放在手术台上，自脚至大

腿中段进行包裹（图 1-3-23（3））。⑤用一剖腹单使患侧脚穿出洞口后，将洞口后侧拉到臀部，以手

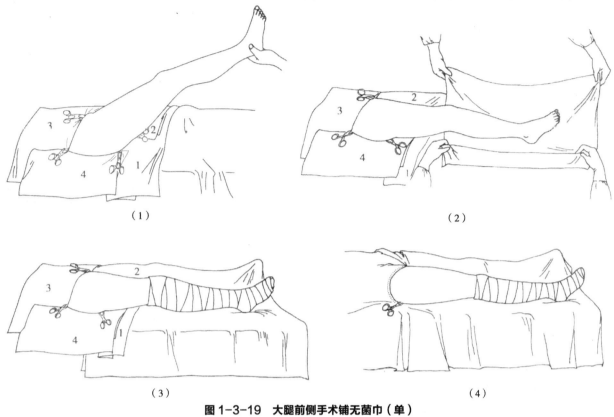

（1）　　　　　　　　　　　　　　　　　　　　　（2）

（3）　　　　　　　　　　　　　　　　　　　　　（4）

图 1-3-19　大腿前侧手术铺无菌巾（单）

（1）髋部铺无菌手术巾；（2）、（3）包裹足及小腿；（4）铺剖腹单

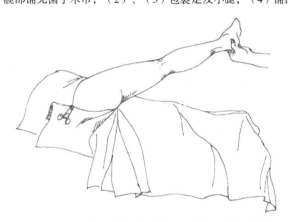

图 1-3-20　大腿前外或后外侧手术铺无菌巾（单）

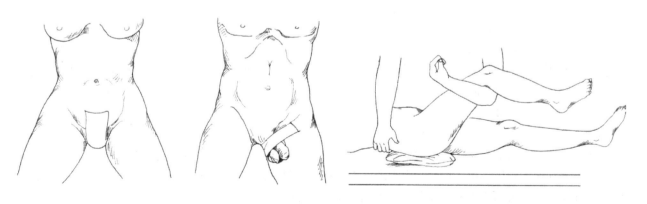

图 1-3-21　髋关节手术时遮盖会阴（女）和外生殖器（男）　　　**图 1-3-22　髋关节后侧垫起**

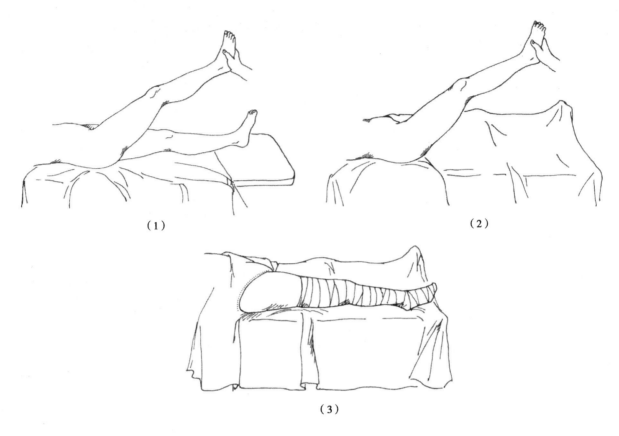

（1）

（2）

（3）

图1-3-23 髋关节前外侧手术铺无菌巾（单）

（1）抬高患肢；（2）用无菌单遮盖对侧肢体；（3）包裹患肢并铺剖腹单

在髂嵴处按住剖腹单的洞口上部，打开剖腹单的上、下部，上部遮盖腹、胸和头架，下部遮盖健侧下肢和手术台尾部。收紧洞口，用巾钳固定。

3. 脊柱后侧手术铺单法　患者俯卧，在胸前两侧和两侧髂前上棘平面之下及脚踝前侧分别用适当厚度的长方枕垫起，以免压迫胸、腹部。在预计要做手术的脊椎棘突部，皮肤灭菌后按下列步骤铺无菌巾：①距棘突纵线左、右两侧各5～6cm处，各纵形铺一折边的无菌巾。②在预计做切口的上、下端，分别各横铺一折边的无菌巾。在上列4条无菌巾相互遮盖处用巾钳固定。③将剖腹单洞口放在切口部位，而后展开其上、下部。上部遮盖躯干上部和头架，下部遮盖躯干下部、两下肢和脚（图1-3-24）。

4. 颈椎前侧手术铺单法　患者仰卧位，肩下垫肩垫，消毒范围：上至下唇，下至乳头，皮肤灭菌后按下列步骤铺无菌巾：①第一块治疗巾横铺于胸前。②自下颌始，横铺一小颈单，将小颈单上部向上翻转遮盖头架，巡回护士将小颈单的固定带由耳后系于头顶上。③两块治疗巾团成球形，填在颈部两侧。④两块治疗巾，分别铺于对侧、近侧，然后一块治疗巾竖叠，竖铺于手术部位的上方，以4把巾钳固定。⑤铺颈单，覆盖头架、全身及托盘。⑥铺中单覆盖托盘。

5. 脊柱前路（胸腰段）手术铺单法　患者取健侧卧位90°，两手臂向前伸展放于双层托手架上，腋下垫一腋垫，距腋窝10cm，约束带固定双上肢；头部下方垫高约20cm后再放上头圈，耳廓置于头圈空隙处，胸背部两侧各垫一大软垫，用骨盆固定架固定，防止身体倾斜晃动，两腿之间垫一软垫，健侧下肢屈曲60°～70°；胸部手术患者，胸下垫一软垫。皮肤灭菌后，铺无菌单步骤如下：①双折中单两块，分别垫于身体两侧。②中单一块，铺于手术野上方，覆盖头架。③4块治疗巾交叉铺于手术野，以4把巾钳固定。④手术野上方铺一中单覆盖头架，手术野下方铺中单覆盖托盘及下肢。⑤手术部位两侧各铺一中单，以组织钳固定。⑥托盘上铺一中单。⑦头架上放器械袋。⑧头架两侧各横拉一中单。

为使患者铺无菌巾（单）的部位与麻醉医师和麻醉用具隔开，并防止参加手术的医师和护士的肩、上臂和肘部被未穿无菌手术衣的工作人员触碰，一般在髋关节以上部位手术时，均应在手术台相当于患者头颈部两侧分别拉开一帐幕式的无菌中单，使手术台头端两侧有一无菌屏障。这一措施在超净手术室

的设计中尤为突出。一般是用一面墙壁大小的大无菌单，挂在一根横杆的许多钩子上，将患者的头颈部

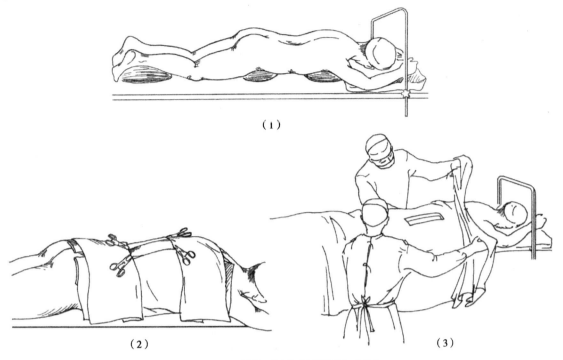

（1）

（2）　　　　　　　　　　　　　　　　　　（3）

图1-3-24　脊柱后侧手术铺无菌巾（单）

（1）患者俯卧位；（2）铺四块无菌巾；（3）铺剖腹单

和麻醉师及麻醉器械完全隔开在超净手术室之外。在术中如果手术者穿的无菌衣的某处已触碰或怀疑触碰有菌物体时，则可加穿一个无菌袖套或换一件无菌手术衣。若手术台或器械台的一角被污染或怀疑如此时，则应在其上再铺一块无菌巾（单）。

另外，为防止手术者的无菌手套直接接触患者手术野的皮肤，可采用下列方法之一：

1. 皮肤灭菌及铺无菌单后，用一段（截）无菌的棉织套将肢体的手术野周径完全套起，然后于切口处剪开棉织套；切开皮肤和皮下组织后，用丝线将剪开的两个棉织套边缘分别与皮肤切口的两个边缘做连锁式缝合，以保护切口，防止污染（图1-3-25）。

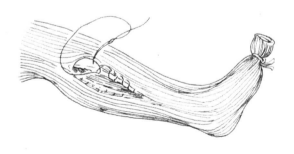

图1-3-25　保护切口

2. 将医用无菌透明黏性塑料薄膜（又称护肤膜）贴在皮肤切口的部位，手术刀通过透明塑料薄膜切开皮肤。

三、对人类免疫缺陷病毒传播的防护

我们同意美国骨科医师协会（AAOS）专门小组有关艾滋病（获得性免疫缺陷综合征）防护的建议。这些建议的严格程度超过了疾病控制与预防中心和美国医院联合会的要求。我们认为，在医疗诊治过程中，任何环节都要尽一切努力防止AIDS-HIV的进一步传播，对于具体细节请参考（AAOS）专门小组对人类免疫缺陷病毒（HIV）防护的指南。我们采用AAOS关于手术室内HIV的防护的建议，包括如下

几点：

1. 不要过度追求手术速度，那样做往往会对术者造成伤害，手术人员受伤危险性大的操作应由最有经验的外科医师负责完成。

2. 在手术过程中应穿戴可防止与患者血液接触的手术装束，包括过膝且防水的外科鞋套、防水手术服或洗手衣，并且要佩戴完整的头罩。

3. 术中应一直戴着双层手套。

4. 口罩潮湿或溅湿后应及时更换。

5. 应使用护眼装置（护眼镜或护脸罩），保护术者头部暴露的皮肤及黏膜。

6. 为防止对手术人员的意外损伤，外科医师应该做到如下几点：

1）如可能，应尽量使用器械打结；缝合和使用锐利器械，应尽量采用"非接触"式操作。

2）不要用手带着缝针打结。

3）术中不要将锐利的器械或针用手直接传递，要将它们放置于过渡盘内传递。

4）当传递锐利器械时要出声提醒。

5）不要两人同时缝合一个伤口。

6）当用手指探查骨折碎片或有钢丝及其他锐利器械的伤口时，要格外小心。

7）不要把手贴附在骨刀刃、钻头或锯面上。

8）如在冲洗大的伤口或使用动力器械等操作时，血液溅出不可避免，则应穿戴宇航服式手术衣。

9）术中要常规检查手术人员的手术服、口罩及鞋套是否被污染，如有必要，应及时更换。

微信扫码
◆ 临床科研
◆ 医学前沿
◆ 临床资讯
◆ 临床笔记

第二章 围手术期处理

手术是骨科治疗的组成部分和重要手段，也是取得治疗效果的关键环节，但一次成功的手术，可以完全毁于术前准备的微小疏忽和失败于术后处理的不当。因此，骨科医生要像认真对待手术操作一样，重视骨科围术期的处理。

第一节　术前准备

术前准备的目的应该是使患者以最佳的状态接受手术。术前准备与手术的类型有密切关系。骨科手术种类繁多，但就手术急缓的程度大致可分为三大类：①择期手术：大多数需要骨科治疗的患者，病情发展均较缓慢，短时期内不会发生很大变化，手术时间可选择在患者的最佳状态下进行。如小儿麻痹后遗症的矫正手术等属于择期性手术。这类手术的特点是术前准备时间的长短不受疾病本身的限制，手术的迟早也不会影响治疗的效果，手术可选择在做好充分准备和条件成熟的情况下进行。②限期手术：有些疾病如恶性骨肿瘤等，手术前准备的时间不能任意延长，否则会失去手术的时机。为了取得较好的手术效果，要在相应的时间内有计划地完成各项准备工作，及时完成手术，这类疾病的手术称为限期手术。③急症手术：开放性骨折的清创缝合、断肢再植等，属于急症手术。这类患者病情发展快，只能在一些必要环节上分秒必争地完成准备工作，及时手术，否则将会延误治疗，造成严重后果。三种手术的术前准备基本相同，但急症手术因伤势较重，加之伤口污染、损伤严重继续出血等，通常需要在较短时间内完成必要的术前准备，而后两者可以从容不迫地做完必要检查，待条件适宜再行手术。急症手术因其紧迫的特殊性，以下单独列出。

一、急症手术的术前准备

除特别紧急的情况，如呼吸道梗阻、心搏骤停、脑疝及大出血等外，大多数急诊室患者仍应争取时间完成必要的准备。首先在不延误病情发展的前提下，进行必要的检查，尽量做出正确的估计，拟订出较为切合实际的手术方案。其次要立即建立通畅的静脉通道，补充适量的液体和血液，如人为不能控制的大出血，应在快速输血的同时进行手术止血。

骨科医生可按下列三个步骤处理，即首诊检查、再次检查及有效处理措施。

（一）首诊检查

骨科急救的目的是抢救生命、保护患肢、迅速转移，以便尽快妥善处理。对于严重创伤及昏迷的患者，急救最主要任务是保护生命，处理好基础生命支持（BLS）、高级心脏生命支持（ACLS）及心搏骤停后治疗的关系。其中 BLS 是自主循环恢复（ROSC）的基础，如果 BLS 不成功就不能实现心肺复苏（CPR）的成功。CRP 的关键是初始的胸外按压和早期除颤。BLS 从过去的 A-B-C 原则过渡到 C-A-B，即从打开气道、人工呼吸、胸外按压过渡到胸外按压、打开气道、人工呼吸，这样做的目的是尽量减少由于呼吸浪费的时间。同时，医务人员检查脉搏有无时，时间应不得超过 10 秒。进行心肺复苏应尽早行胸外按压，减少胸外按压中断，只有不间断的胸外按压才能达到 ROSC。

BLS 是一个相互协调的系统动作，要求胸外按压要快，成人频率为 100 次 / 分，按压深度为 5cm，按压与通气比为 30：2，应用电除颤，双极电流为 120 ~ 200J，单极电流为 360J，电流大小应从低到高。儿童心肺复苏按压频率应不少于 100 次 / 分，但不超过 120 次 / 分，按压深度为儿童胸廓前后径的 1/3，每次按压后胸廓应充分回弹，按压与通气比为 15：2，新生儿为 3：1，儿童及新生儿的电除颤大小为 4J/kg。只有三者相互协调统一，才能达到最佳 BLS 目的。

需强调的是，医务人员在抢救患者时，应根据患者心搏骤停的最可能的原因而选择急救的顺序，如发现患者突然倒地，施救者证实该患者无意识、无呼吸或者是叹息样呼吸，应立即激活急救医疗服务体系（EMSS），用 AED 除颤并实施 CPR 操作。对于淹溺或其他原因导致的窒息性心搏骤停患者，在呼叫EMSS 之前，先给予大约 5 个循环（大约 2 分钟）的传统 CPR（包括人工呼吸）。对于新生儿的心搏骤停，最可能的原因是呼吸因素导致，复苏程序应该为 A-B-C。以下是 BLS 的具体内容：

1. 循环功能支持（Circulacion，C）　检查患者的生命体征，首先进行循环功能的评价和支持是必需的。

控制外出血，加压包扎，抬高患肢，帮助减少静脉出血，增加静脉回心血量，而传统的头低位帮助不大。

2. 保持气道通畅（airway，A） 在交通事故中，死亡最常见的原因为气道梗阻。急诊首诊医生首先要检查患者的呼吸道是否通畅，排除任何气道梗阻因素。

3. 呼吸支持（breathing，B） 对患者的气道通气功能进行评价，危及生命的急症有张力性气胸、巨大血胸、反常呼吸及误吸等。张力性气胸可通过严重的气胸体征及胸膜腔正压引起的纵隔偏移、静脉回流减少而诊断，此时应立即行胸膜腔穿刺减轻症状。这需要在X线检查完成之前进行。反常性呼吸（连枷胸）表现为患者虽能自主通气，但患者有持续发绀和呼吸困难，可通过观察胸壁的反常运动而诊断，需要通气支持治疗。对于呕吐物、血块、脱落牙齿，需要及时清除，处理的措施有向前托起患者颜面部、经鼻腔或口腔气管插管和气管切开等，气管切开一般用于紧急情况，不能作为一种常规方法。另外，对急性窒息的患者还可行环甲膜穿刺，但注意一般不适用于12岁以下儿童。

4. 功能判定 对清醒的患者，进行快速规范的神经系统检查是必要的。对不清醒的患者，按照Glasgow评分（GCS），根据患者的光反应、肢体活动和痛觉刺激反应来评判患者的病情和预后。

（二）再次检查

再次检查的内容如下：

1. 病史 病史应包括外伤发生的时间、地点、损伤机制、患者伤后情况、治疗经过、转送过程及患者既往史，如患者神志不清，应询问转送人员和家属。为便于记忆，可按照"AMPLE"顺序进行：A：过敏史（allergies）；M：药物（medications）；P：过去患病（past illness）；L：进食时间（last meal）；E：外伤发生情况（events of accident）。

2. 详细的体格检查 体格检查应小心、全面，从头到脚依次进行。首先是神志情况，主要根据Glasgow评分（GCS）；仔细检查头面部，注意检查可能隐藏在头发内的损伤；对于高位截瘫患者，要注意区分头外伤和颈髓损伤，常规X检查是必需的，颈部在明确损伤前一定要固定；血胸、气胸是可预防性死亡的常见原因，注意要监测血压和肺通气功能，详细检查胸部，仔细阅读胸部X线片；腹部损伤也是可预防性死亡的常见原因，仔细检查腹部体征和监测生命指征变化，必要时行腹腔穿刺和灌洗术。四肢外伤一般比较明显，但要注意多发伤和合并血管、神经损伤的可能性。

3. 对任何可疑骨折行X线检查 对所有的多发伤患者，在初次检查后，都应行胸片、颈椎侧位和骨盆像，如怀疑脊柱骨折，应行正侧位及颈椎张口位像，必要时进一步CT检查。对意识有问题的头部外伤患者，常规行头颅CT检查。

（三）有效处理措施

在多发伤患者的诊治中，可能会包括许多专家参与的多次手术和操作。应该综合患者全身的病情，适时讨论手术时机、类型和手术操作范围。

二、常规手术准备

在手术前应按以下流程：明确诊断，确定手术指征；术前综合评估患者情况；术前讨论，确定手术治疗方案；术前与患者及家属的交流；调整患者的健康状态最佳化；细化医生准备。

（一）明确诊断，确定手术指征

术者必须全面掌握病史、临床表现和影像化验检查资料，将资料归纳分析后得出明确的诊断，并复验入院诊断是否正确，提出有力的手术指征。

（二）术前综合评估

在确定患者是否需要手术治疗后，需要对患者进行术前综合评估，评价手术的风险，除外手术禁忌，这一阶段的主要目的在于确定患者能否接受手术治疗的问题。评估病史和有重点系统回顾的体格检查，然后决定是否需要进一步检查。根据患者的疾病程度、主要脏器功能状态以及全身健康状态，将手术危险分层化，可将患者对手术的耐受性分成二类四级（表2-1-1）。对于第一类患者，经过一段时间的一般准备后即可进行手术。而对于第二类患者，由于其对手术的耐受性差，手术风险非常高，且有可能高于手术的益处，则需要多科室（例如麻醉科医生、内科医生等）会诊，请麻醉师及内科医生各自提出自己的见解，并最终确定是否存在手术禁忌。如果无手术禁忌，需要对主要脏器的功能进行认真检查，有针对性地做好细致的特殊准备后，才能考虑手术。如有必要可分期手术，暂时改善全身情况后再彻底地手术。

表 2-1-1　患者耐受性的分类、分级

患者情况	一类		二类	
	Ⅰ 级	Ⅱ 级	Ⅲ 级	Ⅳ 级
骨科疾病对机体的影响	局限，无或极小	较少，易纠正	较明显	严重
主要脏器功能变化	基本正常	早期，代偿期	轻度，失代偿期	严重，失代偿期
全身健康状况	良好	较好	差	极差

（三）术前讨论

在明确患者诊断、确定其具备手术指征并除外手术禁忌后，应提请术前讨论。此阶段的主要目的在于解决手术方法的问题。

在术前讨论中，首先由主管医生介绍患者的病史、重要体征以及辅助检查等资料，做出诊断，提出强有力的手术指征，同时提出手术治疗的目的及手术方案（包括术前准备情况、手术操作步骤、需要准备的特殊器械、术后结果评价以及术后护理注意事项等）。科内医生对此提出建议及评价，首先需要再次确认诊断是否正确，是否需要进一步检查；其次，评价手术方案是否合理，例如手术途径是否合理等；最后，确定最终手术方案。

（四）调整患者的健康状态最佳化

任何一种骨科手术，都需要将每个患者的手术前情况调整到最佳状态，这也是术前准备的目的。通常，手术前需要以下准备工作：

1. 患者心理方面的准备　手术对患者是一种极严重的心理应激，多数患者怀有恐惧感。患者住院后，由于生活环境的改变和工作、家庭联系的暂时中断，特别是对自身疾病的种种猜疑，患者的思想是很复杂的。对即将进行的手术治疗，怀着各种各样的顾虑：害怕麻醉不满意而术中疼痛；担心手术后不能坚持工作和丧失劳动力；对肿瘤根治性手术的效果悲观失望等。因此，医护人员应和家属、亲友一起共同做患者的思想工作，有针对性地解除患者的各种忧虑，术前向患者本人及家属或单位交代清楚疾病的治疗原则、手术方案以及预后等。同时，与其协商治疗方案，使患者从心理上认清接受手术的必要性，对手术要达到的目的及可能发生的并发症与意外事项等有所了解，增强患者与疾病斗争的决心和坚定康复的信心。同时，诊疗过程中医生和护士要以优质的服务和满腔热忱、无微不至的关怀，使患者对手术充满信心，让患者从医护人员的言行中，建立起对手术的安全感和必胜的信念。

2. 适应性锻炼　长期吸烟者，住院后应立即戒烟。要求特殊体位下手术的患者（如颈椎前路手术、术中取头后仰、颈部过伸姿势），术前 2～3 天应在医生指导下进行相应的训练。术后病情需要较长时间卧床者，术前应进行卧床大、小便的练习。

3. 饮食的管理　中小手术的饮食一般不需严格限制，但必须在术前 12 小时禁食，术前 6 小时禁饮，以防麻醉和手术过程中发生呕吐而误吸入肺。

4. 肠道的处理　局麻下的一般手术，肠道不需要准备。需要全麻和硬膜外麻醉者，手术前一日晚灌肠一次，排出积存的粪块，可减轻术后的腹胀，并防止麻醉后肛门松弛粪便污染手术台。

5. 手术前用药　体质差伴营养不良的患者，术前数日可适当输入适量的白蛋白液、复方氨基酸等，并口服各种维生素。

6. 手术部位的皮肤准备　病情允许时，患者在手术前一日应洗澡、洗头和修剪指（趾）甲，并更换清洁的衣服；按各专科的要求剃去手术部位的毛发，清除皮肤污垢，范围一般应包括手术区周围 5～20cm，剃毛时应避免损伤皮肤。备皮的时间多数在手术前一日完成。手术前日晚主管医生应该仔细检查皮肤准备情况，如发现切口附近皮肤有破损、毛囊炎，应推迟手术日期。

7. 如术前应用抗凝药物，则可停用抗凝药物，并复查出凝血时间。

8. 高血压、糖尿病患者应控制血压及血糖接近正常水平。

9. 术后功能锻炼，器械的学习与使用。由于骨科手术后患者大多需要配合康复锻炼，因此术前应指导患者学习使用。

10. 如预计要输血，应查血型，做交叉配血试验，备血、预存自体血或准备吸引－收集－过滤回输装置。

11. 特殊患者的术前准备。术前慢性贫血、营养不良的患者，应给予高蛋白质及高糖饮食，并补给各种维生素，必要时多次少量输血或血浆。幽门梗阻的患者常伴有较严重的水与电解质紊乱，术前应加以纠正，同时每晚用温盐水洗胃 1 次，共 3 ～ 5 天，有利于胃黏膜炎症与水肿的改善。肝脏疾病的手术前准备应加强保肝措施，以增加肝糖原的储备。

婴幼儿有些器官发育不完善，基础代谢率高，糖原储备量较少，而且总血容量明显低于成年人。手术前应特别注意水、电解质失调的纠正；宜常规应用维生素 K，以纠正术中的出血倾向；即使是短时间禁食，术前也应静脉滴注 5% ～ 10% 的葡萄糖溶液。

老年人的重要生命器官逐渐出现退行性变，代偿和应激能力较差，消化和吸收功能日益减弱。另外，老年人常伴慢性心血管疾病和肺气肿，对手术的耐受力相应较弱。术前应该特别注意改善心功能和肺功能，加强营养，纠正贫血，最大限度地增加手术的安全性。

（五）细化医生准备

1. 术前测量与设计 术前有关的绘图、设计、测量等是术前必须做好的准备工作，例如股骨上端截骨术，截骨线的设计、矫正的角度及矫正后的固定措施等都必须在手术前通过描图、剪纸计划好，以期术中能够达到预期矫正的目的。

2. 手术径路的选择 骨科手术途径非常多，选错途径将增加手术困难，并有损伤重要结构的可能。一般来说，以分开软组织少而能清楚显示病灶的手术途径为最佳途径。

3. 手术体位 手术体位与显露病灶的难易极有关系，为了显露满意，要慎重选择体位和铺无菌巾的方法。

4. 手术部位的定位 在术前要考虑周到，采用何种方法才能做到准确无误，特别是胸椎及胸腰段，如有变形或畸形，术中的定位标志常不明确，易发生错误，应该在术前找好标志，必要时应借助术中 X 线透视或照片定位。

5. 器械准备 骨科手术常需要一些特殊器械和内固定物，为了方便手术，有些器械需要术者亲自选好，交手术室护士灭菌备用。

6. 术中需要行放射线造影、特殊化验检查和冷冻切片检查时，主管医生应在手术前一日与有关科室取得联系。

三、术前谈话的内容、目的、原则、注意事项及相关法律问题

手术前谈话目的是要通过此次医患间的交流，让患者及其家属了解到：
1. 患者病情诊疗情况及治疗方案的制订，同时介绍此病目前国际治疗水平和规范。
2. 手术治疗的必要性、风险性。
3. 让患者感觉到他已享受到最科学合理的疾病诊断和治疗。
4. 赢得患者及其家属对我们医疗服务和医疗水平的信任。
5. 消除对手术风险的恐惧心理，了解我们抵御风险的措施和能力，以及抵御风险能力的有限性。
6. 综合和持续治疗的可能性。
7. 手术治疗效果的滞后表现性和不可预测性。

谈话内容一般包括：患者疾病的诊断情况，手术治疗的必要性，手术方式选择依据，术中和术后可能出现的不良反应、并发症及意外情况，拟采取的预防术中和术后并发症及意外情况的有效措施，手术治疗的预后和经费估计等方面。

医生在谈话时既要做到全面、准确、自信，又要让患者充满信心，主要就要做到以下几点：
1. 全面性 表现在诊断思路、预后及并发症判断的全面性。作为一个外科医生，为一个手术准备时，

要对本手术的适应证、风险、医学技术局限性及手术可能遇到的困难和注意事项有一个全面的认识和掌握，有的放矢地把所有的问题都——列出，并详细介绍给患者及其家属，让患者及家属充分了解病情，从而争取他们的理解、支持和配合，进而充分信任医生，保证医疗工作的顺利进行。

2. 准确性　在谈话中，医生要准确清晰地介绍患者病情、诊断、制订的治疗方案及预后等相关情况，进一步增强患者及家属对医生的信任，加强其接受手术治疗的决心和信心。

3. 客观性　我们在谈话时不能有所隐瞒，必须要实事求是地描述病情、治疗风险及可能的并发症，避免造成医患关系紧张和相互的不信任，减少并避免医疗纠纷的发生。

4. 鼓励性　对于一个患者来说，在术前存在恐惧心理是完全正常的，他们对术中术后的担心是应该的，我们对其交代时要予以适当鼓励，让其减少或消除这种害怕的心理，用言语来减少可能的并发症的发生率。

5. 回避性　对于有些疾病如肿瘤，患者心理暂时可能不能承受，我们应该尽量避免当面告知患者病情，但需将详细病情告知其家属、亲戚朋友或监护人。

第二节　术后处理

手术的结束并不意味着治疗的结束，术后处理是手术治疗的重要组成部分之一，忽视术后处理往往会对手术效果产生负面影响。术后处理也有全身和局部之分，短期和长期之别。

一、全身处理

与一般外科手术的术后处理基本相同，骨科手术后当天和短期内，须密切观察和及时处理手术创伤和失血反应、麻醉反应、手术并发症，以及观察是否继续失血、原有病情是否加重等。常规观察血压、脉搏、呼吸、体温、神志、液体出入量，治疗方面包括输液、镇痛及抗菌药物的应用等。需要强调以下几个问题：

（一）麻醉后反应

骨科手术的麻醉，成人上肢常用臂丛神经阻滞，下肢常用硬脊膜外麻醉。脊柱手术或经胸手术的患者，在术后应重点护理。麻醉的改进并不意味着可以放松术后观察和处理。

（二）输液与输血

禁食期间，每日应由外周静脉补入一定数量的葡萄糖、盐水和电解质。成年人每日补液总量为2500 ~ 3500mL，其中等渗盐水不超过500mL，其余液体由5%和10%的葡萄糖液补充。三日后仍不能进食者，每日可静脉补钾3 ~ 4g，如有大量的额外丢失，应如数补入。术后有严重低蛋白血症者，可间断补入复方氨基酸、人体白蛋白和血浆，以利于手术创口的愈合。慢性失血伴贫血的患者，术后应继续给予输血，以保证手术的成功。

（三）饮食与营养

骨科手术很少干扰胃肠道，多从口服途径给液、给药和补充营养。一般情况下，局部麻醉后饮食不需严格的限制。较大的手术，进食的时间和饮食的种类取决于病变的性质和手术及麻醉的方式。由于手术创伤的影响、麻醉和镇痛药物的作用，术后短时间内患者的食欲有所减退。全身麻醉的患者有正常排气和排便后，开始正常进食。口服饮食的原则是先从容易消化吸收的流质开始，逐步过渡到半流质，最后恢复到正常的普通饮食。

（四）抗感染

预防性应用抗生素大大降低了术后感染的发生，但是随便地预防性应用抗生素，非但不能减少感染的发生，反而有促进耐药菌株生长的危险，使医务人员忽视无菌术和手术基本操作的要求，错误地用抗生素来弥补无菌术和手术操作上的缺陷。

一般对于血运丰富的部位，如手部手术、一般软组织手术、时间短、不超过1 ~ 2小时的无菌手术，均不需预防性使用抗生素。但对于人工关节置换术、大关节开放手术、脊柱手术等较大的手术或使用内固定的手术，均需考虑预防性应用抗生素。使用的方法为在麻醉后或做切口前从静脉给予抗菌药物 1 个剂量，若手术时间长或污染严重，可在 4 ~ 6 小时后再给药 1 次。

一旦手术部位出现感染迹象，宜及时更换广谱、高效及敏感的抗生素，并给予全身支持疗法。当发现切口内有脓液时，宜及时切开引流或闭合冲洗。

（五）止痛、镇静和催眠药物的应用

几乎所有的骨科急症患者都会有疼痛和焦虑，使患者情绪尽快稳定下来非常重要。用药应根据患者的体表面积、既往药物应用剂量和病情来决定。

理想的止痛、镇静药物用量应使患者保持规律的昼夜作息制度，即白天清醒无痛，夜间安然入眠。日间因可以分散注意力，轻度的疼痛不适可以忍受，而夜间不同，失眠可导致患者虚弱。可考虑在患者入院后应用非成瘾性止痛剂。

1. 止痛剂 应用前应了解患者疼痛的严重程度。有效的止痛方法是使用由患者控制的胃肠外途径鸦片类止痛剂。胃肠外应用止痛剂，可在避免毒性作用的同时保持血液中最低有效浓度。吗啡和哌替啶是最常用的药物。临床上常用的仍然是阿片类药物，一般在术后可用哌替啶 50 ~ 100mg 或吗啡 5 ~ 10mg，肌内注射，疼痛持续者必要时可以 4 ~ 6 小时重复 1 次。患者自控镇痛（PCA）和椎管内给药镇痛法，如硬膜外注药镇痛是近年来发展的较新的镇痛技术，若使用得当，临床效果较好。

2. 麻醉剂 这些药物有共同的副作用，持续应用 4 周后会产生成瘾性。药物的作用和副作用都有个体差异，要通过试验性应用药物尽快找出适合患者的最有效的药物。注意：对于慢性疼痛病史的患者，麻醉剂不能有效地控制疼痛，一般要联合应用止痛剂。药物的副作用包括抑制呼吸和咳嗽反射、降低膀胱的敏感性和结肠活动、恶心呕吐等，要及早采取干预措施。

3. 镇静催眠药物 对于过度焦虑的患者，镇静药联合止痛剂往往有效。如患者正在接受功能锻炼，要在当天避免使用肌松剂。

（六）预防静脉血栓

血栓栓塞是困扰每个手术者的棘手问题。老年人和卧床超过1天者都应采取预防措施，包括抬高患肢、鼓励患者做肌肉收缩功能锻炼改善循环，有条件时可应用弹力绷带和弹力袜或使用足底静脉泵。高危患者包括：既往有血栓病史；既往下肢手术史或慢性静脉曲张病史；口服避孕药；肿瘤；骨盆、股骨骨折；吸烟；下肢行关节置换后等。其中，骨科手术 DVT 发生率最高，尤以膝关节手术显著，对这些患者应常规预防性治疗，腰麻或硬膜外麻醉可能会减少深静脉血栓（deep venous Lhrombosis，DVT）发生的几率。对于高危患者，术前应行多普勒超声检查。华法林及低分子肝素和四肢静脉泵，均可应用于预防性治疗。按 ACCP 指南建议，要给予患者 LMWH 高危剂量预防，术前或术后要口服华法林，并使国际标准化比值（INR）达到 2.5，维持超过 10 天。因骨科手术易出血，建议术后 0 ~ 6 小时以高危预防量使用华法林，使 INR 达到 2.0 即可，持续时间可延长至 14 ~ 30 天。在预防血栓治疗的同时，要注意抗凝引起的并发症（出血、感染等）。

DVT 的预防总原则是：

1. 对有出血倾向的静脉血栓高危患者，应予机械性预防，如穿弹力袜（压力 15 ~ 30mmHg）。

2. 不需用阿司匹林预防静脉血栓。

3. 低分子量肝素（LMWH）、戊聚糖（fondaparinux）和阿加曲班等抗凝药均经肾排泄，在应用时应考虑患者的肾功能状况，必要时应以普通肝素（UFH）替代。

4. 神经阻滞麻醉时，预防性抗凝治疗需谨慎。

（七）各种管道的处理

由于治疗上的需要，骨科手术后的患者常常带有各种管道，因放置管道的目的不同，各管道地拔出时间不尽相同。因此，必须认真管理，既要发挥各管道的治疗作用，又要防止因管道所产生的并发症。

1. 留置导尿管 肛门和盆腔手术后常留有导尿管，留管时间长短不等，少数可长达 1 ~ 2 周。留管期间应记录每日尿量，定时更换外接管和引流瓶，应防止尿管过早脱出。留置时间较长的导尿管，应用呋喃西林溶液冲洗膀胱，拔管前数日可先试夹管，每 4 小时开放 1 次，以促使膀胱功能的恢复。

2. 体腔引流管 手术后胸腔引流管等在治疗上有重要意义。术后应仔细观察引流物数量和性质方面的变化，定时更换外接管及引流瓶，保持清洁，防止脱出。引流管的留置时间差异较大，确实达到治疗目的后才能考虑拔管。关于拔管的方法、步骤及适应证，可参考各有关章节。

3. 切口引流的处理 部分手术为了防止术后切口内积血或积液，术毕于切口内留置有橡皮条或细橡皮管作为引流用，一般 24 ~ 48 小时后拔出。手术创面较大、渗出物较多时，可适当延长时间，但要经常更换已被浸透的敷料，防止切口污染。

二、局部处理

患者从手术室返回病室后，对于手术肢体的局部处理，应注意以下几点：

（一）患者的体位

手术后患者的卧床姿势取决于麻醉方法、手术部位和方式，以及患者的全身情况。全麻未清醒之前应平卧并将头转向一侧，以防呕吐物误吸。腰麻手术后应平卧 6 小时，可减少麻醉后并发症如头痛的发生。胸部、腹部和颈部的手术，如病情许可常采用半侧卧位，有利于呼吸和循环。脊柱或臀部手术后，常采用仰卧位或俯卧位。对于四肢手术，术后多需抬高患肢，其高度一般应超过心脏平面，以利于淋巴、静脉回流，减轻肢体水肿。

（二）观察患肢血液循环

手术当天及以后几天密切观察患肢血液循环，是骨科术后处理的重要环节。其次，手术后用引流或负压吸引装置将伤口内的渗血渗液引出，对改善患肢血液循环和预防感染也极为重要。除负压吸引装置外，引流条的放置时间不可超过 24 小时，否则可增加伤口感染的机会。

（三）预防压疮等并发症

患者手术后常需长期卧床休养，容易发生压疮、肺炎、尿路感染或结石等并发症，故定期翻身、协助四肢活动、鼓励起坐、主动活动、深呼吸、多饮水等，都是重要的预防措施。

（四）手术切口的处理与观察

1. 无感染的缝合切口 缝合切口无感染时应按时拆除缝合线，并根据切口愈合情况，按统一的要求做出准确记录。

1）拆线的时间：经临床观察无任何感染迹象的切口，不应随意更换敷料。结合患者的年龄、营养状态、手术部位和切口大小等情况，决定缝线拆除的时间。颈部血运丰富，切口愈合较快，术后 4 ~ 5 天即可拆线；胸腹部切口需 7 ~ 10 天；下肢、腰背部切口需 10 ~ 14 天；腹部减张缝合线的拆除时间不得少于两周。切口一旦发生感染，折线的时间应该提前。

2）切口的分类和愈合的记录：根据手术中的无菌程度，通常将缝合的切口分为三类，分别用罗马字Ⅰ、Ⅱ及Ⅲ来表示。而切口愈合的情况也分为三级，分别用甲、乙和丙来表示。每一个患者出院时都要对切口的愈合等级做出正确的记录，如Ⅰ·甲、Ⅰ·乙、Ⅱ·甲或Ⅲ·丙等。有关分类和分级条件归纳于表 2-2-1 及表 2-2-2。

表 2-2-1 缝合切口的分类

切口	基本条件	表示法
无菌切口	手术基本上在无菌情况下进行	Ⅰ类
污染切口	手术野与消化道、泌尿道及呼吸道相通	Ⅱ类
感染切口	化脓、坏死的手术	Ⅲ类

表 2-2-2 切口愈合的等级

愈合等级	愈合特点	表示法
甲级愈合	切口愈合良好，无不良反应	甲
乙级愈合	切口愈合欠佳，如有硬结、积液等，但未化脓	乙
丙级愈合	切口化脓感染及切口裂口	丙

2. 感染切口的处理 切口一旦发生感染，应及时拆除缝线，敞开伤口充分引流。交换敷料时，要仔细清除异物和坏死组织，脓性分泌物应做需氧菌和厌氧菌培养及药敏试验，以便能准确地选用有效的抗生素。若感染逐渐控制，肉芽组织迅速生长，可争取二期缝合，以缩短病程。

3. 观察创口出（渗）血 骨与关节手术后常因骨面继续渗血而创口流血。如渗血面积不大，应加压包扎，流血自止；如流血不止，则需手术探查，予以止血。

4. 观察创口感染 创口疼痛，体温上升，白细胞总数和中性粒细胞百分比上升，切口部位肿胀、波动和压痛等，显示有化脓性感染，治疗原则是有脓排脓。

（五）石膏护理

石膏固定待石膏干硬后才能搬动，注意观察末梢血液循环情况，防止并发症，后期还应观察石膏有无松动或折断，防止固定失败。拆石膏的时间，则决定于所做的手术以及 X 线摄片征象。

（六）功能锻炼

功能锻炼可促进局部功能的恢复和全身健康，手术后应尽早活动，活动强度和幅度要循序渐进。早期活动可改善呼吸和循环，减少肺部并发症和下肢深静脉血栓形成的机会，也有利于胃肠道和膀胱功能的迅速恢复。

三、手术后的对症处理

（一）恶心、呕吐

手术后恶心、呕吐是麻醉恢复过程中常见的反应，也可能是吗啡一类镇痛剂的副作用。随着麻醉药和镇痛药作用的消失，恶心和呕吐即可停止，不需要特殊处理。但频繁的呕吐也可能是某些并发症的早期症状之一，呕吐有阵发性腹痛时，应想到机械性肠梗阻的存在。处理上要有针对性，如果无特殊情况，给予适当的镇静剂或解痉药即可。

（二）腹胀

腹部手术后胃肠道的蠕动功能暂时处于抑制状态，手术创伤愈大，持续时间愈长。胃肠道蠕动功能在术后 48～72 小时逐渐恢复，大致经过"无蠕动期—不规律蠕动期—规律蠕动期"三个阶段。胃肠道蠕动功能未能恢复之前，随着每一次呼吸所咽下的空气在消化道内大量积存，是引起腹胀的主要原因。严重的胃肠胀气可压迫膈肌影响肺的膨胀，压迫下腔静脉使下肢血液回流受阻，增加了深静脉血栓形成的机会。非胃肠道本身的手术，防治术后腹胀的主要措施是肌注新斯的明 0.5mg，每 4 小时 1 次，能促进肠蠕动的恢复。

（三）排尿困难

多发生于肛门、直肠和盆腔手术后的患者，全身麻醉或脊髓内麻醉后也可引起，前者系由于切口疼痛反射性引起膀胱括约肌痉挛，后者是由于排尿反射受到抑制的结果。少数患者由于不习惯卧床排尿，下腹膨胀有排尿感，但无法排出。处理方法：病情允许时，可协助患者改变姿势（或侧卧或立位）后排尿，也可于膀胱区进行理疗、热敷和按摩，以促进排尿。一般措施无效时，应在无菌操作下予以导尿，并留置尿管 2～3 天后拔除。尿潴留：创伤或术后尿潴留并不少见，如果膀胱已经扩张，需要有数天时间才能恢复至正常的敏感性，因此如果患者需要导尿的话，应使用细尿管、5mL 气囊、留置尿管接引流袋。尿管应放置到患者下地行走或白天不用麻醉剂治疗为止。

（四）便秘

尽量采取有效的措施，保证患者的大便习惯不受影响，饮食习惯改变和止痛剂的应用常会引起便秘。如果患者正常进食后仍有便秘，可口服通便灵或麻仁润肠丸，必要时可用开塞露塞肛或灌肠。矿物油也会有所帮助，但会造成维生素吸收障碍。

（五）肺炎

长期卧床的患者容易发生坠积性肺炎。术后鼓励患者咳嗽、雾化吸入、使用化痰药，防止术后肺不张。一旦发生肺炎，需要使用敏感的抗生素及有效地排痰。

（六）压疮

压疮容易出现在高龄、重症疾病及神经系统疾病的患者中，好发部位为腰骶部、足跟、臀部等。压疮可以成为感染源，甚至危及生命。加强护理、经常变换体位、使用特殊床垫、积极治疗全身疾病及纠正营养不良是预防压疮的基本手段，一旦发生后，对严重程度达三度者应尽早行清创及肌皮瓣覆盖。

（七）心血管系统并发症

对于老龄患者，术前许多人合并有心血管疾病，术后可以发生心律失常、心绞痛、心肌梗死，严重者可以发生心力衰竭、心搏骤停。术后宜加强监测，必要时送入 ICU 病房，一旦发生意外，需及时处理，并请内科会诊。

第三节　术后康复

骨科手术后康复治疗的目的是通过综合性康复治疗，巩固和扩展手术效果，改善和恢复功能，预防疾病的复发，使患者重返社会和改善生存质量。广义的术后康复治疗除了功能训练和假肢矫形器辅助治疗以外，还包括物理治疗、心理治疗、康复咨询、药物、护理等。

一、功能锻炼

在骨科临床中常用的功能锻炼在康复医学中也称为运动疗法，是利用运动锻炼，通过促进功能恢复或功能代偿来促进机体康复的方法。功能锻炼对预防并发症及保持整体健康有重要意义，为大部分骨科患者所必需，是骨科康复的基本方法，其他康复疗法则起辅助及补充作用。功能锻炼时的肢体和躯干运动，按运动方式分为主动运动、被动运动和助力运动。外力作用于人体某一部分所引起的动作称为被动运动，一般用于维持或增大已受限制的关节活动范围、防止肌肉萎缩和关节挛缩。依靠患者自身的肌力进行运动的方式称为主动运动，主要用于维持关节的活动范围、增强肌力和持久力以及增强肌肉间协调性的训练。助力运动在肌肉主动收缩的基础上施加被动助力，适用于肌力在三级以下或病体虚弱时完成运动，以保持和改善肌力及关节活动度。应用专用的器械，在一定的范围内做持续的被动运动，以改善关节及周围组织的血液和淋巴循环、改善组织营养的方法称为连续被动运动。当肌力和关节活动度恢复到一定程度后，还应通过进一步的功能锻炼，如跑步、行走、骑车、游泳、跳绳、踏车和平衡板等增进机体的运动耐力、运动敏捷性和协调性，为即将回到日常工作和运动中做最后的准备。这些锻炼同时能增进患者的耐力。

（一）肌力锻炼

肌纤维按碱性染色的深浅分为Ⅰ型和Ⅱ型纤维。Ⅰ型统称为慢肌纤维，其收缩较慢，厌氧潜能很低，对抗疲劳的能力很大，是做低强度运动及休息时维持姿势的主要动力。Ⅱ型统称为快肌纤维，其中ⅡB型收缩快，厌氧潜能很高，产生张力高，易疲劳，是做高强度运动时的主要动力。不同的肌力锻炼方式，对运动单元募集率的程度及Ⅰ、Ⅱ型纤维的作用程度不同。一般而言，损伤后首先萎缩的是慢肌纤维，这可能主要是由于慢肌纤维容易反映正常本体感觉的消失，因此，应先做慢速功能的康复治疗，然后做快速功能的康复治疗。肌力锻炼时应正确掌握运动量与训练节奏，根据疲劳和超量恢复的规律，无明显疲劳时不会出现明显的超量恢复，故每次肌肉训练应引起一定的肌肉疲劳，但过大的运动量可引起肌肉急性劳损，过于频繁的练习易使疲劳积累，导致肌肉劳损。肌力锻炼时还应注意无痛锻炼，因为疼痛往往是引起或加重损伤的警告信号。有心血管疾病的患者，在锻炼时还需注意心血管反应和必要的监护。

1. 等长锻炼　等长锻炼是指肌肉收缩但肌肉长度和关节位置没有发生明显改变，是肢体被固定、关节活动度明显受限制或存在关节损伤等情况下防止肌肉萎缩、增强肌力的一种康复技术。优点是容易执行和重复，不需要特殊仪器和花费不多；缺点是有显著的角度和速度特异性。有报道认为这种锻炼对增强肌肉的耐力作用较差，同时对改善运动的精确性、协调性无明显帮助。通过选择一定的角度进行锻炼（多角度等长练习）能最大限度地全面增强肌力，同时减少对组织愈合的影响。通过双侧肢体的锻炼，可最大限度地利用"交叉"效应（cross-effect），即健侧肢体锻炼同样能增强患肢的肌力（大约

30%）。每次等长收缩的时间不宜过长，一般不超过 5 ~ 10 秒。对那些因为害怕疼痛而不愿做自主收缩者，可用经皮电神经刺激（transcutaneous electrical nerve slimulation，TENS），刺激强度应介于其感觉和运动阈之间，每次治疗时间约为 10 分钟。

2. 等张锻炼　等张锻炼时肌纤维长度改变，张力基本不变，同时产生关节活动。根据肌肉在收缩中长度变化的不同，又分为向心性和离心性收缩。向心性收缩时肌肉两端相互靠近，是维持正常关节活动的主要方式；离心性收缩时肌肉被动拉长，主要用于姿势的维持。等张锻炼典型的方法是直接或通过滑轮举起重物的练习，如哑铃或沙袋等。其优点是容易执行，需要的器械很少，能够很好地提高肌肉的肌力和耐力；缺点是等张锻炼时肌力输出和所受的阻力，将随着不断改变的关节角度和力矩而变化，还受到运动加速及减速的影响，阻力负荷不能大于运动周期中最低的肌力输出，否则无法完成全幅度运动。这样，在每一个周期中大部分时间所承受的负荷偏低，影响锻炼效果。

渐进性抗阻训练（progressive resistanCe exercise，PRE）是 Delorme 于 1945 年首先提出并逐渐发展起来的经典的等张收缩训练，其原理是基于大负荷、重复次数少的练习有利于发展肌力。先测得某一肌群重复 10 次所能完成的最大负荷，以此负荷量为基准分三段训练。第一段取 50% 的最大负荷量重复 10 次；第二段取 75% 的最大负荷量重复 10 次；第三段取 100% 的最大负荷量重复 10 次。每天完成三段训练 1 次。当在最大负荷量下能完成 15 次时，需提高最大负荷标准。

3. 等速锻炼　1967 年首先由 Hislop 和 James Perrine 等提出等速运动的概念，被认为是肌力测试和训练技术的一项革命。等速收缩需依赖特殊的等速肌力仪，锻炼时关节的活动速度恒定，但阻力会随肌力而变化。肌纤维可缩短或拉长，产生明显的关节活动，类似肌肉等张收缩。运动中等速仅提供的是一种顺应性阻力，如果肌肉收缩产生过多的力则为设备所吸收，转化为阻力，阻力和肌肉收缩时产生的力相互适应，即在一定的范围内用力越大，阻力也越大，所以等速收缩兼有等张和等长收缩的某些特点或优点，可使肌肉在短时间内增强肌力。等速技术在临床上主要运用于对肌肉功能进行评定、对各种运动系统伤病后的肌肉进行针对性的康复训练、对康复治疗进行客观的疗效评定等。等速锻炼的优点是安全、客观、重复性好、锻炼效率高等；缺点是这种锻炼是非生理性的，而且设备昂贵，锻炼时花费时间较多，使用过程中最好有康复师指导。

（二）关节活动度练习

疾病和手术后的关节活动障碍主要是因为关节韧带、关节囊和关节周围肌腱挛缩或关节内外粘连所致，属于纤维性挛缩。制动后肌肉发生萎缩，首先发生萎缩的是慢肌纤维，可能是由于慢肌纤维容易反映本体感觉的消失。在制动第 5 周，股四头肌大约萎缩 40%。如果固定在肌肉短缩的位置，其萎缩的速率还可以加快，肌肉萎缩伴随着肌力下降。缺乏运动和负重的刺激，软骨细胞和纤维软骨细胞的营养就会受到影响。产生的废物也不能被消除，因而影响其正常的新陈代谢，表现为软骨细胞的异染性、含水量下降，细胞聚集成团，软骨受到破坏。这种变化超过 8 周就不可逆。成纤维细胞产生的胶原纤维循着应力方向排列，缺乏应力刺激其排列就会缺乏规律。在关节囊部位，这种变化加上原有胶原纤维的吸收会造成关节僵硬。对于韧带会造成韧带附着部位的吸收，韧带中胶原纤维顺应性和张力下降；制动 8 周后，韧带止点处的强度减少 40%，刚度减少 30%。由于制动产生不利于功能恢复的变化，而且制动超过 6 ~ 8 周后，这种变化的结果将非常严重，有些甚至是不可逆的，因此在条件允许的前提下，应该尽早进行主动或被动运动。

关节活动度练习的基本原则是逐步牵伸挛缩和粘连的纤维组织，需要注意的是及早地活动关节能防止关节组织的粘连和萎缩。大多数锻炼能够并且应该由患者单独完成，少数则需在康复师的指导下或借助特殊的器械来完成。应强调依据患者的个体情况决定活动开始的时间和活动范围，方法主要有：

1. 主动运动　动作宜平稳缓慢，尽可能达到最大幅度，用力以引起轻度疼痛为度。多轴关节应依次进行各方向的运动。每个动作重复 20 ~ 30 次，每日进行 2 ~ 4 次。

2. 被动运动　按需要的方向进行关节被动运动，以牵伸挛缩、粘连的组织。但必须根据患者的疼痛感觉控制用力程度，以免引起新的损伤。

3. 助力运动　徒手或通过棍棒、绳索和滑轮装置等方式帮助患者运动，兼有主动和被动运动的特点。

4. 关节功能牵引　法利用持续一定时间的重力牵引，可以更好地牵伸挛缩和粘连的纤维组织，从而更有效地恢复关节活动度。

（三）耐力锻炼

耐力是指有关肌肉持续进行某项特定任务的能力。特点是肌肉维持姿势及做较低强度的反复收缩，主要针对不易疲劳和中度耐疲劳的 I 型和 II A 型纤维。其能量消耗依靠糖原及脂肪酸的氧化分解来提供，而不同于大强度快速运动时依靠无氧酵解供能，故不易造成体内的乳酸积聚。耐力性运动涉及全身性大肌群时，机体的有氧代谢大大活跃，故也称为有氧运动。有氧代谢能力同呼吸系统的摄氧、循环系统的运氧和参与能量代谢的酶的活力有关，因此有氧训练实质上是一种增强呼吸、循环、代谢功能的方法，其运动强度为最大耗氧量的 40% ~ 70%。有氧运动锻炼可维持或提高患者的有氧运动能力，减少日常活动中的劳累程度，提高日常生活的活动能力，还可以改善心、肺及代谢功能，控制血脂及体重，对防止血管硬化及心血管疾病、提高远期生存率有重要作用。

（四）持续被动锻炼

自 Salter 在 20 世纪 70 年代初提出关节的持续性被动活动（continue passive movemenL，CPM）的概念以来，CPM 已成为关节外科康复中的一个重要内容。CPM 被证明能增进关节软骨的营养和代谢，促进关节软骨的修复和向正常的透明软骨转化，预防关节粘连，防止关节挛缩，促进韧带和肌腱修复，改善局部血液淋巴循环，预防静脉血栓，促进肿胀、疼痛等症状的消除等。CPM 需用专用的器械进行，关节活动度一般从无痛可动范围开始，以后酌情增加。运动速度一般选择每分钟 1 个周期。运动持续时间原为每天 20 小时，现多缩短为每日进行 12 小时、8 小时、4 小时，也有每日 2 次，每次 1 ~ 2 小时。CPM 适用于人工关节置换术或韧带重建术后，也适用于关节挛缩、粘连松解术或关节软骨损伤修复术后、自体游离骨膜或软骨膜移植修复术后、四肢骨折尤其是关节内或干骺端骨折切开复位内固定术后等康复锻炼。

二、物理疗法

物理疗法简称理疗，是康复医学的重要组成部分，主要是利用各种物理因子作用于人体，预防和治疗疾病，促进机体康复。按作用的物理因子分类，一般分为两大类：第一类为自然的物理因子，包括矿泉疗法、气候疗法、日光疗法、空气疗法、海水疗法等；第二类为人工物理因子，包括电疗法、光疗法、超声疗法、磁疗法、冷疗法及水疗法等。骨科康复多采用人工物理因子，主要治疗作用包括消炎、镇痛、改善血液循环、兴奋神经及肌肉组织、促进组织再生、促进瘢痕软化吸收、促进粘连松解和调节中枢神经系统及自主神经系统功能等。

（一）光疗法

光疗法是利用日光或人工光线（红外线、紫外线、激光）防治疾病和促进机体康复的方法。

1. 红外线疗法　应用光谱中波长为 0.70 ~ 400μm 的辐射线照射人体治疗疾病，称为红外线疗法。红外线治疗作用的基础是温热效应。在红外线照射下，组织温度升高，毛细血管扩张，血流加快，物质代谢增强，组织细胞活力及再生能力提高。红外线治疗慢性炎症时，可改善血液循环，增加细胞的吞噬功能，消除肿胀，促进炎症消散。红外线可降低神经系统的兴奋性，有镇痛、解除横纹肌和平滑肌痉挛以及促进神经功能恢复等作用。红外线还经常用于治疗扭挫伤，促进组织水肿与血肿消散，减少术后粘连，促进瘢痕软化，减轻瘢痕挛缩等。红外线疗法在骨科多应用于亚急性或慢性损伤、扭伤、肌肉劳损、周围神经损伤、骨折、腱鞘炎、术后粘连等，但有高热、出血倾向及恶性肿瘤者都禁用红外线治疗。

2. 紫外线疗法　紫外线的光谱范围是 400 ~ 100nm，应用人工紫外线照射来防治疾病称为紫外线疗法。紫外线的治疗作用包括抗炎、镇痛、加速组织再生、调节神经、脱敏、增强免疫功能等。多适用于各种感染性疾病、术后感染、神经痛和神经炎等的防治，恶性肿瘤、红斑狼疮、光敏性皮炎、出血倾向等都禁用紫外线治疗。

3. 激光疗法　应用物体受激光辐射所产生的光能来治疗疾病，称为激光疗法。激光的生物学效应包括热效应、机械效应、光化学效应和电磁效应。激光的治疗作用为消炎、止痛和促进组织再生。在骨科可适用于伤口感染、扭挫伤、神经炎和肩周炎。

（二）电疗法

1. 直流电疗法 直流电疗法使用低电压的平稳直流，通过人体的一定部位以治疗疾病，是最早应用的电疗方法之一。目前，单纯应用直流电疗法较少。但它是离子导入疗法和低频电疗法的基础。在直流电的作用下，局部小血管扩张，血液循环改善，加强组织的营养，提高细胞的生活能力，加速代谢产物的排除，因而直流电有促进炎症消散、提高组织功能、促进再生过程等作用。直流电可改变周围神经的兴奋性，并且有改善组织营养、促进神经纤维再生和消除炎症等作用，因此直流电常用以治疗神经炎、神经痛和神经损伤。断续直流电刺激神经干或骨骼肌时，在直流电通断的瞬间引起神经肌肉兴奋，而出现肌肉收缩反应。断续直流电可用以治疗神经传导功能失常和防治肌肉萎缩。直流电疗法在骨科适用于骨折、骨折延迟愈合、周围神经损伤、神经痛、神经炎、术后瘢痕粘连等的治疗。急性湿疹、急性化脓性炎症、出血倾向禁用。

2. 直流电药物离子导入疗法 在直流电场的作用下，使药物离子从皮肤黏膜进入体内以治疗疾病的方法，称为直流电离子导入疗法。该疗法的作用是直流电和药物的综合作用，适用于周围神经炎、神经痛、骨折、术后瘢痕粘连等。

（三）超声波疗法

频率 >20kHz 的高频声波对组织有温热和机械作用。与其他热疗作用一样，超声波也具有镇痛、缓解肌肉痉挛和加强组织代谢的作用。此外，还能促进骨痂生长。对新鲜的软组织损伤，超声波可以止痛、弥散血肿和软化瘢痕组织。在骨科可用于腕管综合征、急性腰扭伤、肩周炎、腱鞘炎、网球肘等，但若使用过量，可能会损伤组织，须格外小心。

（四）传导热疗法

利用各种热源直接传给人体，达到防治疾病和康复目的的方法称为传导热疗法。以蜡疗常用。石蜡加热融化后涂布于体表，将热能传至机体。石蜡的温热作用能促进局部血液循环增快，使细胞通透性增强，有利于血肿吸收和水肿消散，提高局部新陈代谢，从而具有消炎作用。由于石蜡在冷却过程中凝固收缩，对皮肤产生柔和的机械压迫作用，能防止组织内的淋巴液和血液渗出，促进渗出液的吸收，并使热作用深而持久。此外，石蜡内含有油质，对皮肤和结缔组织有润滑、软化和恢复弹性的作用。适用于扭挫伤、肌肉劳损、关节功能障碍、瘢痕粘连及挛缩、局部循环障碍。但恶性肿瘤和有皮肤感染者禁用此法。

（五）磁疗法

利用磁场作用于人体治疗疾病，称为磁疗法。不同强度的磁场具有镇痛、镇静、消肿和消炎作用。适用于软组织损伤、肌纤维组织炎、创伤及术后疼痛、肩周炎及网球肘等。

（六）冷疗法

利用寒冷刺激人体皮肤和黏膜治疗疾病，称为冷疗法。冷疗法的作用为消炎止痛、抗高热和抗痉挛。低温可使细胞渗出降低，周围血管收缩，血流量减少，阻止水肿的产生。低温还可使神经传导速度降低，感觉敏感度减弱。常用的冷疗法是局部冰袋或冰水湿敷，还可用雾状冷却剂。适用于扭挫伤、撕拉伤、肩周炎、肌肉痉挛等。但有感觉缺失、闭塞性脉管炎、雷诺病、高血压时禁用。

三、心理康复

骨科患者常伴有一定的心理障碍，他们悲观失望、情绪低落，甚至有轻生念头。对这些患者应做好心理康复工作。心理康复的原则是观察患者各阶段的心理反应，采取必要的对策。通过宣传解释、讨论交流、经常鼓励等方法，给予心理支持，使患者建立康复信心，提高功能锻炼的积极性，克服悲观、抑郁、消极情绪及各种思想负担。必要时使用行为疗法及抗抑郁、抗焦虑的药物治疗。

医师与患者之间应建立相互信任，对患者讲述病情和预后要简练、通俗，有说服力，避免模棱两可的意见或使用威胁性语气。目的是使患者了解病情，得到安慰和稳定情绪，增强战胜疾病的希望。在对患者解说病情和治疗方案时不应夸大其词，因为对疾患的过度忧虑往往会加重病情，甚致使患者产生逆反心理，拒绝治疗。心理康复要因人而异，对患有同一种疾患的不同患者，其心理治疗的方法是不同的。

此外，对严重功能障碍的患者应鼓励其参加力所能及的活动和工作，使他们感到自己是一个有用的人，这对心理康复也极有帮助。

四、作业疗法

作业疗法是针对身体、精神、发育上有功能障碍或残疾，以致不同程度地丧失生活自理和原有职业能力的患者，进行个体化治疗和作业训练，使其恢复、改善和增强生活、学习和劳动能力，在家庭和社会中重获有意义的生活。作业疗法其实就是将脑力和体力综合运用在日常生活、游戏、运动和手工艺等活动中进行治疗。

作业疗法的适应证十分广泛。凡需要改善四肢与躯干运动功能（特别是日常生活活动和劳动能力），身体感知觉功能，认知功能和情绪心理状态，需要适应生活、职业、社会环境者，都适宜作业疗法训练。骨科的许多疾病都是作业疗法的适应证，例如截瘫、肢体残缺、周围神经损伤、手外伤和老年性骨科疾病患者等。

专门的作业疗法活动包括：①教授日常生活技巧。②提高感觉运动技巧，完善感觉功能。③进行就业前训练，帮助就业。④培养消遣娱乐技能。⑤设计、制作或应用矫形器、假肢或其他辅助器具。⑥应用特殊设计的手工艺和运动，来提高功能性行为能力。⑦进行肌力和关节活动锻炼和测试。⑧帮助残疾人适应环境等。

五、假肢

对于伤残者可通过康复工程的方法和手段提供功能替代装置，促使功能恢复、重建或代偿。这类装置主要包括假肢、矫形器等。

假肢是为恢复原有四肢的形态和功能，以补偿截肢造成的肢体缺损而制作和装配的人工上、下肢。

1. 上肢假肢　目的是为了在上肢截肢或缺失后，用类似于上肢外观的假体改善外观形象，并利用残存功能或借助外力代替部分功能。

上肢假肢包括假手指、掌部假肢、前臂假肢、肘离断假肢、上臂假肢、肩离断假肢。按动力来源可分为自身动力源与外部动力源假手；按手的使用目的分为功能手、装饰手和工具手。

1）功能手：假肢有手的外表和基本功能，动力源来自自身关节运动，分随意开手、随意闭手二类。

2）装饰手：假肢无自动活动功能，只为改善仪表或平衡重力。

3）工具手：为了从事专业性劳动或日常生活而设计、制造的。由残肢控制与悬吊装置、工具连接器和专用工具构成，一般不强调其外观，但很实用。

4）外部动力假手：分电动和气动两类。电动手以可重复充电的镍镉电池为能源、微型直流电机为动力驱动假手的开闭。按其控制方法可分为开关控制和肌电控制，后者即肌电假手或称生物电假手，其控制原理是利用残存的前臂屈肌、伸肌群收缩时产生的肌电讯号，由皮肤表面电极引出，经电子线路放大，滤波后控制直流电机的运动。肌电手开闭假手指随意、灵活，功能活动范围较大，但结构复杂，费用高，使用前应经较长时间的训练。

2. 下肢假肢　目的是为了满足负重，保持双下肢等长和行走。下肢假肢除需模拟下肢一定的活动度外，要求有很好的承重及稳定性能，并坚固耐用。与上肢假肢相比，下肢假肢发展更早，使用更普遍。随着科学技术的进步，专家们提出了较完善、系统的假肢装配理论，使假肢学逐步成为涉及面颇广的一门学科，并不断地发展和完善。近几年在下肢假肢的研究中，值得注意的是不满足于使使者站立和行走这两个基本要求，而且发展了适应不同需要的、具有各种不同功能的假肢，以及直接与骨骼相连的种植型假肢。与此同时，围绕着改善患者步态、节省体力、适应不同截肢残端等要求，进行了大量的研发工作。

六、矫形器的应用

矫形器又称辅助器，用于人体四肢、躯干等部位，通过外力作用以预防、矫正畸形，治疗骨关节及神经肌肉疾患并补偿其功能。

矫形器的主要作用包括：①通过限制关节的异常活动或运动范围，稳定关节，减轻疼痛或恢复承重功能。②通过对病变肢体或关节的固定促进病变痊愈。③防止畸形的发展或矫正畸形。④可减少肢体、躯干的轴向承重，减轻关节受力，保护关节。

1. 脊柱矫形器 主要用于限制脊柱运动、稳定病变节段、减轻疼痛、减少椎体承重、促进病变愈合、保护麻痹的肌肉、预防和矫正畸形。可分为颈椎矫形器、固定式脊柱矫形器及矫正式脊柱矫形器。值得注意的是各型脊柱矫形器都具有制动作用，长久使用必然引起肌肉萎缩、脊柱僵硬等不良后果，故应掌握好适应证，尽可能避免长期使用。并注意使用期间配合主动运动锻炼。

2. 上肢矫形器 主要作用是保护麻痹的肌肉，防止拮抗肌挛缩，防止或矫正关节畸形，改善功能。按其主要功能分固定性、矫正性和功能性三大类。

1）固定性上肢矫形器主要作用是局部相对制动，用于辅助治疗骨不连、关节炎或保护愈合组织等。

2）矫正性上肢矫形器 对某些关节的挛缩畸形起持续矫正作用，或限制关节的异常活动以防止畸形。

3）功能性上肢矫形器 可用于上肢肌肉瘫痪时，通过稳定松弛的关节来改善功能活动。

3. 下肢矫形器 主要用于辅助治疗神经肌肉疾患、骨与关节疾患。按其功能分为承重性、稳定性和矫形性，按其覆盖范围分为足矫形器、踝足矫形器或称短腿支具、膝踝足矫形器或称长腿支具、带骨盆带的长腿支具等。

微信扫码
◆临床科研
◆医学前沿
◆临床资讯
◆临床笔记

脊柱手术显露途径

第三章

第一节 颈椎显露

一、颈椎手术器械

1958年，Simth-Roboinson和Cloward分别设计、应用特制骨凿和带保险的圆钻施行颈椎手术。前者用平凿、弧形凿在颈椎前方开窗；后者需在确定减压部位，将保险原套固定，再使用可控制深度的麻花钻深入保险原套内，然后在椎间盘和椎体上钻出圆洞。两者的手术都需要在椎体和椎间盘开窗或钻洞基础上使用刮匙逐渐挖掘，直至达到椎体后缘的后纵韧带。

（一）颈椎前路手术器械

1. 环锯　1970年作者单位设计的颈椎前路器械即环锯，通过大量临床应用，收到显著效果，现将其构造和使用方法介绍如下。

1）环锯的种类与规格：环锯由壁厚0.3～0.4mm不锈钢管制成，长度13cm，环锯内径分4种规格（图3-1-1）：a. 钻孔环锯：外径分别为12mm、13mm和14mm，柄端为两翼状，便于在使用时手指把握稳定和加压旋转用力；下端边缘呈锯齿状，每齿之间为1～2mm，每间隔一齿向内倾斜以增加钻入时的锐度。b. 取骨和植骨环锯：长度同于钻孔环锯，内径分别为14mm和15mm（外径2mm，即管壁厚1mm）。在取髂骨时，其圆形骨柱大于颈椎和椎间盘孔径1～2mm。

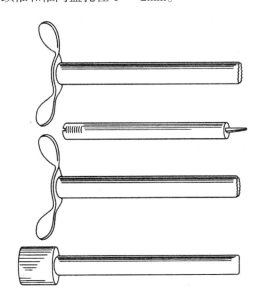

图 3-1-1　环锯及钻芯

2）指示钻芯：即为钻孔环锯的指示器，为椎体和椎间盘钻孔的关键部件。其直径为9.5mm的圆形实体。长度为11.5cm，较钻孔环锯短15mm。钻芯的顶端有环柱体半径深陷的痕迹，用以判断定位时指示方向和旋转时的位置。钻芯下方的直径略窄于钻芯，为一薄刃，锐利如刀，长为10mm，为钻芯固定在椎体和椎间盘插入固定定位装置。钻芯的上方自顶端向下每隔2mm为一刻痕，共8条即16mm长度。刻痕的功能在于环锯钻入时，以显示其深度。钻孔环锯在使用时，沿顺时针方向向下稍加压力旋转，当钻芯与环锯顶端平行时，即表示环锯以进入椎体和椎间盘深面15mm。若再向深面进入时，可从钻芯刻度上读出，如钻芯指示器露出3个刻痕，即表示环锯已深达20mm。如已经钻通椎体和椎间盘时，则钻芯顶端的半径刻痕即与环锯已抵椎管前壁。

3）锤骨器：用于植骨块嵌入的圆形实体，全长15cm，上端2cm处直径为2～2.5cm，下端长13cm（即与环锯等长），直径为1.3cm（小于取骨环锯的内径）。

2. 长柄冲击式咬骨钳　全长18～20cm（便于深部操作）。咬骨钳下颌薄，利于深入硬膜与椎体后缘切除骨质和骨赘。咬骨钳钳端分3种规格，即锐角（70°）、直角和钝角（110°或130°）。直角者用于咬除水平致压物，突向椎管者采用钝角，骨赘向前者采用锐角的咬骨钳（图3-1-2）。

3. 长柄带角度刮匙　柄长20cm，头部呈卵圆形，直径0.6cm，横径0.4cm，底深0.25cm。头端上方0.2cm处向刮匙口部有同一方向弯曲，曲度分别为15°、20°、25°和30°（图3-1-3）。使用时依进入的深度、部位和方向加以选择。使用刮匙时，必须注意掌握其深入深度及刮除动作的手感。术者一手握于柄端，一手持刮匙杆部中央以稳定操作，使刮匙在操作部位呈水平状态，并避免向深部滑动。必须防止用力过大深到颈椎管内损伤脊髓。

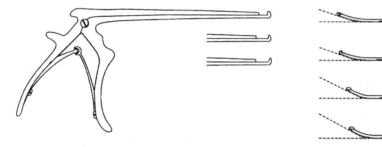 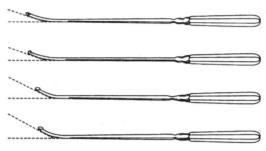

图3-1-2　薄型冲击式咬骨钳　　　　　　图3-1-3　不同角度的长柄刮匙

4. 薄形髓核钳　柄长20cm，有直头和弯头两种髓核钳，头部呈卵圆形。根据头部宽度、长度和厚度有3种规格，分别为大号3mm×10mm×5mm，中号2.5mm×9mm×4.5mm，小号2mm×8mm×4mm。髓核钳较薄，容易进入椎间隙，便于摘除髓核。使用时根据椎间隙的大小深度和方向选择各种髓核钳。使用髓核钳时术者必须一手把握髓核钳体部，注意掌握深入深度，另一只手持柄部摘除髓核。

5. 三关节咬骨钳　长18～22cm，喙部宽度0.2～0.8cm。用于椎体次全切和修整植骨块。在椎体切除时必须注意，当接近椎体后缘骨皮质时，严禁继续使用，以防损伤脊髓。

6. 直角拉钩　为颈前路特殊设计的拉钩。拉钩的宽度为2.5cm和3.0cm。一端直角弯曲，钩的长度为5.0～8.0cm；另一端为150°弯曲，长度4.5～5.0cm；中间柄长12～14cm。使用时，将90°拉钩于颈内脏鞘侧，钝角钩用于颈动脉鞘和胸锁乳突肌等外侧组织的牵开固定。如果继续操作，将拉钩固定，施行各种扩大减压。髓核摘除及植骨融合术等（图3-1-4）。

7. S形拉钩　为目前颈椎前路手术常用的拉钩。其宽度为2.5cm和3.0cm（图3-1-5）。

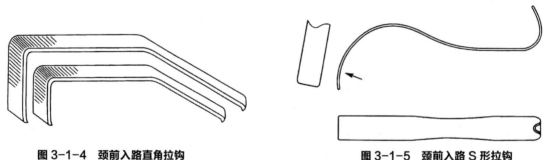

图3-1-4　颈前入路直角拉钩　　　　　　图3-1-5　颈前入路S形拉钩

8. 骨膜剥离器　有钝性和锐性之分，主要用于分离椎体前方的筋膜等软组织。

9. 神经剥离器　又称神经剥离子，其一头呈窄薄片状，另一头呈钩状，用于分离硬膜外粘连，并可作为探子探触致压物的减压情况（图3-1-6）。

10. 负压吸引器　头端带有柔软的橡皮头，防止对硬膜囊的机械压迫。有粗头和细头之分，细头用于硬膜囊周围，吸力较小，粗头用于其他部位。

11. 骨刀、骨凿、骨锉、骨锤　用于凿取植骨块等操作。

12. 椎体间撑开器　用于撑开椎间隙，恢复颈椎的椎间高度和生理曲度，并便于椎间盘摘除、椎体切除和植骨融合。由椎体固定螺钉、螺钉起子及牵开器组成（图3-1-7）。椎体固定螺钉共有两根，直径3.5cm，上段为螺杆，长4cm，下段为螺钉，长1.2cm，分别固定在上下椎体上。螺钉起子用于拧入螺钉。牵开器由2个套筒和1个滑竿组成。套筒套入螺杆，拧动滑竿上的旋钮可使套筒间距加大并维持此间距，使椎体间隙撑开。

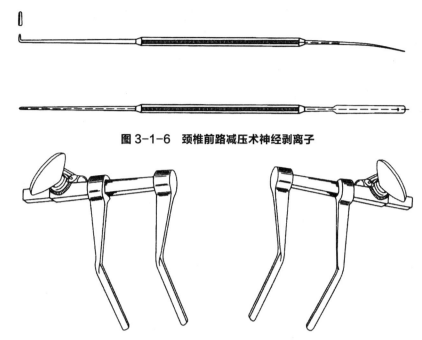

图 3-1-6 颈椎前路减压术神经剥离子

图 3-1-7 颈椎前路椎体间机械撑开器

（二）颈椎后路手术器械

颈椎后路手术器械与脊柱外科手术器械基本相同，但常需要一些特殊器械。根据手术种类不同，所要求的特种手术器械也不尽相同。例如，超薄型冲击式咬骨钳、尖喙三关节咬骨钳和深部自动拉钩等。

1. 棘突咬骨钳　棘突咬骨钳用于咬除颈椎棘突。

2. 冲击式咬骨钳　较常用的是超薄型和薄型冲击式咬骨钳。还有一种窄型冲击式咬骨钳，用于在椎板上开槽。

3. 拉钩　有单椎板和全椎板，自动拉钩和梳式拉钩之分。因颈椎后路手术暴露较深，为充分显露，拉钩的齿部都较长。

4. 其他各种电动或气动的微型钻，用于椎板切开成形和骨赘磨除等。

二、颈椎前路显露途径

颈椎前外侧途径主要用于显露颈椎椎体、椎间盘、钩椎关节等部位手术的需要。

（一）颈椎外侧显露途径

1. 右侧横行切口途径　用于颈右外途径可避开下位颈椎邻近、位于左侧的乳糜导管。适用于颈椎病、椎间盘突出症、颈椎肿瘤和结核等手术的显露。

1）体位：病人取仰卧位，肩背部垫一软枕，颈后垫以包有海绵的木制枕，使颈椎呈自然伸展位（图3-1-8）。

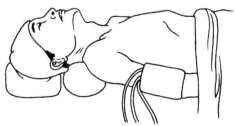

图 3-1-8 颈椎前路手术体位

2）切口：颈前外方切口通常选择在右侧（图3-1-9），也可选择在左侧。右侧的优点在于右侧的喉返神经稍长并贴近中线走行，位于甲状腺后面，在暴露和手术中易于避开，减少对其损伤，因而右侧前外侧切口被多数伤者所采用。自胸锁乳突肌前缘至颈前中线,沿颈皮纹做横切口长为5～6cm(图3-1-10)。切口水平高低的选择,根据病变部位而定,通常在胸骨上方2.5～3.5cm,可显露$C_{5～6}$和$C_{6～7}$,胸骨上方4.5～5cm可显露$C_{3～5}$。按解剖体表标志可作为粗略定位,如环状软骨相当于$C_{5～6}$,按此往下推算。

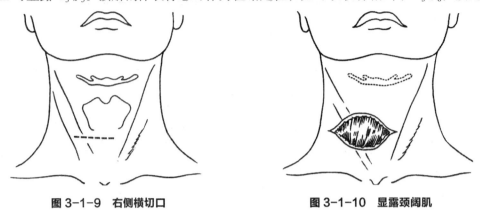

图3-1-9　右侧横切口　　　　　　　　　　图3-1-10　显露颈阔肌

3)显露:切开皮肤、皮下,即为覆盖深部结构的横阔肌,横行切断之(图3-1-11)。沿颈阔肌深面做潜行剥离,上下各3cm(图3-1-12)。使之显露范围纵向长度大于横向长度。提起胸锁乳突肌内侧与颈内脏鞘(气管、食管和甲状腺)之间的联合筋膜,将其剪开,并沿其间隙分别向上下方向扩大剪开(图3-1-13,图3-1-14),胸骨舌骨肌和甲状腺胸骨肌即在近中线侧显露出来。甲状腺下动脉通常位于第6颈椎椎体水平,远端开始分支,而喉返神经恰于该分叉处穿行。如果甲状腺下动脉通常位于该分叉处穿行,则甲状腺下动脉对显露影响不大,应尽可能牵开不做结扎,研究表明,该动脉可能参与脊髓血供,如必须结扎时应在主干处先做游离,做双重结扎,牢固后再行切断。防止损伤喉返神经或结扎脱落出血。

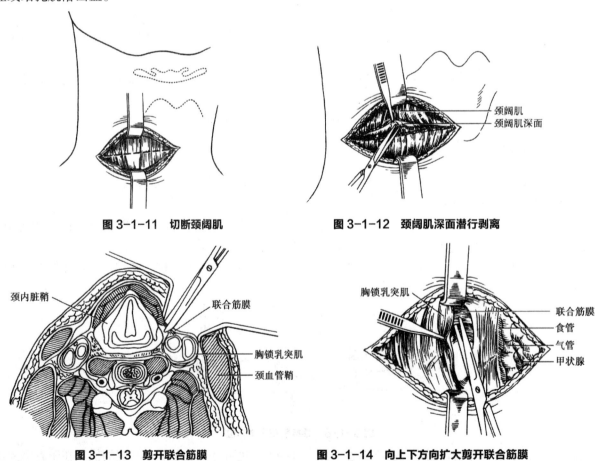

图3-1-11　切断颈阔肌　　　　　　　　　图3-1-12　颈阔肌深面潜行剥离

图3-1-13　剪开联合筋膜　　　　　　图3-1-14　向上下方向扩大剪开联合筋膜

在大量临床实践中,对颈前路显露过程做了简化。横断和潜行剥离颈阔肌后,于颈内脏鞘偏外侧,自肩胛舌骨肌内侧与胸骨舌骨肌和甲状胸骨肌之间隙进入，或在这该肌与颈内脏间隙进入，可直达椎体前缘。这种进路离颈动脉鞘距离较远，不必特意保护，安全性较大。颈椎椎体和椎间盘前充分显露后，尚有 2 或 3 层颈前筋膜及其下方的横行无名血管。术者和助手分别用长齿镊和血管钳两侧提起并剪开，向上下方扩大。椎体表面的血管用双极电凝于颈长肌内侧缘电凝止血。冷生理盐水冲洗后，观察显露的椎体和椎间盘表面时还保留结缔组织膜，应将其剥离干净以便手术操作。

2. 斜行切口途径　斜行切口显露广泛，但切口较长，容易遗留明显瘢痕，适用于广泛椎体和椎间盘的显露。

1）切口：沿胸锁乳突肌内侧缘由外上方斜向内下方，根据所显露的范围确定切口的长短。通常 7 ~ 8cm，有时长达 12cm（图 3-1-15）。

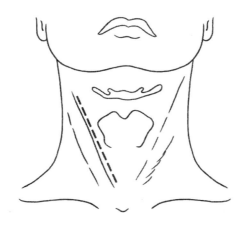

图 3-1-15　颈前路斜切口

2）显露：切开皮肤、皮下组织，纵行切开并潜行分离颈阔肌，结扎妨碍操作的颈前浅静脉（图 3-1-16）。

3）分离颈深筋膜：以胸锁乳突肌内缘为界，做上下分离，使创口有足够的操作范围。显露肩胛舌骨肌，如妨碍操作可将其切断之（图 3-1-17）。

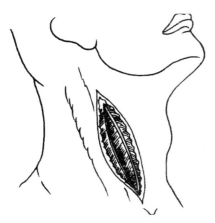

图 3-1-16　显露并分离颈阔肌

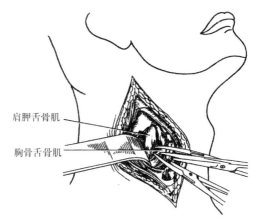

图 3-1-17　分离颈深筋膜

4）颈动脉鞘与颈内脏鞘间隙分离：颈动脉鞘包括颈动脉、静脉和神经等组成一鞘，位于胸锁乳突肌深面；颈内脏鞘包括甲状腺、气管和食管，外周包以纤维膜（图 3-1-18）。两鞘之间有一层疏松的结缔组织，用组织剪向上下做充分松解。将两鞘分别向两侧牵开，颈内脏鞘牵过中线即显露颈椎椎体和椎间盘前部筋膜。

5）喉返神经和血管的处理：在显露过程中有妨碍的无名血管先予以结扎，再做切断；无影响的血管可避开之。如果所显露部位恰遇甲状腺下动脉于中央部，阻碍深部进一步暴露应于接近主干处做双重结扎并切断。喉返神经应纵行于甲状腺下动脉远侧分叉处施行，必须在靠近主干部，也不宜为显露喉返神经而增加损伤机会。

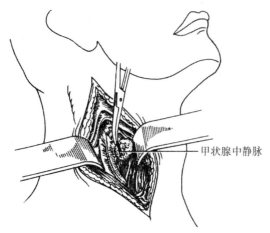

图 3-1-18　切开筋膜后显露甲状腺中静脉并予结扎

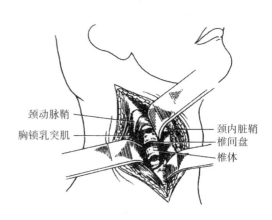

图 3-1-19　显露颈椎椎体和椎间盘

6）椎体和椎间盘的显露：椎体和椎间盘表层有 2 或 3 层筋膜组织。颈内脏鞘牵过中线后即清晰可见，以细长有尺镊或长弯钳将其稍加提起剪开之，并沿切开向上下逐渐扩大，显露前纵韧带。为充分显示椎体椎间盘可做钝性分离，将两侧颈长肌内侧缘也稍加分离，椎体和椎间盘前部即完全显露出来（图 3-1-19 ）。

（二）上颈椎外侧显露途径

上颈椎系指 $C_{1\sim2}$。由于该部位置较高而又深在，与下位颈椎有所不同，前外侧显露途径仅能暴露 $C_{2\sim3}$ 椎间盘。显露过程主要问题在于对喉上神经的解剖必须熟悉，喉上神经起于颈甲状神经的解剖必须熟悉。喉上神经起于颈甲状神经节的下端，沿颈内外动脉内侧，相当于喉上部，即分为支配咽下肌外侧和环甲肌外侧支，及与喉上动脉并行的内侧支，颈甲状舌骨膜进入喉内部，分布于舌根、会厌黏膜，并与喉下神经支吻合。在进行上颈椎显露时，对各解剖层次务必清楚，不可随意钳夹和结扎，以防止造成不可逆的损伤。

1. 切口　于胸锁乳突肌上部外侧，甲状软骨水平处斜行向颈前中线，切口长 6 ~ 7cm（图 3-1-20）。切口皮肤、皮下，显露并切断颈阔肌，在其深面潜行剥离 2 ~ 3cm，显露甲状腺上动脉和喉上神经并加以保护（图 3-1-21）。

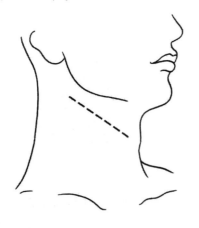

图 3-1-20　上颈椎前外侧显露切口

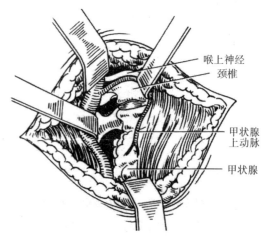

图 3-1-21　显露甲状腺上动脉

2. 分离颈内脏鞘和颈动脉鞘　于甲状腺前肌和胸锁乳突肌之间隙做锐性分离。将颈动脉鞘和胸锁乳突肌牵向外侧，甲状腺前肌和甲状腺及喉头向内侧牵开，显露椎前筋膜，剪开筋膜即可暴露 C_3 椎体、$C_{2\sim3}$ 椎间盘和 C_2 椎体。

3. 血管和神经的处理　在做颈内脏和胸锁乳突肌远侧端分离时，由外上方斜行向内下方的甲状腺上动脉、甲状腺上静脉及所伴行的喉上神经分离即可显露。对该组血管必须加以保护，不能结扎，更重要的是防止损伤喉上神经，尤其防止不必要的分离，以避免损伤。

4. 上颈椎椎体的显露　根据笔者的经验，在显露 $C_{2\sim3}$ 椎间盘时，切口固然要高，更重要的是在甲状腺上动脉上方作为显露关节步骤（图 3-1-22）。为避免对血管和神经的错误处理，以手指作为先导，触及颈椎椎体前缘，再逐渐加以分离。通常先显示第 3 颈椎椎体或 $C_{2\sim3}$ 椎间盘。采用深部拉钩将内脏鞘拉向对侧，切开颈前筋膜后继续向上方扩开，可达 C_2 椎体。再向上方显露显然困难。

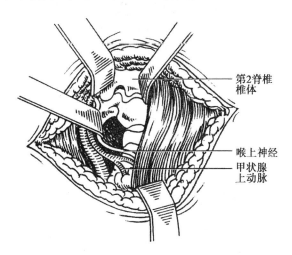

第2脊椎椎体

喉上神经

甲状腺上动脉

图 3-1-22　甲状腺上动脉上方显露 C_2 椎体

三、颈椎后路显露途径

颈椎后路显露范围包括全部颈椎后路结构，如棘突、椎板和关节突等，用于椎板切除、成形及椎管内各类手术操作。显露过程也是观察和判断颈后部病变和损伤状况的过程。显露范围和节段依手术需要不同而异。颈后部肌肉丰富，皮下组织厚，给显露过程带来一定困难，按正常顺序操作可得到良好效果。

1. 体位　病人取俯卧位，头额部置于可调式马蹄形头架上（图 3-1-23），胸两侧垫以"八"字形软枕，以保持胸腹部免受压迫而影响呼吸。亦可采用特制石膏床进行体位摆放，其特点是病人俯卧式支具为一整体，既可便于头颅位置调整，又可避免加重颈椎脊髓损伤。根据手术需要，头颈部的位置可取屈曲、正中和仲展位。

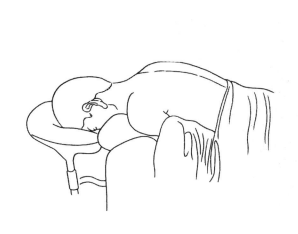

图 3-1-23　颈椎后路手术体位

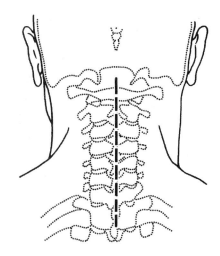

图 3-1-24　颈椎后路纵切口

2. 切口　根据病变部位和所需显露的范围大小决定切口的长短，通常取自发际上 1.0cm 至第 1 胸椎棘突连线的正中纵行直线切口（图 3-1-24）。

3. 肌层的处理　切开皮肤和皮下组织，显露深筋膜（图 3-1-25）。对项韧带处理有两种方式：其一，将项韧带自上而下做正中切开，从正中线切开颈项诸肌、斜方肌、头夹肌、头颈棘肌和项头棘肌等联合部（图 3-1-26）；其二，从已显露的筋膜开始，将项韧带侧方切开但不切断，推向一侧，然后连同肌肉自棘突、椎板做骨膜下剥离（图 3-1-27）。

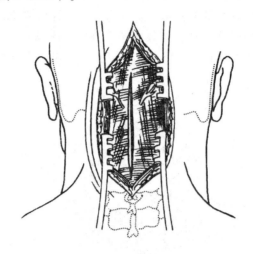

图 3-1-25　显露深筋膜

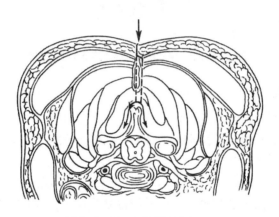

图 3-1-26　项韧带正中切开

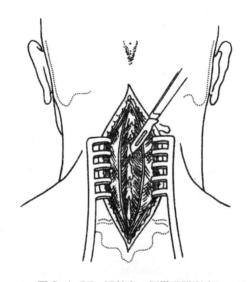

图 3-1-27　沿棘突一侧做骨膜剥离

4. 显露椎板和关节突关节　根据棘突分叉的特点，切削附着点是按其形态进行，既可减少出血，又很少遗留有肌肉组织。在每椎节椎板剥离后可用干纱布填塞止血，两侧显露后，用自动拉钩扩开固定（图 3-1-28）。将残留肌纤维组织彻底切除。在整个显露过程中，切口居中，即使不切开项韧带也应在其边缘切割，出血较少。如只需要显露半椎板，则项韧带可以不做切割或分离，只需将一侧棘突、椎板肌肉做骨膜下剥离，外侧达关节突内侧缘。自动拉钩固定即能显露。

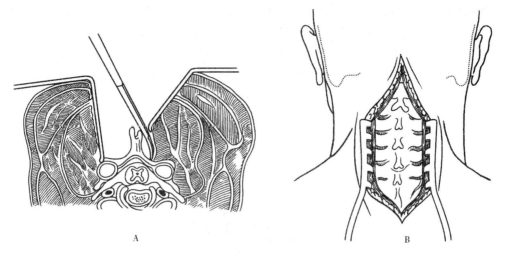

图 3-1-28　自动拉钩扩开固定（A）和显露椎板、关节突关节（B）

四、枕颈部显露途径

枕颈部手术入路应用于枕骨下缘、枕骨大孔及上颈椎疾患的手术操作，该部位解剖结构复杂，重要的血管神经相对比较密集，手术操作难度较大，本节对常用的手术入路进行介绍。

（一）上颈椎经口腔显露途径

经口腔、咽后壁切口显露颅底及 C_{1-3} 椎体，手术操作困难、暴露范围有限、有引起感染的危险而较少使用。手术中应用显微镜可以保持手术野有充分的照明并增加可视范围，使得手术操作更精确。该显露途径适用于下 1/3 斜坡、枕骨大孔和 C_2 以上颈椎椎体或齿突的病灶清除，椎管内腹侧位于中线两侧 2cm 以内的肿瘤（尤其是位于硬脊膜外者）切除以及颅颈交界处畸形齿突移位或齿突骨折造成脊髓腹侧高位受压，需行齿突切除术等情况。经口腔显露途径忌用于口咽部有急性炎症、椎管内肿瘤位于背侧以及背外侧或者位于前方但是向侧方延伸较多者。因为颅底中线的两侧外 1.5 ~ 2.0cm 处有舌下神经、椎动脉以及耳咽管以及颈内动脉，该显露途径的横向显露范围不超过 3 ~ 4cm。

手术中可以同时做前路寰枢椎之间的植骨融合，但因为感染的可能性大，植骨块也易移位或吸收，因而常需二期行后路融合术。为了减少感染的可能，手术前 1 周开始用呋喃西林液漱口，氯霉素液滴鼻，术前 3 天肌内注射或者静脉用抗生素。

【麻醉】　清醒下经鼻气管插管，如果术中麻醉插管影响手术操作，术前可以行气管切开，插管后检查没有神经系统症状加重后行静脉或气管内全麻。可以应用纤维支气管镜辅助气管插管，可防止颈部过度活动而加重症状。

【体位】　病人取仰卧位，头放在特制头架上，仰头后伸位，双肩部垫以软枕。使手术者能取坐位，有足够安放下肢的位置，并能从上方俯视病人面部（图 3-1-29）。因为手术中可能出现枕颈部不稳定性增加的情况，并且仅仅固定头部不能完全限制下颈椎的活动，手术中应一直持续颅骨牵引。

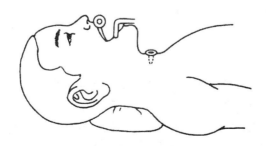

图 3-1-29　病人取仰卧位，气管切开，开口器扩开口腔并固定

【操作步骤】

1. **手术野准备** 经两侧鼻腔各插入一条红色橡皮导尿管，缝于悬雍垂两侧，向外牵引导尿管把悬雍垂和软腭拉入鼻咽部而离开手术区，将两条导尿管在鼻外固定，但注意不要造成鼻软骨压伤。如果需要暴露低位斜坡或枕骨大孔，则需要手术中切开软腭。张开口腔，放入 McGarver 自动口腔拉钩，将气管插管向一侧牵拉从而暴露高位鼻咽部和咽喉后壁，并且将舌下压而增加显露范围（图 3-1-30）。口咽部碘酊消毒并用过氧化氢清洗，要注意防止消毒剂和过氧化氢进入喉部。咽后壁用可卡因表面麻醉或 0.5% 利多卡因以及 1 ： 20 万的肾上腺素混合液局部浸润。

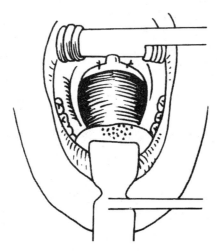

图 3-1-30 悬雍垂贯穿二针绕线固定在软腭上

2. **切口** 以寰椎前结节为中心做咽后壁的纵切口，上到软腭平面，下到 C_3 椎体上缘，长 3 ~ 4cm。如需要暴露斜坡和枕骨大孔时则应该切开软腭（图 3-1-31）。

3. **暴露椎体前肌** 用示指经口腔，在咽后壁扪到寰椎前结节。切开咽后壁黏膜和黏膜下组织，并向两侧钝性分离，防止损伤黏膜。切开软腭时，从硬腭开始沿中线切开软腭到悬雍垂基底部后绕至悬雍垂一侧切开，用缝线牵开软腭瓣暴露高位鼻咽部。用双极电凝止血，注意电凝止血时不要造成组织坏死。咽部软组织瓣用缝线向两侧牵开，暴露椎前肌。

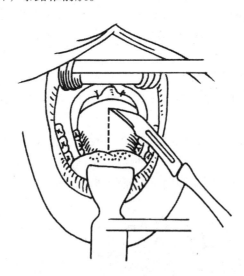

图 3-1-31 沿咽后壁和软腭中线切开

4. **显露寰椎前弓及枢椎椎体** 用骨膜剥离器在枢椎椎体前方做骨膜下分离，颈长肌等可以从它们的韧带和骨性附着点切断，显露低位斜坡、枕骨大孔前缘、寰椎前弓以及枢椎椎体前方，拉钩向两侧牵开椎前组织。从切口正中向两侧暴露时限于中线两侧各 1.5cm，防止损伤上方的舌下神经、枕骨大孔水平的咽鼓管以及寰枢椎交界处的椎动脉（图 3-1-32，图 3-1-33）。

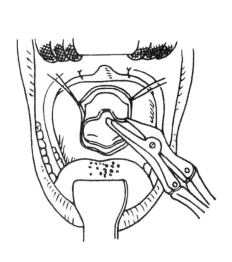

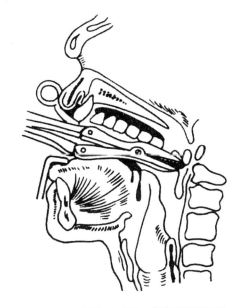

图 3-1-32 将齿突畸形部分切除   图 3-1-33 齿突咬除侧面观

（二）正中下颌骨和舌切开显露途径

为了获得更广泛的从斜坡到中上颈椎椎体的显露，可以采用下颌骨和舌切开术。适用于斜坡、枕颈部，以及 C_5 以上颈椎椎体和椎管内的病灶清除。该手术显露途径广泛，而且能够显露上颈部和颅底的血管，但是也容易发生感染，手术创伤较大。

【麻醉】　一般麻醉和经口腔显露途径一样，清醒状态下，在纤维内镜辅助下经鼻气管插管全麻。因为手术中咽后壁的气管插管影响操作，手术前一般需要行气管切开，通过气管插管的胶管进行气管内全身麻醉。

【体位】　同经口腔显露途径。

【操作步骤】

1. 切口　沿前正中线纵向切开下唇、颏部和上颈部直到舌骨水平 5～6cm。从美容方面和手术操作考虑，下唇和颏部一般用 Z 形切口，以减少手术后切口瘢痕挛缩，并且还有利于闭合伤口时按原来的位置缝合皮肤和黏膜。如果病灶位于前侧方，手术切口可以偏向患侧，并且还可以在下颌骨下方行横行切口以扩大手术显露的范围（图 3-1-34）

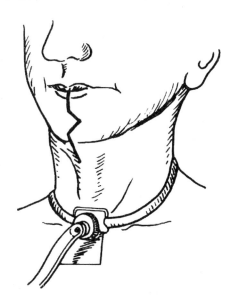

图 3-1-34 Z 形皮肤切口

2. 黏膜与骨膜切开　切开皮肤、皮下组织后，颏以上切开并分离唇黏膜、牙龈和骨膜，在下唇切开过程中，辨别出下唇的鲜红色边界并注射亚甲蓝，从而在闭合创面时能精确对齐粉红色边界，避免出现一个明显的黏膜阶梯。颏以下显露出颈阔肌并从正中切开，向两侧游离，剥离下颌骨骨膜。

3. 切开下颌骨 切开下颌骨之前可以预先放置加压钢板，保证手术结束时原位对合下颌骨，防止手术后出现咬合障碍。下颌骨联合部骨膜切开后提起，然后用预弯好适当弧度的小钢板横跨在切口线的正中位置上，螺钉钻孔后取下钢板。用电锯切开下颌骨，根据手术中的情况决定是否移去中门牙，注意不要损伤前正中门牙的牙尖，也可以阶梯样切开下颌骨前联合（图3-1-35）。

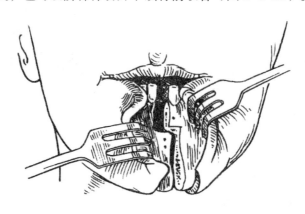

图3-1-35 Z形切开皮肤和下颌骨

4. 舌切开 分别于舌尖两侧缝线并保留。在口腔基底部切开软组织，从舌系带直到舌干背部，后方直到舌基底的舌会厌襞，前方直到舌骨水平。当切开口腔基底部黏膜时，小心防止损伤舌系带两侧的下颌下腺的导管乳头。向两侧牵开舌尖部的缝线，从正中切开无血管的舌干。舌的两侧用自动拉钩向两侧牵开（图3-1-36）。

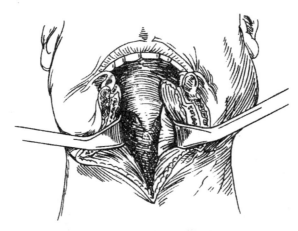

图3-1-36 切开下颌骨和舌后，显露咽后壁及下方的会厌和舌骨

5. 切开咽后壁 咽后壁在正中切开，但一般可以用电刀切成向下翻开的黏膜瓣，剩余的手术方法和经口腔显露途径相同。为增加显露范围，必要时可以切开舌骨，向下可以直到第5颈椎。如果要暴露更上方的颈椎和枕骨大孔，必要时可以在正中线切开软腭，然后将下颌骨和软组织用自动拉钩向两侧牵开。

（三）扩大上颌骨切开经口腔显露途径

扩大上颌骨切开经口腔途径可以显露中央斜坡以及枕颈区直到第3颈椎椎体水平，两侧以颈动脉和枕骨髁为边界。向侧方侵袭到枕骨髁部和向前扩展到上颌窦下方翼状窝内的肿瘤可以应用此手术途径。适用于枕骨大孔区腹侧肿瘤和骨性畸形。主要有两种类型：一是颅底或者枕颈区前方的位于中线附近的占位，但是硬膜内肿瘤不适用；二是严重的颅底凹陷，如鼻咽部、鼻窦、各个方向的斜坡病灶、枕颈关节向上和后方移位、Paget病、骨形成障碍、佝偻病和蝶骨发育不全等。

【麻醉】 为方便手术操作和手术中以及手术后呼吸道管理，一般先在局麻下行气管切开术，并进行气管内麻醉，同时静脉平衡麻醉；尤其在病人有严重的呼吸系统疾患时必须行气管切开。如果术后伤口敞开或预计术后可能因为口腔切口水肿而难以置胃管，可先行经皮胃造瘘。如果术中有可能出现脑脊液漏，术前可以放置腰椎脑脊液引流管，因为一旦脑脊液压力降低，再行腰椎硬膜下置管就十分困难；如果术中打开硬膜，腰椎脑脊液引流可以减少脑脊液漏以及感染的发生。

用1%的利多卡因和1：10万肾上腺素浸润上唇、颊部、龈部、硬腭、翼状窝、鼻咽部、鼻中隔、鼻基底部、鼻翼的软组织。

【体位】 仰卧于手术台，头后伸10°～15°。上下眼睑在应用润滑剂后用手术贴膜封闭，双侧鼻腔内塞以浸有4%的可卡因和1%的脱羟苯甲醇的棉花球。

【操作步骤】

1. 切口 做两个上颌粗隆之间的唇下黏骨膜切开。从正中切开人中的上唇皮肤，从鼻唇沟到龈黏膜，向下延长切口直到正中尖牙之间的牙龈，然后在双侧第1磨牙间沿黏膜齿龈反折横向切开黏骨膜，分离上唇并结扎唇动脉，必要时沿着鼻唇沟和鼻翼外侧边缘一直切开到下眼睑以增加上方的显露范围。

2. 鼻中隔 注意不要剥离太多的黏骨膜以维持上颌骨的血液供应。提起上颌骨的皮肤、皮下组织、黏膜和骨膜来暴露上颌骨的前方和侧方壁、鼻骨、鼻基底以及鼻中隔、鼻的梨状肌孔、眶下神经、颧骨和咬肌。分离咬肌前缘及其颧骨附着点并且切除颧骨的边缘。软骨性的鼻中隔从上颌骨以及犁骨上分离并牵向一侧。暴露中央的梨状肌孔和两侧的眶下神经，在鼻基底部和鼻中隔的两侧提起黏膜骨膜瓣并保持黏膜的完整无损，用鼻骨凿从硬腭的上颌骨骨嵴分离骨性鼻中隔。

3. 上颌骨切开 微型钢板拱形放置在正中和侧方，预弯钛加压钢板以完全适合上颌骨的两侧和上颌骨棘的形状，打孔后拧入螺钉，在准备切开上颌骨时取下钢板以及螺钉并标记，这样可保证术后上颌骨完全解剖复位，防止出现咬颌以及上颌骨位置不正确而导致的鼻、腭等的功能障碍。横行以及正中的上颌骨切开在显露清楚时是十分容易的，用摆动电锯从侧后方的梨状肌孔到两侧的牙齿根部上方的上颌骨结节做上颌骨以及翼突板切开，防止损伤牙根。最后上颌骨嵴和翼状突之间用弧形的骨凿切开。但是仅切断上颌骨而不在中线处劈开，限制了枕颈关节以下颈椎椎体的显露。正中切开上颌骨内侧的牙龈以及硬、软腭下方的黏骨膜，并反折到正中尖牙之间。切开软腭后，在矢状方向上，从犁骨的一侧，尽量在正中用线锯或者电锯纵行劈开上颌骨。此时切开的两半上颌骨可以自由地向上侧方旋转，其血液供应由仍然联系在咽部的软腭所提供，固定住浮动的上颌骨。

4. 显露鼻咽后壁 口腔牵开器牵开两侧上颌骨以及上方的软组织，硬腭牵开器可以使得中央的硬腭离开手术中央视野，显露出后方的鼻咽部后壁。余下的手术操作同经口腔途径，手术中最重要的是要保证手术切口一直在解剖正中线上进行。

（四）中上颈椎的前外侧显露途径

上颈椎系指寰椎和枢椎，该部位置较高而又深在，与下位颈椎有所不同。显露过程关键在于必须熟悉喉上神经的解剖。中上颈椎前外显露途径能暴露$C_{2～3}$椎体前部和$C_{2～3}$椎间盘。主要用于枢椎齿突骨折前路螺钉内固定，以及该部位的结核病灶清除和肿瘤切除等。

【麻醉】 采用气管插管全身麻醉或颈浅丛阻滞麻醉。

【体位】 病人取仰卧位，双肩下垫软枕，颈下垫包海绵的木垫，头下垫头圈，使颈部呈自然向后伸展位，颈部两侧可用沙袋防止向两边歪斜。但头颈后仰宜适度，以防止加重或造成颈椎和脊髓的损伤。

【操作步骤】

1. 切口 在胸锁乳突肌上部内侧，甲状软骨水平处横斜行向颈前中线，切口长6～7cm（图3-1-37）。

2. 分离颈内脏鞘和颈动脉鞘 切开皮肤、皮下组织，显露并横行切开颈阔肌，在其深面向上下潜行剥离，显露甲状腺上动

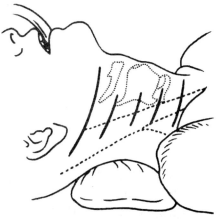

图3-1-37 上颈椎前外侧横切口

脉和喉上神经并加以保护。在甲状腺前肌和胸锁乳突肌之间隙做锐性分离，将颈动脉鞘和胸锁乳突肌牵向外侧，甲状腺前肌和甲状腺及喉头向内侧牵开，显露椎前筋膜，剪开椎前筋膜即可暴露 $C_{2~3}$ 椎体和 $C_{2~3}$ 椎间盘（图3-1-38）。

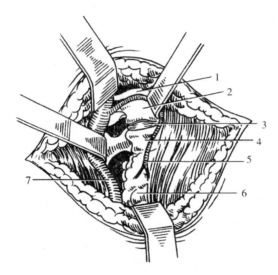

图3-1-38 将甲状腺上动脉和喉上神经向上方牵开，显露 $C_{2~3}$ 椎体和椎间盘

1. 喉上神经；2. 枢椎椎体；3. $C_{2~3}$ 椎间盘；4. C3椎体；5. 甲状腺上动脉；6. 甲状腺；7. 颈总动脉

3. **血管和神经的处理** 喉上神经起于颈睫状神经节的下端，沿颈内动脉内侧下行，相当于喉上部，即分为支配咽下肌外侧和环甲肌的外侧支，及与喉上动脉并行的内侧支，经甲状舌骨膜进入喉内部，分布于舌根、会厌及喉黏膜，并与喉下神经支吻合。在做颈内脏鞘和胸锁乳突肌远侧端分离时，由外上方斜行向内下方的甲状腺上动脉、甲状腺上静脉及所伴行的喉上神经即可显露。因此，在显露时，各解剖层次务必清楚，对于该组血管神经必须加以保护，减少不必要的分离，不可随意钳夹和结扎，以防止造成不可逆的损伤，特别是喉上神经损伤。

4. **上颈椎椎体的显露** 在甲状腺血管和喉上神经的上方，仔细分离，每一步都必须在清晰无血条件下施行，切勿盲目使用器械钳夹。由于部位较深，可先以示指触及后再将椎体显露出来（图3-1-39）。

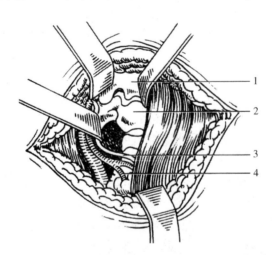

图3-1-39 甲状腺上动脉上方可显露 C_3 椎体、$C_{2~3}$ 椎间盘和枢椎椎体前下部

1. 枢椎椎体；2. C3椎体；3. 喉上神经；4. 甲状腺上动脉

在显露枢椎或 $C_{2~3}$ 椎间盘时，切口较高，在甲状腺上动脉上方操作时可避免对血管和神经的错误处理，应以手指作为先导，触及颈椎椎体前缘，再逐层加以分离。通常先显示第3颈椎椎体或 $C_{2~3}$ 椎间盘。采用深部拉钩将颈内脏拉向对侧，切开颈前筋膜后继续向上方扩开，可达枢椎椎体，再向上方显露显然困难。

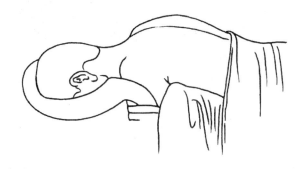

图 3-1-40　病人俯卧于石膏床上，头颈置于手术床前部有利于麻醉管理

（五）枕颈部后路显露途径

枕颈部肌肉丰富、结构复杂、骨性结构深在，为连接头颅和颈椎的重要解剖部位，因此显露时必须谙熟该区解剖特点。小脑、延髓和脊髓交界部，在先天性畸形和损伤等病理条件下，其形态、位置及骨性结构同步发生变化，术前必须对影像学征象充分研究，术中才能准确无误地显露。在施行显露时，务必保持操作动作轻柔和准确。枕颈部后路显露途径能暴露枕骨大孔后缘、寰椎后弓和后结节、枢椎棘突、椎板和关节突关节等后部结构，主要用于上颈椎损伤寰椎后弓切除减压、枕颈融合和内固定、寰枢椎后路植骨融合和内固定，以及枕颈部发育性畸形枕骨大孔扩大术和枕骨大孔区肿瘤等手术。

【麻醉】　采用全身麻醉或局部浸润麻醉。

【体位】　取俯卧位，根据所施行手术的需要，采用不同的俯卧位支持物，以保持胸腹部免受压迫而影响呼吸，一般头额部置于可调式马蹄形支架上，胸两侧垫以八字形软枕即可。如对枕颈部减压和植骨融合，可应用术前预制的头颈胸腹石膏床，使头颈部保持中立位（图 3-1-40）。国外学者喜欢应用 Halo 头盆支架施行手术。应用长条状宽胶布将双侧肩颈部皮肤向下拉，以利于手术操作。

【操作步骤】

1. 切口　自枕骨粗隆部至第 4 颈椎棘突做正中直线切口。依手术操作的需要，切口可以上下延长。如果单纯施行寰枢椎手术，其切口以显露枕骨大孔后缘及寰椎后弓和枢椎椎板即可，如果对枕骨大孔、枕骨及包括寰枢椎以下椎节施行手术，其切口可延伸到 $C_{6\sim7}$ 棘突。

2. 显露　枕颈区显露分三步进行，即枢椎棘突和椎板、枕骨和枕骨大孔后缘，以及两者之间的寰椎后弓。同时切开剥离和显露，范围大、出血多，有顾此失彼之感。故皮肤切开后，宜选择枕部或枢椎以下的部位先行显露，待枕骨和枢椎充分显露后，再做寰椎后弓的剥离，分段显露对于判断寰椎后弓形态和位置极为有益，不易损伤寰枢椎之间的硬膜和脊髓。尤其寰椎前脱位时，由于后弓部位深在，与枢椎棘突之间隙较大，两者之间的硬膜可能突向后方而易损伤（图 3-1-41）。

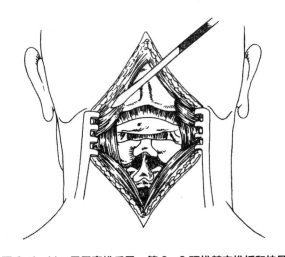

图 3-1-41　显露寰椎后弓，第 2、3 颈椎棘突椎板和枕骨

1）枢椎显露：切开皮肤、皮下组织达项韧带。项韧带自第 7 颈椎开始向下部脊椎段移行为棘上韧带，故颈椎无棘上韧带。将项韧带正中切开，亦可不做切开，而将其自棘突连接部切开而不切断，推向一侧连同肌肉一并剥离。自骨膜下将附着在枢椎的头长肌、头半棘肌等剥离，显露椎板和棘突。

2）枕骨区显露：枕骨部皮肤切开后，沿中线切开，并在骨膜外或者骨膜下切割枕肌，直接达枕骨大孔后缘。根据需要，有时沿切口方向将枕肌连同骨膜一并切开，用骨膜剥离器向两侧推开。直抵至枕骨大孔后缘时，先用手指触及大孔边界，再仔细剥离。施行显露时，务必保持操作动作轻柔和准确，不可用力过猛。

3）寰椎后弓显露：确定寰椎后弓的位置，沿枢椎上方切开头长肌部分附着点，即显露寰椎后部结构，确定寰椎后弓结节，沿寰椎后弓的后结节及后结节两侧，做锐性切割分离。后弓显露范围不能超过后结节两侧各 1.5cm，以免损伤椎动脉。

因为后弓一般有畸形或病变，部位深在，因此在操作过程中不可用力按压或摇动寰椎后弓，以免损伤脊髓。

五、颈胸段椎体的显露途径

主要为 $C_7 \sim T_3$ 椎体手术的显露。

【适应证】适用于 $C_7 \sim T_3$ 椎体骨折及良、恶性肿瘤，伴或不伴四肢瘫痪者。

【麻醉和体位】气管内插管，全麻。仰卧或侧卧位。

【切口和显露】

1. 前切口　对局限于 $C_7 \sim T_3$ 椎体左前方的致压物可用此切口显露；而右侧有喉返神经斜行经过，不适用此切口。沿左侧锁骨内上缘上方 1cm 左右做横切口达中线并超过中线，切开皮肤、皮下和颈阔肌，向外侧牵开胸锁乳突肌，游离并向外牵开颈动脉鞘，将甲状腺下静脉牵向对侧，同时牵开气管和食管，即可见 $C_7 \sim T_3$ 椎体前缘。在血管鞘附近需注意勿损伤喉返神经和乳糜管。

2. 经胸骨切口　在胸骨切迹上 2cm 开始向下做中线纵切口达第 3 肋软骨切迹平面，切开皮肤、皮下和胸骨骨膜（图 3-1-42）。于胸骨前后面的骨膜下剥离上半胸骨和胸肋关节，防止破入胸腔。然后从第 2、3 肋软骨之间横断胸骨，再将胸骨上半由正中线切开。用自动牵开器轻轻撑开劈开的上半胸骨和胸肋关节，即显露上纵隔。用两把大血管断流钳暂时阻断左无名静脉，在两钳之间整齐切断该静脉。由主动脉弓之上，左右颈总动脉之间分离，将气管和食管牵向右侧，即可显露 C_7 至 T_3 椎体前方（图 3-1-43 ~ 3-1-45）。

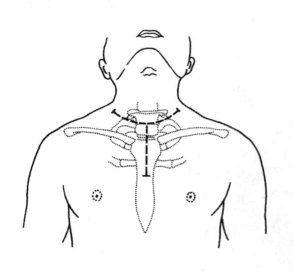

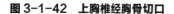

图 3-1-42　上胸椎经胸骨切口

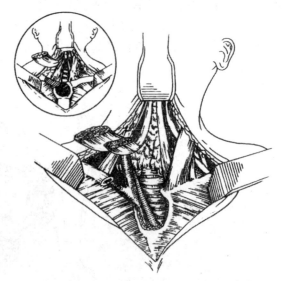

图 3-1-43　去除胸骨柄和左侧部分锁骨，切断胸锁乳突肌，显露左无名动静脉

3. 侧后方切口　上背部距后正中线 5cm 处做纵切口，切开斜方肌、提肩胛肌、菱形肌和骶棘肌，

显露 1 ~ 3 后肋后段。骨膜下剥离第 1、2 肋后段后切除之。在胸膜外解剖肋间神经，沿神经根直达椎间孔。轻轻剥离胸膜并向前推开，即可见 C_7 ~ T_3 椎体侧面。

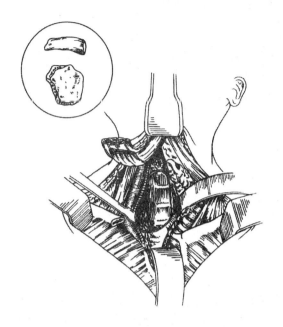 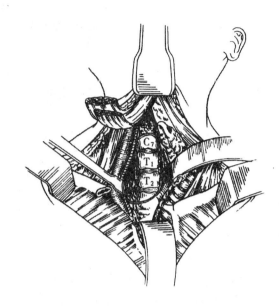

图 3-1-44　牵开食管气管，结扎无名静脉，将无名　　　　图 3-1-45　显露 C_7 ~ T_3 椎体

静脉牵向左侧，显露椎间盘

第二节　胸椎显露

一、经胸腔显露途径

【适应证】

1）胸椎椎体原发性或转移性肿瘤，压迫椎管，需行肿瘤刮除植骨术者。

2）胸椎间盘突出，造成脊髓压迫性损伤，需行前路减压者。

3）胸椎结核伴 / 不伴椎旁脓肿，行病灶清除术者。

4）椎体融合式人工椎体置换术。

【麻醉】　气管内插管全身麻醉。

【体位】　病人取侧卧位，腋下垫一软枕以利于胸腔显露，并可预防臂丛神经受压。手术侧下肢伸直，对侧下肢髋膝关节屈曲，大腿之间垫一软枕以防压伤。骨盆部位用固定带制动，术侧上肢伸向前上方并固定。

【操作步骤】

1）用甲紫先画好皮肤切口，切口显露水平应高于椎体上 2 肋。

2）自肩胛骨脊柱缘与胸椎棘突连线之中点，沿选定切除的肋骨切开皮肤，切口略呈弧形向前绕过肩胛骨下角下方 2 ~ 3cm，至前胸壁锁骨中线为止，切开皮下组织（图 3-2-1）。

3）将示指与中指由听诊三角区（斜方肌、背阔肌与肩胛骨下角组成）筋膜切口伸入至胸壁肌肉的深层，即肋骨的表面，向前切断背阔肌及前锯肌。向后切断部分斜方肌及菱形肌。将手指

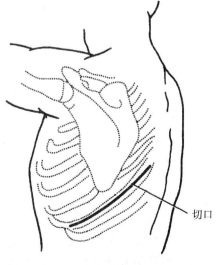

切口

图 3-2-1　皮肤切口

53

伸入肩胛下间隙，自第 2 肋向下数，以确定进胸切除的肋骨（图 3-2-2）。

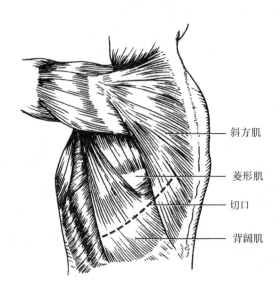

斜方肌

菱形肌

切口

背阔肌

图 3-2-2 切断肌层

4）肋骨的切除：上胸椎手术切除第 6 肋骨，下胸椎手术切除第 7 肋骨。用肩胛拉钩向下牵开肩胛骨，确定拟切除的肋骨，沿肋骨走向切开肋骨骨膜，用骨膜剥离子推开，剥离肋骨骨膜上缘时宜由后侧向前推，剥离下缘时则要自前往后推。游离肋骨后，用肋骨剪先剪断肋骨后端，再剪断其前端，肋床即自行萎缩（图 3-2-3）。

5）将肋骨床与胸膜切口扩大。在纱垫保护下，以开胸器把胸壁切口撑开。把肺脏推向中线后即可显露胸腔后壁胸膜，贴着椎体即可触到胸椎椎体及肋横突。纵行切开椎体旁胸膜以显露肋间血管，并分别贯穿缝扎上下肋间血管。再将后胸膜向中线推开，使胸椎椎体及前纵韧带得以充分显露。

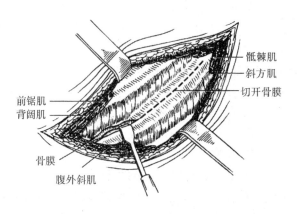

骶棘肌

斜方肌

切开骨膜

前锯肌

背阔肌

骨膜

腹外斜肌

图 3-2-3 切断肋骨

6）确定病变椎体后，用刮匙刮除椎体上的病变部分，并留病理检查。若为椎体结核及椎旁脓肿，则需细心保护，防止结核扩散至胸腔。若为胸椎间盘突出症，则在确定突出节段后，细心切除椎间盘，并扩大减压范围。

7）手术结束后，在关闭胸腔之前，应安置胸腔引流管，按横膈平面的高低，在腋后线选择低位引流之肋间隙做一小切口，切开皮肤及筋膜后，用长血管钳经切口斜向前上方潜行分离，达选择的肋间隙，然后穿入胸膜，夹住引流管做一端自胸腔拉出至皮肤切口外，将引流管用缝线固定于皮肤上。

8）用肋骨合拢器将切口上下端的肋骨合拢，将切口两侧的胸膜、骨膜及肋间肌做间断缝合，分层缝合胸壁肌层、皮下组织及皮肤，引流管接上闭式引流瓶以排出胸腔内积气和积液。该切口显露较清晰，可在直视下手术但创伤较大，出血较多，需要有胸外科的技术。切除肋骨时定位要准确，一般上胸椎以第 5、6 肋为主，下胸椎以第 7、8 肋为主。如有肺结核则不宜做此切口。

二、胸椎后正中显露途径

【适应证】

1）椎板切除脊髓减压术。

2）椎管探查术。

3）脊柱融合术。

4）脊柱骨折脱位切开复位内固定术。

【麻醉】 气管内插管全身麻醉。

【体位】 病人取俯卧位，根据需要可用两侧垫枕法，对于上胸椎也可使用石膏床或头架，维持头部中立位，避免因颈部旋转导致切口一侧肌肉紧张，并可能影响定位。

【操作步骤】

1）由胸椎后方沿正中线做纵向切口（图3-2-4），视手术部位决定其切口长度。

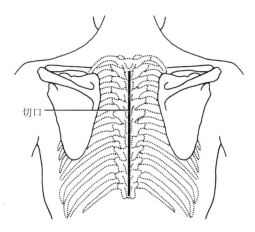

切口

图 3-2-4 手术切口

2）沿切口切开皮肤、皮下组织，皮瓣略游离后向两侧牵开。切开深筋膜、棘上韧带，将斜方肌、背阔肌、背半棘肌、多裂肌等自棘突尖端及椎板分别向外剥离。

3）将剥离的肌肉用自动拉钩向两侧牵开，显露椎弓后缘（图3-2-5）。

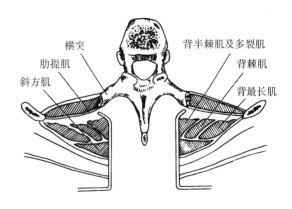

横突
肋提肌
斜方肌
背半棘肌及多裂肌
背棘肌
背最长肌

图 3-2-5 显露椎弓后缘

该切口手术方便、损伤小，可在直视下行椎管探查。

三、胸椎后外侧显露途径

【适应证】

1）胸椎骨折伴截瘫行侧前方椎管减压术。

2）胸椎结核肋骨横突切除、病灶清除术。

【麻醉】气管内插管全身麻醉。

【体位】病人取斜俯卧位，术侧在上胸后壁与手术床呈60°。

【操作步骤】

1）以预定胸椎为中心，在距棘突中线3～4cm处做纵向切口（图3-2-6）。

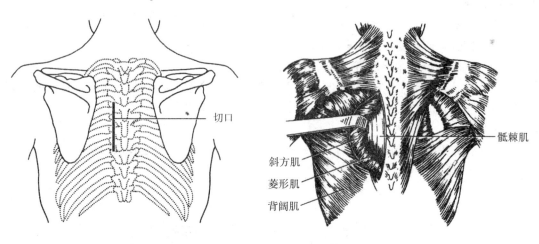

图3-2-6　手术切口　　　　　　　　　图3-2-7　分离肌肉

2）切开皮肤、皮下组织、深筋膜并向两侧牵开显露背侧肌层。沿切口方向靠近棘突，切断斜方肌肌腹及其深层的肌肉（上方为菱形肌、下方为背阔肌的腱膜）。

3）将切断的上述肌肉向外侧牵开，显露腰背筋膜及切口下方的下锯肌肌腱，并在距棘突2～3cm处切断即达骶棘肌，切开该肌在脊柱的附着处（图3-2-7）。

4）将骶棘肌自棘突、椎板向外侧剥离并牵开显露横突、肋骨的后段。将预定切除的两根肋骨后段骨膜切开并做骨膜下剥离（勿损伤胸膜）（图3-2-8）。

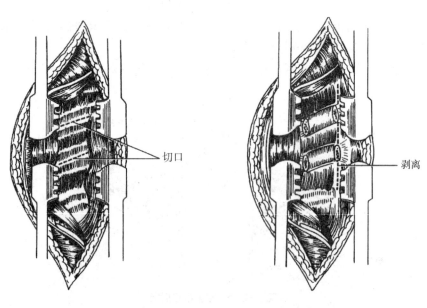

图3-2-8　切除肋骨　　　　　　　　　图3-2-9　剥离范围

5）将拟切除的肋骨横突间的肋结节韧带及肋骨横突关节囊切开，切断横突周围的肋横韧带。继而切断横突显露肋骨颈，游离并剪断之。在距脊柱5cm处剪断肋骨后段和肋骨头，并双重结扎、切断肋间血管和肋间神经。按图3-2-9所示贴近椎体将附于椎体的韧带等组织推向前外侧，将肋间血管胸膜亦推向前外侧。

6）向外侧牵开胸膜及附于椎体外侧的组织后，即可显露椎体的侧面（图3-2-10）。如需探查椎管，则沿神经根找到椎间孔并扩大之，咬除椎弓做椎管探查同时可做椎管侧前方、侧后方的减压（但不能达到完全椎管后方减压的目的）。该切口对胸椎骨折合并截瘫、胸椎结核病人是较理想的手术入路，可做椎管侧前方、侧后方的减压。

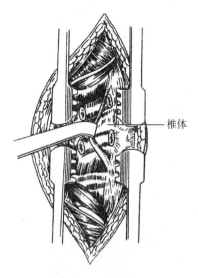

图 3-2-10 显露椎体

第三节 胸腰椎显露

一、胸腰段后外侧显露途径

后外侧手术途径主要适用于上腰椎和下胸椎（$T_{11\sim12}$）椎体和椎间盘的显露，如骨折或骨折脱位的侧前方减压和植骨、内固定术，结核病灶清除术及肿瘤切除术等。该手术途径类似肾脏手术切口，故又称之为肾切口。根据手术操作的需要，手术切口可分为小肾切口和大肾切口。

【体位】病人侧卧位，术侧在上，背部与手术台呈 90° 或呈俯卧 60° 。胸腰部垫以软枕，或利用自动床调节使胸腰节段抬高，术侧的肋缘与髂嵴距离增大，以利手术操作。

【切口】切口选择并非一成不变，可根据病变部位的节段水平、显露范围大小决定切口的长短和走向（图 3-3-1）。如果病变部位较高，例如 $T_{11\sim11}$，切口应取自第 10 肋水平，旁开棘突 3.0cm 处开始，平行于棘突连线向下行至第 12 肋处，再向下前达肋骨远端，再斜向腹壁达腋前线，即通常所说的大肾切口；如为上腰椎（11～2），切口起点选择自第 11 肋水平，旁开棘突 3.0cm，沿第 12 肋转向腹壁前部再向下，即为平常所用的倒"八"字切口相连接。

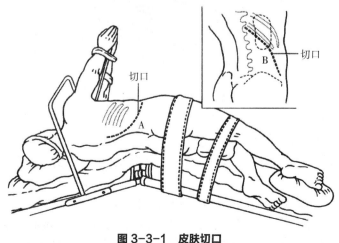

图 3-3-1 皮肤切口

【操作步骤】

1. 肋骨处理　沿设定的切口，切开皮肤、皮下组织和浅筋膜，以刀柄将切开的组织向两侧稍加分离，即可显露背阔肌的上部和后锯肌的下部，在切口的下端显露腹外斜肌（图 3-3-2）。沿切口方向分层分离，钳夹并切断背阔肌、下后锯肌及部分近脊柱侧深层骶棘肌（图 3-3-3）。如采用电刀将其逐层切断可减少出血和结扎操作程序。

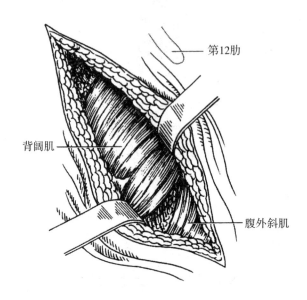

图 3-3-2　浅层肌层

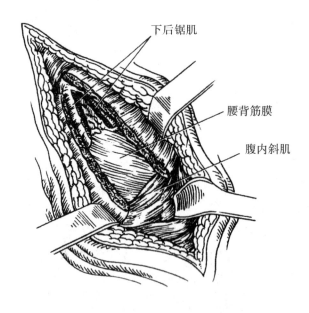

图 3-3-3　深层肌层

用自动牵开器将切口牵开固定，显露第 12 肋。如果手术操作需要，可将第 12 肋切除。在肋骨切除前宜做充分剥离、结扎和切断肋间神经及血管分支。自肋骨头远侧 2cm 处切断，断端固定后再将远侧截断，取出肋骨并切断肋骨韧带及肋骨头。沿第 12 肋骨床将胸膜推向前方即显示第 11 和第 12 胸椎椎体及椎间盘，但其显露范围狭窄，不宜操作，对于 11 ~ 2 则无法施术，常需对下部切口扩大处理。

2. 下部切口的处理　下部切口主要处理腹壁肌肉。分层显露并切断腹外斜肌、腹内斜肌和腹横肌，之后可见腹膜和肾周围脂肪囊（图 3-3-4）。术者用手指包以大盐水纱布垫，细心地进行钝性分离，自腹膜后壁分离腹膜、肾脏和输尿管，并向中央部推移。输尿管近端常被脂肪掩盖，不必故意分离寻找。

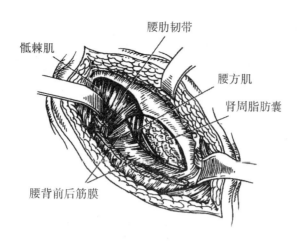

图 3-3-4 显露脂肪

上下切口连接后,用腹腔拉钩将腹膜内脏及肾脏向中线牵开,即能充分显露椎体和椎间盘(图3-3-5)。如有病变,其表面尚有病理组织需做仔细分离。对于表面无异常发现者,需按肋骨反复定位,以准确定位手术部位,方可进行下一步操作。术中显露椎体和椎间盘时,应仔细止血,剥离显露的范围不宜过小,以利手术操作,但也不宜太广泛而增加损伤。显露途径和过程较复杂,每一步操作都必须熟悉该层次的解剖结构,尤其注意胸膜、腹膜的反折,第12肋间神经和肋下动静脉,以及肋下静脉与腰外静脉的汇合处,即从第12胸椎体后下方向前上方斜行穿过T12。椎体,该血管损伤可造成大出血。

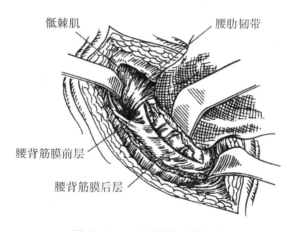

图 3-3-5 显露椎体和椎间盘

二、胸腰椎后路途径

胸腰椎后路途径主要用于胸腰段椎板、棘突和关节突的显露,可用于椎板切除、椎管内探查、骨折脱位复位及内固定等手术。

【操作步骤】

1. 体位 病人取俯卧位,根据需要可俯卧于拱桥支架上,或用两侧垫枕法,也可采用调节手术床使胸腰做适当屈曲或伸展,以达到手术要求。

2. 切口 以病变节段为中心,做弧形或直线形切口。切开皮肤和皮下脂肪及其筋膜,向两侧做适度潜行剥离,以自动拉钩牵开固定,显露腰背筋膜、棘突及棘上韧带(图3-3-6)。于棘上韧带两侧纵

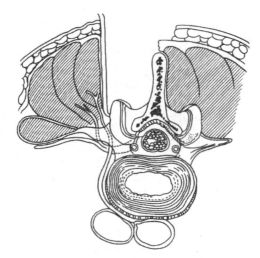

图 3-3-6　剥离椎旁肌显露椎板

行切开筋膜及棘突两侧肌肉止点，用骨膜剥离器沿棘突和椎板做骨膜下剥离，将骶棘肌向外侧推移，以干纱布条填入压迫止血。同法处理对侧。取出纱布条用自动拉钩将其两页插入棘突两侧并扩大固定，则棘突、椎板和关节突关节内侧可充分得以显露（图 3-3-7）。如有残留肌纤维及韧带组织，以长尖刀尽量切干净，用双极电凝充分止血。如椎板断面或骨孔出血，以骨蜡止血。

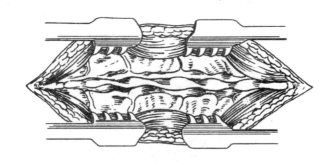

图 3-3-7　显露后部结构

3. **显露椎管**　胸腰椎解剖特点不如下腰椎和颈椎那样明显，需要术前定位、术中反复核实病变节段。

1）将拟定切除椎板椎节的棘上和棘间韧带于上下相邻处切断，用骨剪将棘突自基底部剪断，并将残留突起骨性物咬除（图 3-3-8）。在切除椎节的椎板下缘，以长柄尖刀将黄韧带与椎板相贴处切开，再用尖形剥离器自椎板下缘将黄韧带剥离。因胸腰段椎管较下腰段椎管狭窄，宜采用较薄型的冲击式咬骨钳，将椎板切除。同法处理对侧椎板，残存中央部的棘突基底部及两侧部分椎板完全咬除。

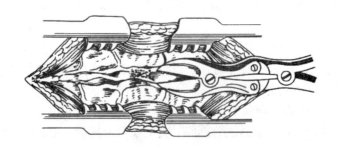

图 3-3-8　暴露椎板

2）切除残余黄韧带，向两侧扩大切除至关节突内侧缘，至此，椎管全部显露。半侧椎板切除显露椎管，不需要剪除棘突，只需将手术侧的椎板和棘突剥离，并切除该侧椎板及棘突基底部，必要时将关节突关节内侧缘切除，以扩大椎管显露范围。

第四节 腰椎显露

一、腰椎后路显露途径

腰椎后路途径主要用于腰椎椎板、棘突、关节突和横突等结构显露。通常施行腰椎椎间盘摘除术、后路椎间植骨、椎管狭窄减压术、椎间孔切开扩大术、后路植骨、腰椎滑脱手术及内固定器材的安放等。

【操作步骤】

1. 体位　下腰椎病变取俯卧位，俯卧于双拱桥式支架上（图3-4-1），或髂部垫枕法，使腰椎前凸减少以利于手术操作（图3-4-2）。

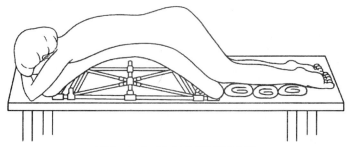

图 3-4-1　俯卧于双拱桥形支架

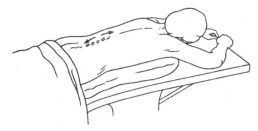

图 3-4-2　交叉海绵垫避免腹部变压

2. 切口　根据不同手术需要有4种切口可供选择（图3-4-3）：示后正中直线切口、纵向弧形切口、1形切口和横向弧形切口等4种切口。

1）正中直线切口：以损伤或病变节段椎节棘突为中心，沿棘突做正中直线切口，切口长度上下各包括1～2个正常椎节。该切口由于居中，显露容易兼顾两侧，便利于切口上下延伸。

2）纵向弧形切口：以确定显露节段为中心，做自上而下纵向弧形切口，其弧形上下方分别越过上下位椎节棘突连线，该切口多用于骨折脱位并向后方成角畸形或正中线有皮肤损伤等。

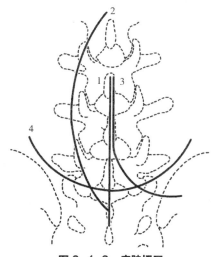

图 3-4-3　皮肤切口

3）1形切口：多用于要求显露广泛，同一手术需要显露多种结构时，例如需要显露腰椎和腰骶椎板及髂后嵴。切口自棘突正中线，于腰骶交界处弧形斜向骶髂关节或髂后嵴部，该切口常用于下腰椎手术合并植骨。

4）横向弧形切口：切口取两侧髂后上棘，做凸向骶骨的弧形切口，其切口长度为 8 ~ 10cm。切口既可显露 $L_{4~5}$ 和 S_1，又可自髂后嵴取骨作移植物。只要充分潜行剥离上下皮瓣，显露 $L_{4~5}$ 和 S1 不存在任何困难。

3. 椎板和棘突显露

1）切开皮肤、皮下组织，显露腰背筋膜和棘突末端及棘上韧带，沿腰背筋膜表面向两侧做适度的剥离使创口有充分的活动余地。

2）椎板显露有两种方法：一种方法是自棘突侧方切开腰背筋膜，保留棘上韧带和棘间韧带，自棘突侧方切开骶棘肌附着点，采用锐性骨膜剥离器将已切断的骶棘肌附着部、沿棘突和椎板做骨膜下剥离（图 3-4-4），干纱布条填塞以止血；另一种方法，自棘突末端将棘上韧带切割剥离并推向两侧，然后同前法剥离骶棘肌显露棘突、椎板等（图 3-4-5）。两者区别在于对棘上韧带处理的差别，前者保留棘上韧带，对不切除椎板的手术更有利于病变节段的稳定。

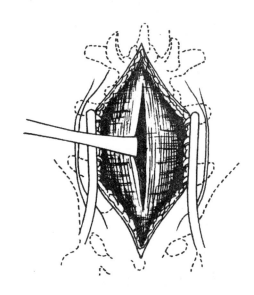 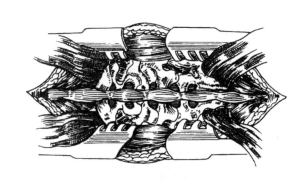

图 3-4-4 切开腰背筋膜，沿棘突椎板剥离　　　　**图 3-4-5 下腰椎棘突椎板和关节突关节显露**

3）在创口缝合时，可将两侧切开的腰背筋膜分别与棘上韧带缝合，保持腰部肌肉包膜完整。保留棘上韧带，保持了韧带的连续性，术毕可以复位，对维持节段性稳定有一定益处，愈合后还能保持腰部生理凹陷。

4. 横突显露　横突位于椎体侧后方、关节突关节外下方，位置深在并有较多肌肉附着。

1）切口宜选择在棘突旁开 3 ~ 4cm，做平行棘突连线的直线切口。显露骶棘肌并向两侧做适当潜行剥离扩大显露范围。沿骶棘肌外侧切开腰背筋膜，将骶棘肌向中线剥离，显露关节突关节外侧部，术者用手指可触及位于关节突关节外下方的骨性隆起，即是横突。将椎旁肌做骨膜下剥离，于纱布填塞止血，用自动拉钩牵开固定，即可暴露横突背面。

2）取长柄尖刀沿横突切开骨膜，伸入骨膜剥离器自骨膜切开处向上下两方向推开骨膜。横突以第3腰椎最大，常需先做显露，然后再向下方显露 L4 和 L5 横突。

3）操作中，由于肌肉组织较厚，剥离过程中必须仔细止血，在清晰的术野中暴露尤为重要。如施行植骨术，务必将相邻两椎节横突显露清楚，表面不可残存肌肉纤维和其他软组织，以保证横突背面与植骨有良好的骨性接触。

二、腰椎经腹膜外途径

经腹膜外途径主要用于直接显露腰椎椎体、椎间盘前外侧，并可施行腰骶部或骶骨某些手术等。

【操作步骤】

1. 切口　根据需要选择不同部位和走向的切口，常用的有经腹膜外的腹壁外侧斜切口、腹壁正中旁切口和前正中切口。后者较为少用，主要介绍其中两种切口（图 3-4-6）。

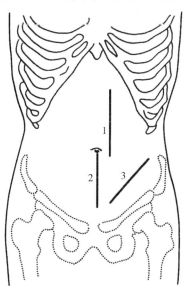

图 3-4-6　显露腰椎的腹部切口

1）腹壁外侧斜行切口：病人取仰卧位，腰下垫枕使腰椎前凸增加，切口上起自肋下缘与腋中线相交界处，即第 12 肋远侧端，向前下方，抵于耻骨联合上方 5 ~ 6cm 处。在实际操作中可根据需要将切口延长和缩短。

2）腹壁正中旁切口：体位同上。自脐上 3 ~ 4cm 做脐与耻骨联合连线旁开 2 ~ 3cm 的平行切口。

2. 腹壁切开和腹膜显露

1）斜行切口：切开皮肤、皮下组织，沿腹外斜肌纤维方向剪开筋膜，并做钝性分离，用拉钩分别牵开显露其下方的腹内斜肌和腹横肌（图 3-4-7）。用长血管钳选择肌束间隙，伸入其间，与助手反复交替分离扩张其间隙，即达腹膜表面。术者两手示指伸及腹膜，沿肌层做钝性分离（图 3-4-8）。用长弯钳自腹膜表面将肌层分次做对称分离钳夹并切断，或直接剪断，遇出血则钳夹和缝合止血。肌层切开后腹膜即完全显露出来。术者以包绕湿纱垫的手指将腹膜连同肠道缓慢沿腹膜壁层钝性剥离，越过髂腰肌抵椎体和椎间盘侧方（图 3-4-9）。

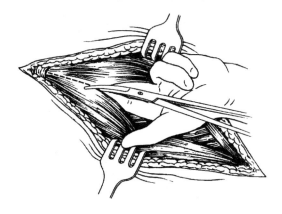

图 3-4-7　腹外侧斜切口，剪开腹外斜肌筋膜

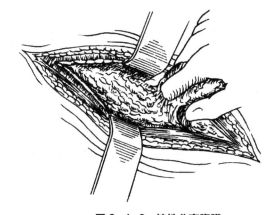

图 3-4-8　钝性分离腹膜

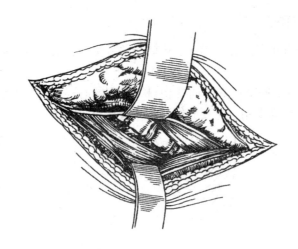

图 3-4-9　进一步显露椎体

2）正中旁切口：沿腹直肌前鞘做直线切开，显露腹直肌肌膜及其边缘（图 3-4-10），自腹直肌内侧向外牵开后见腹直肌后鞘（图 3-4-11）。以长尖齿钳交替反复提起后鞘数次，证实无腹内肠管贴附于腹膜后，小心纵行切开之，并沿切口向上下扩大后鞘切开范围，腹膜即显露（图 3-4-12）。用血管钳钳夹并提起已切开的后鞘，仔细做钝性分离其深面的腹膜。术者再用手指包以湿纱垫沿腹膜表面向外侧分离，直达外侧腹膜反折处，并将腹膜内脏器向中线牵开（图 3-4-13）。

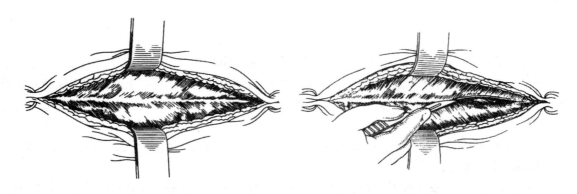

图 3-4-10　前正中切口，显露腹白线，并切开腹白线

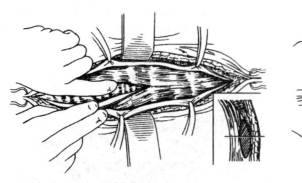

图 3-4-11　钝性分离腹直肌显露后鞘

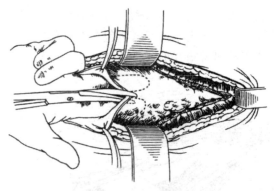

图 3-4-12　剪开后鞘至腹膜外间隙

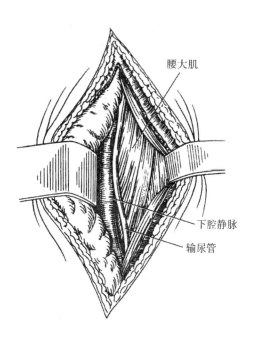

图 3-4-13　腹膜内脏推向中央

3. 椎体和椎间盘显露

1）无论采用腹壁外侧斜行切口，还是正中旁切口，当腹膜显露后，即做腹膜后壁分离。在分离时不可操之过急，均匀地向中线推进。腰大肌首先显露，稍内侧即腰大肌筋膜，表面有输尿管斜向内下方。当接近中线时即见腹主动脉和腔静脉，用湿纱垫加以保护。在 L5 和 S_1 处可见髂内、外动脉及静脉。如抵达腰椎椎体中部，可以显露椎体表面的腰动、静脉，为操作方便可将其钳夹、切断和双重结扎。此时，可见椎体和椎间盘表面有相当多的结缔组织，不可贸然切开以防出血。应仔细分离，辨认组织，逐步扩大椎体和椎间盘显露范围（图 3-4-14）。

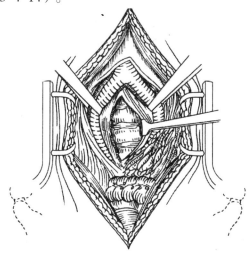

图 3-4-14　暴露椎体前缘，显示周围血管结构，牵开血管显露椎间盘

2）腰骶部的显露尤为小心，通常需要显露腹主动脉分叉。结缔组织先切开一小口，证实无血管再缓缓扩大。骶中动脉和静脉在其深面，需钳夹切断并结扎止血。切开前纵韧带及骨膜并向周围推开即可显露第 5 腰椎和骶椎椎体前部。实践证明，腰椎前路显露和手术操作，包括腰椎间盘手术、植骨术及其他内固定术，以显露椎体和椎间盘侧方为优，既可以施行手术操作，又可以避免因椎体前部操作殃及腰部交感神经。

三、腰椎经腹腔途径

经腹腔途径用于第 4、5 腰椎和第 1 骶椎椎体和椎间盘显露，施行椎间盘手术、结核病灶清除、脊柱滑脱植骨术、肿瘤切除及骨折或骨折脱位减压及内固定术等。

【操作步骤】

1. 体位 取仰卧位，病人下腰部垫枕，使腰椎前凸增加，有利于手术的显露。

2. 切口 根据手术需要选择不同形式的切口。

1）前正中切口：自脐孔上方2～3cm绕脐或做脐下正中切口，做正中直线切口至耻骨联合上方。沿正中切开腹白线，注意防止将两侧腹直肌前鞘切开（图3-4-15）。

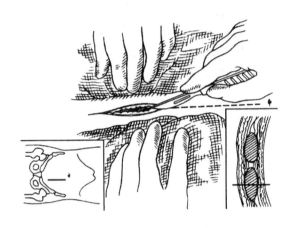

图3-4-15 经腹直肌切口切开皮肤

2）经腹直肌切口：自脐旁开2～3cm处向下做直线切口，切开皮肤、显露腹直肌前鞘并切开。

3. 腹腔及腹后壁显露

1）根据切口不同，处理腹壁方法也不同。经前正中切口时，切开腹白线，用盐水纱布或刀柄将腹膜前脂肪组织推向两侧。手术者持有齿镊，夹起腹膜，用刀柄在腹膜上轻轻叩击，助手用弯血管钳在对侧约1cm处提起腹膜，使大网膜或内脏脱离腹膜，用长柄尖刀在钳镊之间切一小口，将钳住的腹膜切开，术者手指伸入腹膜下，在两指之间扩大腹膜切口。

2）进入腹腔后，用盐水纱垫将肠管保护和隔离于腹腔两侧和盆腔内，显露腹腔后壁（图3-4-16）。术者以手指深触腹主动脉分叉处及腰骶角，并确定和辨别髂总动脉、静脉及其表面跨过的输尿管。此时所见腰骶部血管组织并不清楚，必须小心仔细剥离结缔组织。先做钝性分离并剪开后腹膜，用长弯血管钳将腹膜连同疏松结缔组织切开并扩大显露范围。逐渐将腹主动脉、下腔静脉及髂总动脉和骶骨前组织显露出来，用腹腔拉钩将两侧肠管牵开；也可以将已切开的后腹膜与前腹膜边缘缝合数针固定。

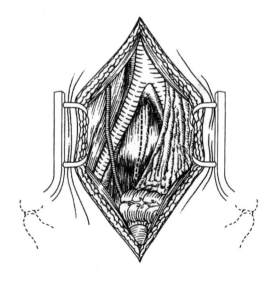

图3-4-16 显露血管及其周围关系

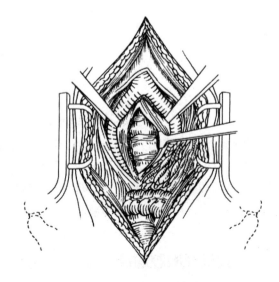

图3-4-17 L5/S1及椎间盘

4. 腰椎和椎间盘显露

1）以手指探查主动脉分叉处，并作为解剖标志，在骶骨前开始，用纱布拭子将腹膜后椎体前脂肪结缔组织向两侧推开。充分显露腹主动脉和下腔静脉的下段以及髂总动脉、静脉并加以保护，切开前纵韧带和骨膜后，即可充分显露第 3 ~ 5 腰椎椎体和椎间盘（图 3-4-17）。

2）L$_5$ 和 S$_1$ 的显露，应在腹主动脉分叉之下进行。必须先在动脉分叉处找到骶中动、静脉，仔细分离并钳夹、切断并结扎。切开骶前筋膜及骨膜，L5 和 S$_1$ 及其椎间盘清楚显露。手术操作结束，清除纱垫和所有手术用品，需要将后腹膜切口缝合，再按层缝合前腹膜、腹壁各层组织。

第五节　骶髂关节显露

一、骶髂关节前方的显露途径

【体位】病人侧卧位，患侧在上。

【操作步骤】

1. 切口　切口由髂前上棘开始，沿髂棘向后切开至骶棘肌附着点为止（图 3-5-1）。切开皮肤及皮下组织，沿腹肌在髂棘附着处切开，至腹膜外后将腹膜向中线推开，显示髂肌。

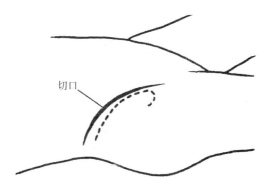

切口

图 3-5-1　皮肤切口

2. 显露骶髂关节上段沿髂肌在髂骨上附着点切开，贴髂骨面行骨膜下剥离。髂骨营养血管出血，可用骨蜡止血。骨膜下剥离直到骶髂关节处，可将髂肌在骶髂关节附着处切开，向内推开，即可显露骶髂关节上段（图 3-5-2）。

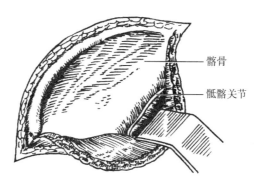

髂骨

骶髂关节

图 3-5-2　显露骶髂关节

【注意事项】　注意髂内动脉分出的臀上动脉，也从坐骨切迹处出骨盆，术中应避免损伤。因坐骨切迹处骨皮质较厚，如将其切断，会影响骨盆稳定，除非必要，勿将其切断。

二、骶髂关节后方的显露途径

【体位】病人斜俯卧位，腹壁与手术台面呈 60°，患侧向上，腰下垫枕，使髂棘与第 12 肋骨分离，健侧髋关节和膝关节屈曲 45°，病侧髋和膝微屈。

【操作步骤】

1. 切口　为弧形，起点在髂棘中部，沿髂棘向后向下至第 2 骶椎棘突处渐转向外，对着大粗隆顶端，延长到坐骨切迹（图 3-5-3）。

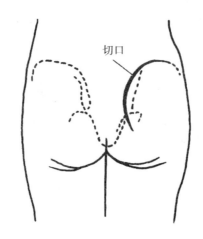

图 3-5-3　皮肤切口

2. 显露

1）弧形皮瓣向外剥离，显露臀大肌中上部骶棘肌筋膜起点、骶髂后部及髂后上棘（图 3-5-4）。

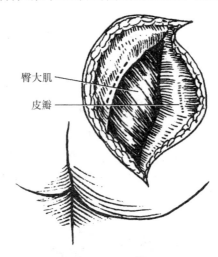

臀大肌
皮瓣

图 3-5-4　显露肌层

2）将臀大肌自髂棘、髂后上棘和骶棘肌筋膜部切开，再用骨膜剥离器由髂骨外板向下向外分离臀大肌，直达坐骨大切迹上方 1cm 处止（不应再往下剥离，以免损伤臀上动脉），同时必须小心保持腰髂韧带和长短骶髂韧带的完整。

3）由髂后上棘顶端边缘向髂骨翼做一 4cm 长的垂直线，由髂后下棘边缘做一等长平行线，再将此二线远端连接，即为骨瓣的外侧缘。应将此骨瓣的上、下和外侧缘凿开至显露骶髂关节为止，并将其向中线掀开，即成长方形带蒂的骨瓣。其蒂由长短骶髂韧带形成（图 3-5-5）。

4）骶髂关节内手术操作结束后，将骶髂关节软骨切除，造成骨粗糙面，并将骨瓣还纳原位（图 3-5-6）。

5）骶髂关节前、后方切口联合应用，可同时显露骶髂关节的前后方。

6）骶髂关节显露与下腰椎不同，常用于骶髂关节病变，如骶髂关节结核病灶清除术、骶髂关节融合术和肿瘤切除术等。

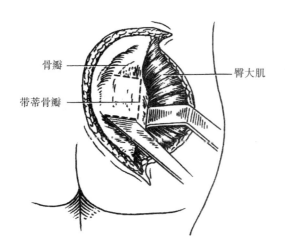

图 3-5-5 凿取带蒂骨瓣

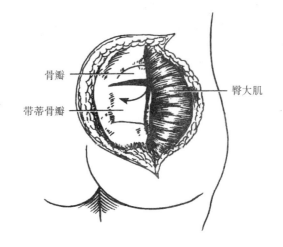

图 3-5-6 骨瓣还原

枕颈部疾患

第四章

第一节 枕颈部畸形

按区域的不同，颈部畸形可分为枕颈部畸形和下颈椎畸形。本节介绍枕颈部畸形。

一、枕颈部畸形

枕颈部（指枕骨大孔、寰椎、枢椎）的畸形可因先天性或发育异常及后天疾患所引起。

先天性骨与关节异常比较常见的为：颅底凹陷、寰椎枕化（即先天寰枕融合）、齿突发育不良、Klippel-Feil 综合征、Chiari 畸形、Down 综合征等。在早期常常没有临床主诉，随着年龄的增长或轻微创伤而逐渐或突然发生寰枢关节脱位，导致神经受压、椎-基底动脉供血不足和上颈椎后凸畸形。这些常常需要外科治疗。

一些后天性疾病也可以导致寰枢关节脱位或颅底凹陷，例如累及上颈椎的类风湿病，由于关节与骨结构破损引起寰枢侧块关节塌陷，齿突上移。创伤引起的寰椎骨折、横韧带损伤、齿突骨折等，也可能产生寰枢关节不稳或脱位。寰枢椎的结核或肿瘤等骨关节疾病可以导致骨关节结构破损并出现病理性寰枢关节脱位。

综上所述，引起枕颈部畸形的原因不外先天性、发育性或后天性疾病或创伤。尽管外观上可见枕颈后凸畸形、斜颈等，但引起临床问题的病损主要为寰枢关节不稳定或脱位，颅底凹陷与上颈椎后凸畸形。引起畸形的原因不同，其治疗方法也有所不同，然而其外科治疗的原则即复位、减压、矫形与重建稳定却是相同的。本节以外科治疗为线索，概括介绍枕颈部畸形的治疗。

二、寰枢关节脱位的分类

从外科治疗的角度，寰枢关节脱位可以分为可复性与难复性两类，据此制订不同的治疗方式。前者包括寰枢关节不稳定（指由动力位 X 线片可以判断寰枢关节获得复位）以及经颅骨牵引可复位的一类病例；后者指经过颅骨牵引等措施不能复位的病例。

可复性寰枢关节脱位一般可采取复位、寰枢关节融合或枕颈融合。复位后多数病例的脊髓压迫可以得到解除，尤其腹侧。少数合并寰椎枕化或颅底凹陷的病例，在复位后枕大孔后缘仍存在脊髓背侧受压者，可能还需要枕大孔周围切骨减压。但是切骨减压的范围不宜过宽过大，否则会影响植骨融合。

难复性寰枢关节脱位一般病史长久，寰枢关节前面的关节囊、韧带、肌肉等挛缩，甚至侧块关节变形，颅骨牵引亦不能复位。外科治疗有两种方法：一是前路减压（多数作者主张经咽前路减压；近期亦有经鼻腔内镜减压的报道），或在必要时附加后路减压，枕颈融合术；二是经口前路松解，牵引复位，施行寰枢关节融合或枕颈融合术。

三、常用手术方法

（一）牵引复位，头环背心外固定，寰枢椎后弓表面颗粒状植骨融合术

1. 适应证　可复性脱位，寰枢椎后弓完整，尤其适合儿童患者。

2. 手术步骤　术前枕颌带或头环牵引复位，复位后安装头环背心固定，以维持寰枢关节解剖复位。在外固定下，气管插管全身麻醉，或局部浸润麻醉。俯卧位，枕颈区后入路。显露 $C_1 \sim C_2$ 后弓的后侧表面，并用气动或电动磨钻将该表面磨粗糙。自髂后上棘下方背侧取髂骨松质骨 20～30g，修剪成颗粒，移植于 $C_1 \sim C_2$ 后弓的表面，置负压引流管关闭切口。

3. 手术操作要点　术中植骨前需经 C 形臂机透视，以确定寰枢关节处于复位状态，显露时枕骨不需要骨膜下剥离，植骨只限寰枢椎后弓以免发生颈枕融合。

4. 术后处理　继续头环背心外固定。术后 24 小时拔除引流，并可以离床活动。定期随诊，以观察和解决头环背心松动、压疮。儿童手术后 8～12 周，成人 12 周左右拍上颈椎 X 线片和重建 CT，如果已形成骨性融合可拆除头环背心，改颈围领制动 3～4 周。

5. 优缺点　本方法利用术前复位、外固定，避免了术中复位与内固定。因此，操作简单、安全、损伤小，出血少颗粒状表面植骨接触面大，利于愈合。骨性融合率93.4%。然而，头环背心外固定持续2～3个月，患者感觉不方便，并且容易松动，需及时调整（图4-1-1～图4-1-3）

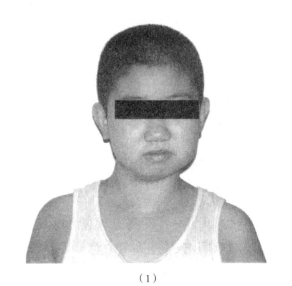

（1）

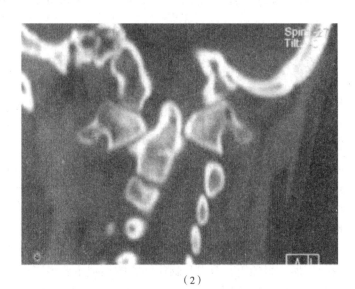

（2）

图4-1-1　12岁男孩，寰枢关节旋转固定性脱位

（1）术前外观；（2）术前重建CT

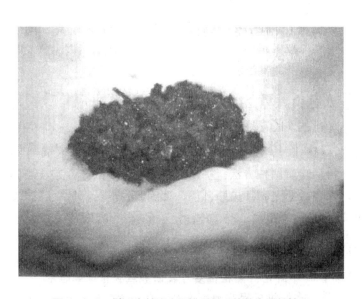

图4-1-2　髂后上棘下方取松质骨，修整为颗粒植骨

（二）寰枢椎后弓钢丝固定，后弓间植骨融合术（Brooks-Genkins 手术）

1. 适应证　可复性寰枢关节脱位，但是寰枢椎后弓完整。

2. 手术步骤　颅骨牵引，气管内插管全身麻醉。俯卧位，颅骨牵引下头颈屈曲置头架之上颈枕区后入路，显露 C_1 和 C_2 后弓。分别游离 C_1 与 C_2 两侧椎弓的上、下边缘与深面，形成钢丝通道。将钛缆（或者适当长度的双股30号钢丝）由 C_2 椎弓下缘或 C_1 椎弓上缘已剥离形成的通道口进入，经过硬膜外腔，绕过 C_1 和 C_2 椎弓（图4-1-4）。在髂后上棘的外下部，取髂骨。将取下的骨块，修正为适当大小的楔形。分别镶嵌在 C_1～C_2 两侧的椎弓之间。在寰枢关节复位的情况下，分别在植骨块的背侧拧两侧的钛缆或钢丝（图4-1-4）。冲洗伤口，逐层缝合，关闭伤口。

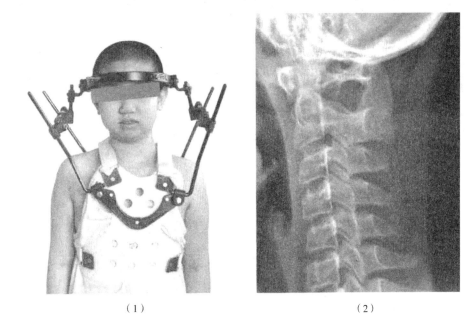

（1） （2）

图 4-1-3 牵引复位后，行头环背心外固定、寰枢椎后弓表面颗粒状植骨融合术

（1）术后外固定；（2）术后 10 周侧位 X 线片显示骨性连接

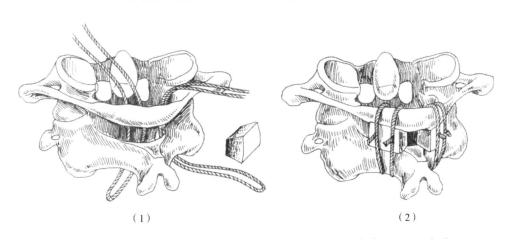

（1） （2）

图 4-1-4 Brooks 手术丝线引导在寰、枢后弓深面穿钢丝（1）与术后观（2）

手术操作要点显露 C_1 后弓时，在 C_1 后结节两侧分别在 1.5 ~ 2.0cm 以内，过宽时需注意避免损伤椎动脉穿钛缆或钢丝时小心操作（见图 4-1-4），可使用动脉瘤针与丝线作引导锁紧钛缆或拧紧钢丝时应先确定寰枢关节已获得复位。

3. 术后处理 头颈胸石膏或头环背心外固定 2 ~ 3 个月。

4. 优缺点 Brooks 手术是 Gallie 手术的一种改进，提高了融合率，但操作较复杂，脊髓损伤的危险较高。固定强度虽然比 Gallie 技术有所提高，但其抗滑移与抗旋转的强度仍较差，所以术后仍需外固定。日前此种术式已经不常用，可以作为一种备用术式。

（三）后路经寰枢侧块关节固定融合手术（Magerl 手术）

1. 适应证 各种原因引起的可复性脱位，或难复性脱位经口前路松解、牵引可获得复位的病例。

2. 手术步骤 气管插管全身麻醉后，在颅骨牵引下，置俯卧位，将头颅置于头架上。Mayfield 头架固定头颅，使颈椎处于后凸状态，便于安置螺钉，自枕骨粗隆至 C_5 棘突后正中切口，切开皮下与项韧带，将枕下小肌群由中线分开，骨膜下剥离显露 C_1、C_2、C_3 椎板与 C_1 ~ C_2，C_2 ~ C_3 两侧侧块关节。切断 C_2 椎板与侧块交界处上、下缘之黄韧带，可发现该交界线为椎管之外侧壁，也是 C_2 峡部的内侧边界。在该边界向外 2mm 与 C_2 侧块下缘之上 3mm 处为螺钉进针点（图 4-1-5-（1））。也可以将 C_2 神经根及血管丛挑起，显露出枢椎椎弓峡部的上面及枢椎上关节面后缘，将 C_2 下关节突与椎板交界部的下缘作为穿刺点。

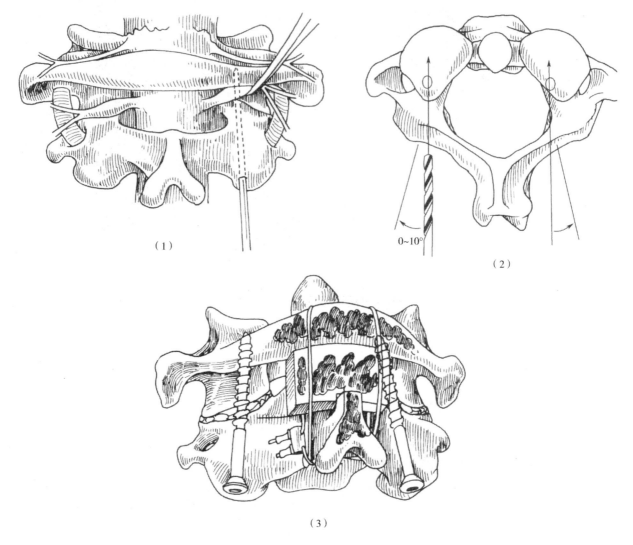

（1）

（2）

（3）

图 4-1-5　Magerl 手术

（1）、（2）中螺丝的进钉方向；（3）寰枢椎后弓间植骨与固定

确定进针点之后，可用巾钳夹住 C_2 棘突向前轻轻推压（指寰椎前移位的病例），或向后轻拉 C_1 后弓，以获得复位。寰椎后移位则采用相反方向复位。X 线透视证实复位满意。

在维持复位的情况下，用 2.5mm 直径骨钻在进针点钻孔。钻孔向头略向前倾，并严格沿矢状面方向，应经过 C_2 峡部、椎弓根，进入 C_2 侧块。侧位应尽量压低手锥的手柄，使锥尖由枢椎上关节面的后 1/3 部穿出。并经 C_1 侧块后半部向头，指向 C_1 前结节（侧方投影）达到 C_1 侧块上关节面皮质骨下。钻孔的过程应在正、侧面 X 线透视的监测下进行。双侧钻孔。确定无误后，用 3.5mm 丝锥攻丝。根据测定孔道长度选用 3.5mm 螺钉拧入。

左、右各安置一枚螺钉固定之后，在寰枢椎后弓之间植入骨块，并用钢索或钢丝将植骨块与 $C_1 \sim C_2$ 后弓固定（图 4-1-5）。或者将 C_1、C_2 后弓后表而去皮质骨化，然后用颗粒状松质骨，或火柴棒状骨做表面植骨。前者因钢丝与植骨块固定增加了寰枢椎间整体固定强度，融合率很高，但操作烦琐，有时增加了操作困难。后者大大简化了操作步骤，虽然固定强度有一定程度的减少，但螺钉固定强度是可以满足骨融合的要求，其融合率并未降低。

3. 手术中操作要点与可能发生的问题

1）为确保钉道的位置与方向正确，钻孔的过程应在正位与侧位的 X 线透视监视之下进行，尤其遇阻力时应做透视检查，钻入偏外可能伤及椎动脉，偏内可进入椎管，所以必须在矢状方向，不可向内或外偏斜。钻入 C_1 ~ C_2 侧块之间时，可打开 C_1 ~ C_2 侧块后侧关节囊，观察钻头的位置与方向。在钻头由 C_2 侧块进入 C_1 侧块时 C_1 ~ C_2 应处于复位状态。

2）为保证钻孔在冠状面上向前倾斜，钻的尾端与操作把手必须尽量压低、贴近下颈椎的后侧面。因此，有时需在切口下方另做一小切口。钻头从该切口穿入，达 C_2 侧块后面的进针点，为此需要一工作套管从另外的切口插入，以保护钻头不被软组织缠绕（图 4-1-6）。此处的操作要点是使锥尖由枢椎上关节面的后 1/3 部穿出，以保证螺钉进入寰椎侧块时把持足够的骨质。

3）如果进针点选择不当，或进针方向过浅，螺钉可能固定不牢。

4）术前必须确定 C_1、C_2 侧块无解剖缺陷。术中发现缺陷时，或钉道错误时，应及时改用其他固定方法。

5）术中如损伤椎动脉，应适当显露椎动脉，结扎并改变另外的固定方法。如钻孔出血为静脉出血，拧入螺钉后可止血。如出现脑脊液漏，则应修补。

4. 术后处理

1）清醒后拔除气管插管，注意观察咽喉是否有水肿。

2）该术式坚强，术后可不用外固定。若考虑螺钉位置不佳或固定不牢，采取外固定的时间不宜过长，以免发生寰枕关节或 C_2 ~ C_3 关节的融合（颗粒状植骨时）。

5. 优缺点　Magerl 手术置钉需要下颈椎保持后凸状态，故不适合下颈椎过度前凸或鹅颈畸形的患者。术中一旦完成穿刺，寰枢关节对位关系即固定于此，试图调整钉道是极为困难的。

（四）后路寰椎侧块螺钉结合枢椎椎弓根螺钉固定术

1. 适应证　C_1 与 C_2 侧块完整的可复性脱位，或难复性脱位经口松解与牵引后获得复位的。

2. 手术步骤　麻醉、体位和显露途径同上。要求充分显露 C_1 ~ C_2 两侧一侧块关节的背侧面。

1）寰椎侧块螺钉的植入：显露 C_1 后弓与 C_1 侧块背面的连接处。在该处用磨钻磨去少许皮质骨，即进针点，用手锥由此刺入，沿 C_1 侧块长轴轻轻刺入侧块，深度 26 ~ 30mm。然后用丝锥攻丝。选择适当长度的螺钉拧入。

2）C_2 椎弓根螺钉的植入：显露 C_2 峡部的上面与内侧面（椎管外侧壁），在 C_2 下关节突根部中点为穿刺点（图 4-1-7）。攻丝后植入螺钉。X 线透视观察螺钉位置与方向。选择适宜长度钛板，并根据螺钉、寰枢关节的位置适当预弯。与螺钉连接，并分别用螺帽将钉板固定。透视确认寰枢关节获得解剖复位。若未达解剖复位，则可以将钛板取下调整，直至解剖复位。

在髂后上棘的下方取髂骨松质骨。磨钻将寰枢椎后弓的后表面去皮质骨。做后弓后表面植骨。置负压引流管。关闭伤口。

3. 操作要点与可能发生的问题

1）术前必须确认 C_1 与 C_2 侧块形态与骨结构正常，至少钉道周围的骨结构是以承受固定所需的强度。术前行重建 CT，了解椎动脉与 C_2 椎弓根的关系。C_2 椎弓根骨结构畸形以及"椎动脉高跨"者（指椎动脉在 C_2 椎弓根下方走行时，椎动脉的球顶部向上侵占骨质，造成 C_2 椎弓根骨质菲薄）不宜选择 C_2 椎弓根固定。

2）显露 C_1 后弓与侧块时，以及 C_2 椎弓根穿刺过程中注意保护椎动脉。

3）切开寰枢关节后侧关节囊与韧带，C_2 椎板上缘至黄韧带可以看到侧块关节面与椎管外侧壁。此处要认真确定 C_2 峡部、椎弓根与椎管、关节面的关系。

4）显露侧块关节时勿伤 C_2 神经。

5）锁紧钛板螺钉之前须经 X 线透视，确认寰枢关节处于复位状态。

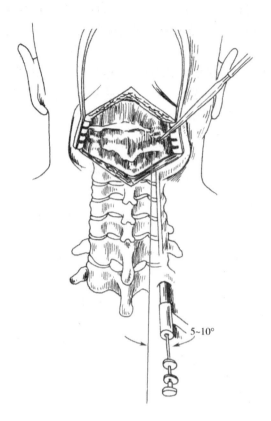

图4-1-6 经皮下隧道Magerl置钉示意图

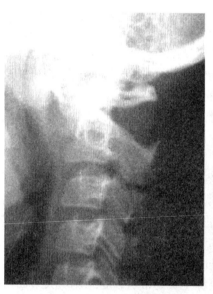

（1）

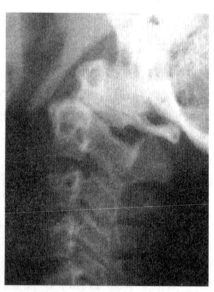

（2）

图4-1-7 寰椎侧块螺钉结合枢椎椎弓根螺钉固定术
（1）C_1侧块、C_2椎弓根进钉点；（2）螺钉接骨饭后面观

4. 术后处理 术后可早期离床活动，不需要外固定（图4-1-8、图4-1-9）。

图4-1-8 齿突不连患者，术前X线片显示寰枢关节不稳定
（1）屈曲位寰椎前移位；（2）仰伸位寰椎后移位

（五）C_2椎弓根螺钉、枕颈接骨板固定术

枕颈固定与融合术较多采用后路方法。后路枕颈固定方法有多种。由于脊柱固定技术的进步，当前较多地采用接骨板内固定，它不仅适用于枕寰枢区域的稳定重建，也适用于枕颈与下椎的稳定重建。下面介绍C_2椎弓根螺钉、枕颈接骨板固定术。

1. 适应证 合并先天性寰枕融合的寰枢关节脱位；寰枢关节脱位经口前路减压，或前、后路减压术之后；因肿瘤、创伤、结核或类风湿病 C_1 与 C_2 骨结构破损严重，寰枢固定不能施行，或不能满足重建稳定的要求时。

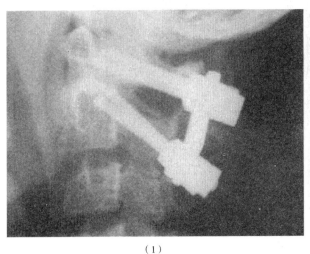
（1）

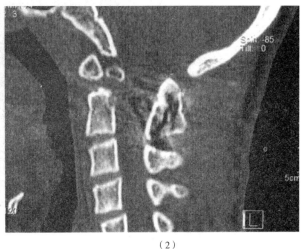
（2）

图 4-1-9　齿突不连、寰枢关节不稳定

（1）寰椎侧块螺钉结合枢椎椎弓根螺钉固定术后侧位 X 线片；（2）术后 3 个月 CT 显示后弓植骨已经融合

2. **手术步骤**　全麻后置于俯卧位，在颅骨牵引下将头颅置于头架上。在此过程中应保护头颈的稳定并始终维持颅骨牵引以免脊髓损伤。

后正中切（参见第九章第二节）。

在 C_2 下关节突根部中点进针，安置 C_3 椎弓根螺钉。侧位 X 线透视，确定螺钉位置与复位情况。用弧形接骨板顶弯，使接骨板屈度和板面与枕骨面良好贴合。将接骨板与 C_2 椎弓根螺钉连接，不要锁紧螺母。使接骨板头端第一孔在枕骨嵴与上项线连接处并在该处钻孔，拧入螺钉固定。依次固定接骨板之第二、三孔，透视确认寰枢关节解剖复位，然后拧紧 C_2 椎弓根螺钉的螺母（图 4-1-10、图 4-1-11）。

固定完成后，冲洗伤口。将枕骨后侧面与 C_2 椎板棘突去皮质骨，做表面颗粒状植骨。放置引流，关闭伤口。

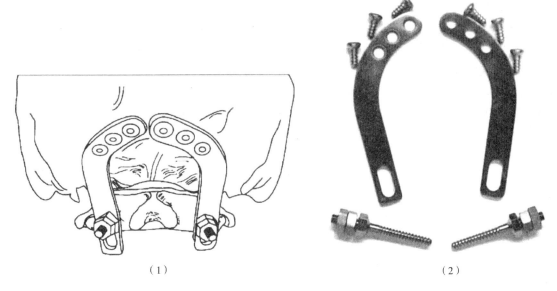
（1）　　　　　　　　　　　　　　　　　　　　（2）

图 4-1-10　枕颈接骨板螺钉固定

（1）经 C2 椎弓根螺钉与枕骨螺钉固定弧形接骨板置入后，后面观；（2）置入前的接骨板与螺钉

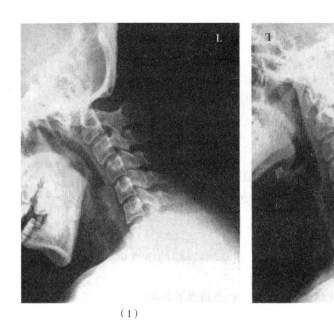

（1）　　　　　　　　　　　　（2）

图 4-1-11　枕颈接骨板固定前（1）、术后（2）侧位 X 线片

3. 操作要点与可能发生的问题

1）枕骨由枕外粗隆向下为枕骨嵴，向两侧横向有最上项线、上项与下项线，均为向内突起的骨嵴，骨质较厚。枕骨翼大部分骨质较薄。接骨板在枕骨需有三孔螺钉固定。钉孔在较厚的部位不要求穿透内面皮质，在较薄的部位不要进钉过深。

2）弧形接骨板与 C_2 椎弓根螺钉固定系统，借助接骨板屈度在固定接骨板的枕骨端时有一定向后牵拉的复位作用。

3）预弯接骨板应耐心细致，务必使枕骨段接骨板与枕骨表面良好贴合。

4. 术后处理　围领制动 3 周，尽早离床活动。

（六）借助枢椎椎板螺钉的寰枢椎固定术

1. 适应证　①枢椎水平椎动脉走行位置偏内，侧位见"椎动脉高跨"（定义见上文），椎动脉位于螺钉的行程中。②C_2 椎弓根骨结构畸形，如 $C_{2、3}$ 先天融合等。③ Magerl 术或 C_2 椎弓根螺钉植入手术失败时的补救手术。

2. 手术操作步骤　体位、显露与寰椎侧块螺钉的植入方式同（四）。在枢椎棘突与椎板延续处，用高速磨钻将进钉点的骨皮质磨出一个孔洞，用 2.0 直径的手锥在椎板的髓腔内钻入，锥尖尽量贴近浅层皮质。用小球头探子试探，如果孔道的底部是实的，说明未穿破深层骨皮质，钉道可用直径 3.5 或 4mm、长度 24 ～ 28mm 的多轴螺钉拧入。在对侧以同样的方式安置枢椎椎板螺钉，注意避开先植入的螺钉。连接寰枢椎螺钉并锁紧。寰椎后弓与枢椎棘突小心去皮质骨，做表面颗粒状植骨。放置引流，关闭伤口（图4-1-12）。

3. 手术操作要点

1）由于寰、枢椎的螺钉方向差别很大，所以只能使用多轴螺钉、钛棒固定。

2）在枢椎的表面处理植骨床时，避免过多去皮质，以防螺钉松动。

4. 术后处理　颈围领固定 4 ～ 6 周。多轴螺钉的把持力有限，必要时加用头环背心外固定。

5. 优缺点　该术式在骨畸形、椎动脉高跨或椎弓根螺钉植入失败等特殊情况下可以作为备用术式。缺点是椎板螺钉的把持力有限，无法利用其复位，或术后需要加用头环背心。另外，椎板螺钉的尾部连接切迹较高，会遮盖部分植骨床。

（七）经口颅椎区腹侧减压术

口腔径路有两种：一种是比较简单的，只在咽后壁切开用自动拉钩将软腭与舌拉开的方法；另一种较复杂，包括经舌与下颌骨切开，经腭切除，或经上颌骨途径。后者损伤大，并发症多，适用于病变广泛的病例。本节介绍简单的经口减压术。

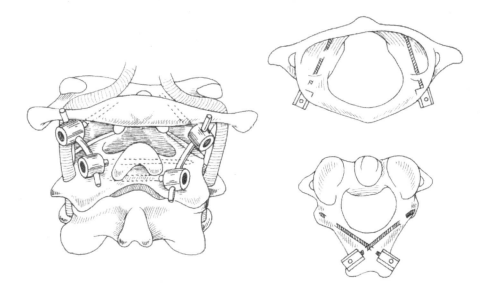

图 4-1-12　借助枢椎椎板螺钉的寰枢椎固定术（分别为后、上面观）

1. 适应证　脑干和高位脊髓腹侧的病理性压迫均可以采用此种减压方法。常见为难复性寰枢关节脱位、颅底凹陷症。颅椎区畸形或陈旧性 C_2 齿突骨折等可能出现这种情况。其次 C_1 或 C_2 或斜坡部位肿瘤、结核、类风湿病等也会出现该部位腹侧压迫。

2. 手术操作步骤

1）术前口咽腔准备：先行口腔洁净术，清除牙垢。每日用抗菌溶液含漱数次。咽拭子培养无致病菌生长。

2）麻醉：经鼻导管插管，或气管切开插管全身麻醉。有时因手术操作所致舌与咽喉部水肿严重，术后经鼻气管插管拔除时间需根据消肿情况而定。

3）体位：仰卧位，头颈略后伸。头部固定于头架上，或用头环背心（术中可拆除前方的两根立柱）。头颅的固定很重要，尤其寰枢关节不稳定的病例。

4）口腔、咽腔与鼻腔充分冲洗与消毒之后，安装自动拉钩，显露咽后壁（图 4-1-13）。

5）示指触摸 C_1 前结节。自 C_1 前结节上方起，沿中线切开黏膜与咽缩肌，达 C_1 椎体上部。用双极电凝仔细止血。将咽缩肌向两侧分别拉开，可见颈长肌与前纵韧带。切断 C_1 前结节附着的颈长肌自前结节向侧方将 C_1 前弓做骨膜下剥离，达两侧一侧块内缘。尽可能用骨膜下剥离的方法显露 C_2 椎体前的骨面。

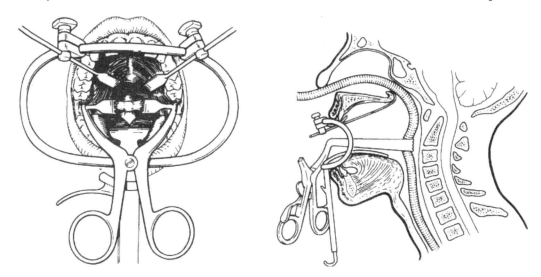

图 4-1-13　经口齿状突切除减压的显露

6）用电动或气动磨钻，切除 C_1 前弓、齿突等骨性致压物，然后分离与清除致压的 C_1 横韧带、翼状韧带与瘢痕组织，充分显露腹侧硬膜，至硬膜囊完全膨起。

7）冲洗伤门，检查有无硬膜破损与脑脊液外流，然后分层间断缝合咽缩肌、黏膜，经鼻放置鼻饲胃管。根据需要尚可经鼻放置导尿管，以便于术后吸除伤口处口腔分泌液，并间断注入抗生素溶液。

8）清醒后可拔除气管插管。如果咽部或舌部水肿严重，可延缓拔管。

术中、术后继续给予抗生素（经口手术为Ⅱ类切口，建议应用广谱抗生素并联用甲硝唑）。静脉应用地塞米松 20mg/d，术后持续 3～5 天。

术后第 2 天，鼻饲维持营养。根据伤口愈合情况决定胃管拔除时间，一般 5～7 天。

术后应继续颅骨牵引，或头环背心固定。多数病例需同期或二期枕颈融合术。

3. 手术要点与可能发生的问题

1）术前应仔细检查患者，估计开口所能达到的最大限度。难复性寰枢关节脱位可能伴严重的后凸畸形，不仅张口受限，病灶显露也很差。

2）预防伤口感染至关重要。术前严格进行口腔准备，术中操作轻柔，避免软组织挫灭性损伤，术中、术后给予预防性抗生素都是重要措施。

3）蛛网膜下腔感染是严重的并发症，术中一旦发现硬膜破损，或做了硬膜内操作，应仔细缝合或用筋膜片修补。术后一出现脑脊液漏，可根据具体情况做手术修补，或腰椎蛛网膜下腔置管引流，并给予抗生素，预防蛛网膜下腔感染。

4）术后伤口裂开是常见的并发症。术中减轻软组织挫伤，咽缩肌与黏膜分层间断缝合紧密很重要。术后口腔护理与鼻饲都是重要的预防措施。

（八）经口松解复位治疗难复性寰枢关节脱位

1. 适应证　难复性寰枢关节脱位。

2. 麻醉、手术体位与显露途径。

3. 手术操作

1）在麻醉、颅骨牵引与体位摆放完成之后，用开口拉钩将口张开。采用碘伏溶液充分清洗与消毒口腔、咽腔与鼻腔，在上、下两排牙齿或齿龈（牙齿缺如时）放置纱布垫。最大限度地牵开上、下颌，然后用舌拉钩从舌根部将舌向下拉开，用带曲度的拉钩将腭垂与软腭向上拉开，此时可充分显露咽后壁。如果鼻咽后壁显露不满意，或者需要充分显露侧块关节，增加纵切口长度，必要时可切开软腭，并以自动拉钩将软腭向两侧拉开。

2）在咽后壁纵行切开黏膜与咽缩肌。在该肌深面向两侧钝性剥离，显露 C_1 前结节前弓，以及 C_1 两侧块的前下面，切断或部分切除附着于 C_1 前结节颈长肌，并沿 C_1 前弓的前下缘向两侧松解，可达 C_1 侧块前下缘，或切开寰枢侧块关节之前侧关节囊、松解关节内瘢痕与粘连。术中维持颅骨牵引（北京大学第三医院逾 500 例松解术的经验显示，1/6 体重的牵引是安全的）。经过上述松解后透视，大部分病例可以获得复位，若复位不足，则可以切除寰椎前弓的下缘，切断齿突翼状韧带与齿突尖韧带做进一步松解，以求解剖复位。当侧位 X 线透视显示脱位已获得完全纠正时，充分止血（用双极电凝），冲洗伤口，关闭伤口。

3）松解、牵引复位之后，行一期后路寰枢关节固定融合手术。方法见上文。

4. 手术要点与可能发生的并发症

1）严重的 C_1 前脱位，其侧块下缘过度增生，虽然松解软组织也不能复位。此时可切除 C_1 侧块前下缘部分骨质，完全松解侧块关节以利复位，但应小心椎动脉因 C_1 旋转而变位，容易受损。

2）松解复位时应避免用力过大、过猛，以避免脊髓损伤。

3）松解复位后，务必在牵引下由仰卧改为俯卧位，以免此过程中加重脊髓损伤。

4）术后处理：加强口咽腔护理，禁食 5～7 天，鼻饲维持营养。术中、术后继续给予抗生素（经口手术为Ⅱ类切口），建议应用广谱抗生素并联用甲硝唑。静脉应用地塞米松 20mg/d，术后持续 3～5 天。

5）说明：经口减压、枕颈融合是治疗难复性寰枢脱位、颅底凹陷症的传统方法。据报道该方法对脊髓功能改善有较好效果，但不能矫正上颈椎后凸畸形，手术并发症较多，硬膜破损容易发生蛛网膜下腔感染。经口松解牵引复位术，操作简单安全，并可以矫正后凸畸形。然而松解复位后，C_1 仍然存在前脱位的势能，需要一期采用坚强的内固定方法（图 4-1-14）。

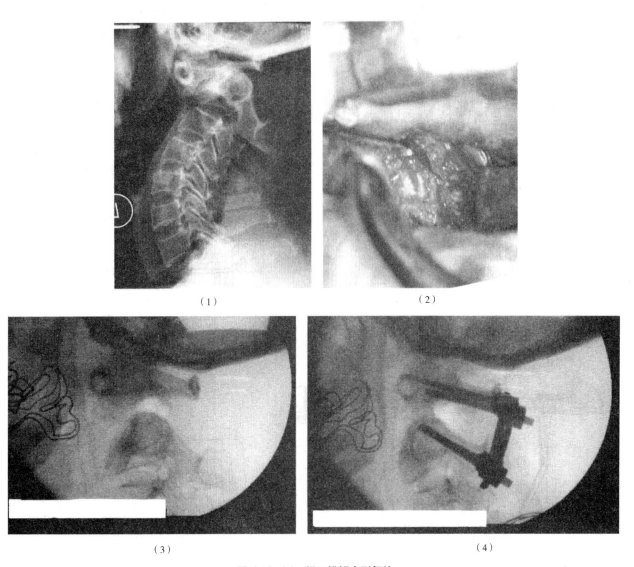

（1）　　　　　　　　　　　　　　　　（2）

（3）　　　　　　　　　　　　　　　　（4）

图 4-1-14　经口松解牵引复位

（1）寰枢关节难复性脱位（寰椎前移位）；（2）寰枢之间经口软组织松解，图片显示刮匙钩住枢椎体；

（3）牵引下 C1 与颅骨向上、后移位；（4）结合钉板固定达到解剖复位

第二节　颈椎病及颈椎间盘突出症

一、常用的手术方式

（一）颈前路椎间盘切除融合术

【适应证】

1. 脊髓型或神经根型颈椎病诊断明确，经规范保守治疗无效，症状和体征无缓解。

2. 脊髓型或神经根型颈椎病，临床上症状和体征进行性加重，或在短期内急性加重。

3. 颈椎病基础上受轻微外伤或无明显诱因，导致四肢瘫痪或严重神经功能障碍。

4. 脊髓和神经根受压的混合性颈椎病，症状严重，影响生活和工作者。

5. 颈椎椎间盘突出合并明显脊髓压迫症状者。

【禁忌证】

1. 全身情况差，或合并有重要脏器疾患，或精神病病史，不能承受麻醉或手术创伤。

2. 颈椎病病程长，出现肌肉萎缩、关节僵硬，出现脊髓实质损害严重，术后难以获得神经功能恢复。

3. 有肢体疼痛，感觉、运动功能障碍表现，影像学有颈椎退变表现，但两者不相吻合，不能确诊颈椎病的患者不宜手术治疗。

【术前准备】

1. 器械准备　脊柱外科专用器械。必备器械包括：枪钳，特别是薄型枪钳（前端厚度 1 ～ 2mm）、髓核钳、长柄刮匙、Caspar 撑开器等（图 4-2-1 ～ 图 4-2-4）。

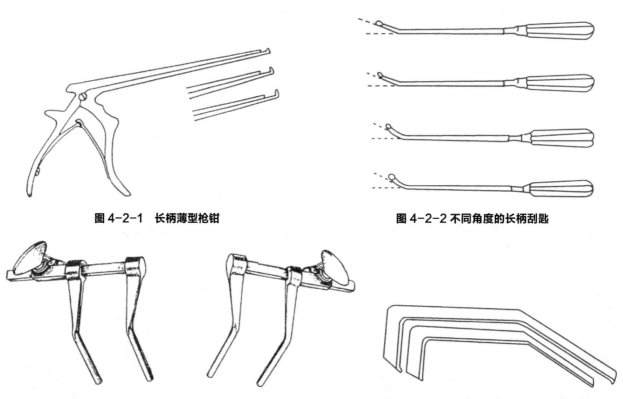

图 4-2-1　长柄薄型枪钳　　　　　　　图 4-2-2 不同角度的长柄刮匙

图 4-2-3　Caspar 撑开器　　　　　　　图 4-2-4　颈前路直角拉钩

2. 患者准备　气管推移训练颈椎前方入路术中需将内脏鞘（气管、食管、甲状腺等）牵向操作对侧，这种牵拉易引起患者术后咽部异物感、干咳，甚至喉痉挛。因而术前应进行气管推移训练，以帮助患者适应术中情况、减少术后并发症，国内多采用颈部右侧前方入路，故训练向左侧牵拉气管。术前指导患者本人平卧后，以左手四指于甲状软骨右侧插入颈部内脏鞘和血管神经鞘之间，持续向左侧牵拉，逐步加大牵拉程度。或患者平卧，患者家属坐在患者左侧，同法进行牵拉。

开始时每次持续 10 ～ 20 分钟，此后逐渐增加至 30 ～ 40 分钟，而且必须将气管牵过中线。训练 3 ～ 5 天后，多数患者能适应。

3. 卧床排尿、便训练　随着颈椎手术技术的发展，患者多在术后当天或隔天即可下床活动。对于手术范围大，术后需卧床多日的患者，术前应训练以便适应卧床排尿、排便。

【麻醉】　通常选择气管内插管静吸复合麻醉，便于术中监测，保障手术安全，且患者不残留不良回忆，特别是对病情严重、呼吸困难的患者，静吸复合麻醉更为安全。既往也使用可选择神经浅丛麻醉，经 2% 利多卡因和 0.3% 可卡因等量混合液 10 ～ 15mL，或 2% 利多卡因及 0.5% 的丁哌卡因等量混合液 10 ～ 15mL。

【体位】　患者仰卧于手术床上，双肩垫以软枕，头自然向后仰伸，颈后部放置一包以海绵的木质枕头或沙袋，后枕部垫以软头圈，头两侧各放置小沙袋，主要为防止术中颈部旋转。

【手术步骤】

1. 切口　可选择横切口或斜切口。横切口符合颈部皮纹走向，瘢痕小不易挛缩，更为美观；缺点是纵向显露范围有限。有经验的医生通过广泛皮下游离，横切也可显露 3～4 个节段，但经验不足的医生对于 3～4 节段的手术，最好斜切口（图 4-2-5、图 4-2-6）。

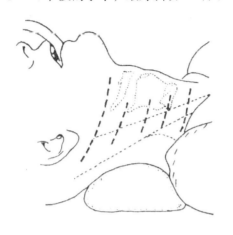 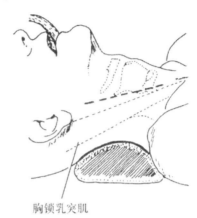

图 4-2-5　颈椎前外侧横向切口　　　　**图 4-2-6 颈前路入路斜形切口，位于胸锁乳突肌内缘并与之平行**

2. 椎体和椎间盘前部分的暴露（图 4-2-7）

1）切开皮肤、皮下组织，并切断颈阔肌，止血。

2）颈阔肌深面剥离松解：颈阔肌切开后其深层做钝性和锐性分离，上下各 2～3cm，扩大纵向游离范围。

3）血管鞘与内脏鞘的分离：确定两者间隙，用长齿镊提起邻近肌肉，剪开血管鞘与内脏鞘之间的疏松结缔组织（图 4-2-8、图 4-2-9）。于内脏鞘外侧可见肩胛舌骨肌，可从其肌内侧直接暴露，也可从其外侧进入（图 4-2-10～图 4-2-12）。分离后以示指沿组织间隙，向深部及头尾端钝性分离，直到触及椎体和椎间盘前部。如显露过程中发现甲状腺上动脉，应注意误损伤喉上神经。如未见到，也不必探查和游离，以避免损伤。

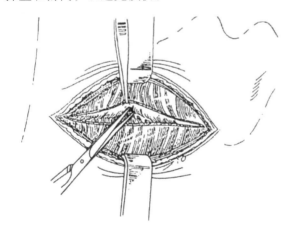
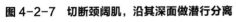 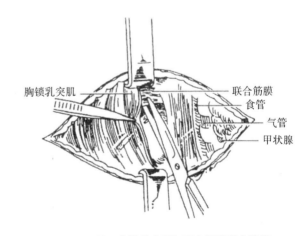

图 4-2-7　切断颈阔肌，沿其深面做潜行分离　　　**图 4-2-8　剪开胸锁乳突肌与颈内脏鞘联合筋膜**

4）椎前筋膜的切开和松解：拉钩牵开内脏鞘与血管鞘，进入椎体前间隙。椎体及椎间盘前方有数层疏松膜状结缔组织，称为椎前筋膜。以长齿镊提起椎前筋膜，逐层剪开（图 4-2-13）。

3. 定位　根据切口位置、环状软骨等解剖标志以及椎体前方骨赘等特征，初步确定病变节段。以椎体钉拧入拟切除间盘相邻椎节作为透视标志。既往有以针头刺入椎间盘作为透视标志的方法，因为针刺可诱发椎间盘退变，如误入正常椎间盘可导致医源性损伤，故不推荐采用。术中 C 形臂机透视机定位（图4-2-14）。

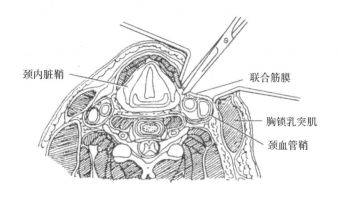

颈内脏鞘
联合筋膜
胸锁乳突肌
颈血管鞘

图 4-2-9　剪开联合筋膜的横断层面

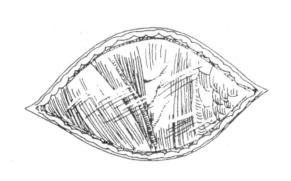

图 4-2-10　显露肩胛舌骨肌和胸骨舌骨肌

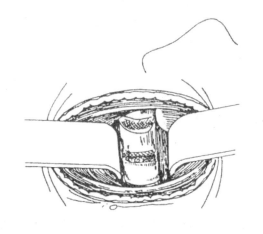

图 4-2-11　剪开椎前筋膜即见椎体

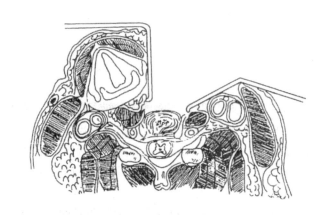

图 4-2-12　牵开颈内脏鞘，显露椎体前路和椎间盘前部（横断面）

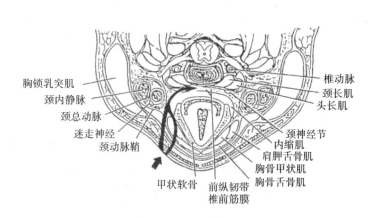

胸锁乳突肌
颈内静脉
颈总动脉
迷走神经
颈动脉鞘
甲状软骨
前纵韧带
椎前筋膜
椎动脉
颈长肌
头长肌
颈神经节
内缩肌
肩胛舌骨肌
胸骨甲状肌
胸骨舌骨肌

图 4-2-13　颈前入路示意图

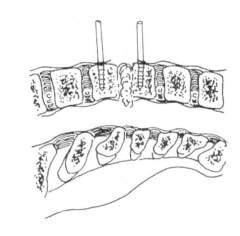

图 4-2-14　相邻节段安装撑开器螺钉

4. 撑开椎体　目前多应用 Caspar 撑开器。于拟摘除节段椎间盘的上下位椎体中央分别拧入撑开器配套的椎体钉，在椎体钉上套入撑开器，向上下两端撑开（图 4-2-14）。撑开椎体有利于恢复椎间隙高度，扩大椎间孔缓解神经根受压，减轻椎管后方的黄韧带褶皱缓解脊髓压迫，并在行椎间盘切除时有利于操作。

5. 摘除髓核　用长柄尖刀切开前纵韧带及前部纤维环，深度以 2 ～ 4mm 为宜。为避免损伤椎动脉，两侧切除范围应以 luska 关节为界。髓核钳通过纤维环切口伸入椎间隙，由浅入深，从一侧到另一侧分次摘除髓核（图 4-2-15、图 4-2-16）。用力要缓慢，钳口不宜张太大。若椎间隙狭窄，髓核钳不易伸入，可用椎体撑开器适当扩张椎间隙，或嘱台下助手牵引患者枕颌部。要严格掌握髓核钳进入椎间隙的深度，髓核钳伸入椎间隙的深度一般控制在 20 ～ 22mm 之间。过浅无法完全去除髓核，过深容易损伤脊髓。

为防止髓核钳深入过深，造成脊髓损伤，可在髓核钳的头端套一皮套作为深度标志。接近椎体后缘时根据医生习惯改用枪钳或刮匙，小心摘除后部椎间盘组织。后纵韧带骨化、肥厚或髓核已脱出至椎管的情况下，应以枪钳逐步摘除后纵韧带，彻底摘除残余髓核。用神经剥离器探查椎体后方，至椎体后缘与硬膜外间隙通畅，无残余致压物，可确定减压已彻底。遇到椎体后方有骨赘或游离髓核脱出至椎体后方时，可由椎间隙以枪钳潜行切除椎体后方骨质，以彻底减压。

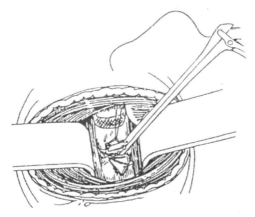
图 4-2-15 用髓核钳取出髓核

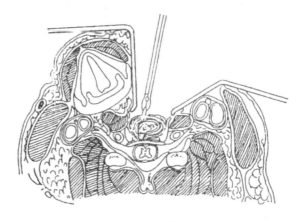
图 4-2-16 髓核摘除的横断面

6. 重建颈椎稳定性 植骨融合或植入人工椎间盘。

1）融合方法一：自体骨块结构性植骨。

取骨移植物：椎间隙植骨融合可采用三面皮质髂骨块或腓骨骨环，以髂骨块应用较多，仅介绍髂骨取骨方法。因国内多采用颈椎右侧切口，因而髂骨取骨常在左侧髂骨，有利于手术铺巾、人员站位和操作。在距离髂前上棘上方 2 ~ 3cm 处，于髂嵴处用骨凿切取一小植骨块，厚度与椎间隙高度一致，修整规则。

植骨：采用环形刮匙将椎间隙上下方的终板彻底刮除，露出松质骨面。将植骨块的松质骨面分别朝向上、下方，用锤骨器击入椎间隙，松开椎体撑开器，使植骨块嵌插紧密（图 4-2-17、图 4-2-18）。

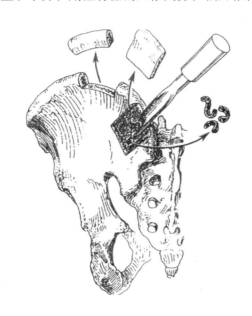
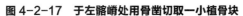
图 4-2-17 于左髂嵴处用骨凿切取一小植骨块

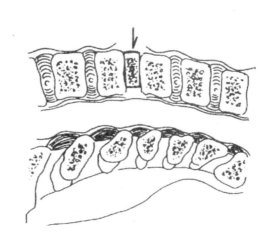
图 4-2-18 椎间隙植骨

2）融合方法二：椎间隙植入物 + 自体碎骨或骨替代材料。

颈椎椎间隙植入物包括金属 cage，聚醚醚酮 cage、Zero-P 等，后文详述。植入物同样强调去除上下终板、型号与椎间隙正常大小吻合；否则会导致局部受力异常，造成不融合或植入物脱出。

3）人工椎间盘置换：详见"颈椎重建技术"内容。

7. 固定　对未行或不计划进行后路固定的患者，有条件应辅以颈椎前路接骨板固定，以提高融合率、缩短术后外固定时间。用一短接骨板固定椎体，使颈椎前柱取得即刻稳定效果。

8. 缝合切口　用生理盐水反复冲洗创口，彻底止血，放置引流管或引流条一根，逐层缝合关闭切口。

【术中注意要点】

1. 显露过程必须注意解剖层次，准确辨认，是防止血管神经及内脏器官损伤的关键。

2. 准确定位是在充分显露的基础上进行。定位的方法很多，而术中拍摄颈椎侧位片由 C_2 向下方计数最为可靠。

3. 强调使用椎体撑开器，恢复椎间隙正常高度。

4. 切除椎间盘时应逐步进行，动作粗暴易加重脊髓损伤。

5. 操作全程注意止血。颈前路手术术野小、操作精细，少量出血就会影响视野、降低操作准确性。止血不彻底还易导致术后颈部血肿、窒息。

【主要并发症】

1. 血管神经损伤，其后果十分严重，主要原因是对手术入路解剖不熟悉或操作粗暴。正确操作基础上这种并发症极少发生。

2. 脊髓和神经损伤，主要系在操作过程中技术错误所致。摘除椎间盘全过程应小心谨慎，避免向椎管内用力，特别在椎体后方进行操作时，要特别注意轻柔操作。

3. 植骨块滑脱，多由于移植骨块过小、嵌入不紧或术后颈椎活动过多引起。

4. 颈部血肿窒息是术后最危险的并发症。术后要特别护理，观察呼吸是否通畅，呼吸频率是否过慢。颈部血肿的首发症状多为颈部肿胀、皮肤张力高、肤色青紫，因多数血肿逐渐形成，血氧监测一开始仅表现为轻度降低，患者无显著症状。因此，有条件应行血氧监测，如有异常及时检查创口。一旦确诊迅速拆除缝线、开放伤口、引流血肿，解除呼吸阻塞。

【术后处理】

1. 术后视引流量适时拔除引流条或引流球。通常 24～48 小时内引流量会逐步减少到 20mL/d。如引流量持续较多，应考虑止血不彻底、切口感染等可能；术中如对硬膜骚扰过多，可应用地塞米松每天 20mg，呋塞米每天 20mg，5～6 天即停。

2. 视患者手术范围、年龄、体质及术中情况，颈托维持固定 4～8 周。

（二）颈前路椎体次全切除减压融合术

【适应证和禁忌证】

1. 颈椎病、颈椎间盘突出、后纵韧带骨化症等导致脊髓前方受压，压迫物位于椎体后方，不切除椎体无法彻底减压者。

2. 多节段脊髓受压范围广泛者，行椎体次全切除术可简化手术操作，降低手术风险。

【术前准备、麻醉与体位】　同颈椎间盘前路手术。

【手术步骤】

1. 切口和显露　同颈椎间盘前路摘除术。

2. 撑开椎体　于拟切除节段的上下位两个椎体中央分别拧入撑开器配套的椎体钉，套入撑开器，向上下两端撑开（图 4-2-19、图 4-2-20）。

3. 减压　确定病变椎体的上下方椎间盘，用尖刀切开纤维环，髓核钳取出椎间盘组织。用三关节尖嘴咬骨钳咬除椎体的前皮质骨和大部分松质骨（图 4-2-21）。接近椎体后缘时暂停；先用刮匙将椎间盘和终板全部刮除，用神经剥离器分离出椎体后缘与后纵韧带间的间隙，伸入薄型枪钳逐步将椎体后缘皮质骨咬除（图 4-2-22）；此时形成一个长方形的减压槽，可见后纵韧带膨起。小心地用薄型枪钳或刮匙将减压底边扩大（图 4-2-23），将致压物彻底切除，如后纵韧带有瘢痕形成、髓核突破后纵韧带脱入

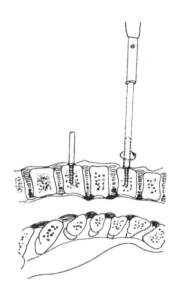

图 4-2-19 跨节段在椎体上安装撑开器螺钉

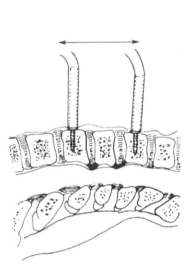

图 4-2-20 向两端撑开椎体

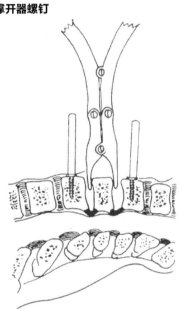

图 4-2-21 三关节尖嘴咬骨钳咬除椎体

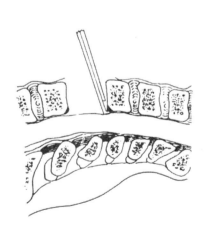

图 4-2-22 薄型枪钳咬除椎体后缘皮质骨

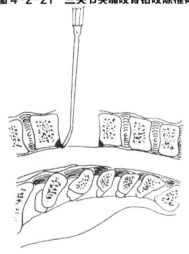

图 4-2-23 刮匙扩大减压槽底边

髓核突破后纵韧带脱入椎管，可在直视下用神经剥离器钩住后纵韧带，用尖刀将后纵韧带切除（图 4-2-24），也可用枪钳逐步咬除，完成减压。

4. 植骨　依据相邻正常节段椎间隙高度，调整椎体撑开器撑开的高度，使手术节段高度恢复正常。于髂嵴处凿取三面皮质骨植骨块，修整后击入减压槽，松开椎体撑开器，使植骨块嵌紧，完成植骨（图4-2-25）。或采用钛网、人工椎体等植入物，填充已切除的椎体碎骨后植入，并以前路接骨板固定。

5. 固定和缝合切口　同颈椎间盘前路摘除术。

【术中注意要点】

1. 椎体后方减压时，切除骨赘、摘除游离髓核等操作要十分仔细，防止损伤硬膜和脊髓。

2. 遇到后纵韧带与硬脊膜粘连、硬膜囊骨化粘连等情况，应将其周围剥离，使之呈游离状态。能够取出的骨化物可以取出，但绝不可用器械牵拉，避免造成不可挽回的脊髓损伤。

【主要并发症】　基本同颈椎间盘前路摘除术。但由于椎体切除对颈椎原有力学结构破坏较大，术后植骨不融合风险增加，因而要强调植骨操作的规范合理，强调前路接骨板使用。袁文等设计了一种保留椎体后壁的椎体次全切除术，术中保留部分椎体后方皮质骨。该术式保留了椎体皮质骨，提高了术后颈椎稳定性；手术视野好；保留的椎体后壁可避免术中器械误入椎管，降低了手术风险；还增加了植骨床面积，促进了融合。减压范围介于椎间盘切除术和椎体次全切除术之间，可根据减压需要，灵活选择（图4-2-26 ~ 图4-2-27）。

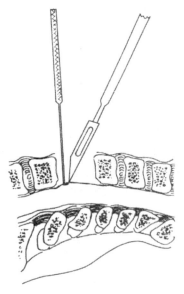

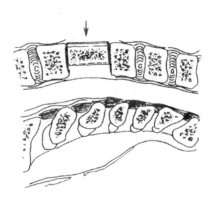

图 4-2-24　用尖刀切除后纵韧带　　　　　　图 4-2-25　椎体次全切除后植骨

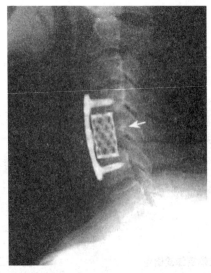

图 4-2-26　保留椎体后壁的椎体次全切除术后颈椎侧位片，可见保留的椎体后壁和钛网紧密接触，可发挥植骨床作用

【术后处理】　同颈椎间盘前路摘除术。

（三）颈椎前路钩椎关节切除减压及椎体间融合术

【适应证】 绝大多数颈椎病、颈椎间盘突出症需前路手术治疗者，均可通过椎间盘切除或椎体切除来完成减压。个别病例，如观察到神经根在椎间孔处、椎动脉在横突孔处有明确受压（如骨赘增生、游离髓核等），且有相应临床症状，可行钩椎关节切除、颈椎侧前方减压并辅以椎间融合。但需注意，椎间高度丢失引起的椎间孔狭窄、神经根卡压，通过椎间盘或椎体切除、恢复椎间高度即可解除，不需要进行钩椎关节切除减压。

此外，本术式还可用于肿瘤、感染等疾患的侧方病灶切除。

【禁忌证】

1. 诊断不明确，症状和体征模糊或诊断依据不足者。

2. 病变节段不明确者。

【术前准备、麻醉与体位】 同颈前路椎间盘切除术。

【手术步骤】

1. 切口 同椎间盘切除术。选择病变侧，如两侧均有病变则选严重侧。

2. 显露、定位 同颈前路常规手术，备血。

3. 颈长肌的处理 颈长肌附着于颈椎椎体外侧缘及横突前方的纵行肌群系颈长肌，两侧对称。在病变节段，先用手指在颈长肌外侧触及横突前结节，并以此为分界标志，用小的骨膜剥离器自内向外将颈长肌从横突前和椎体旁剥离（图 4-2-28）。在颈长肌下方伸入一弯血管钳，将颈长肌贯穿结扎后切断，缝线暂不剪断，作牵引之用（图 4-2-29）。将切断之颈长肌再向上下做少许分离即可显露椎间盘上下各一横突，病变侧的钩椎关节也同时被显露（图 4-2-30）。

4. 常规切除拟手术节段椎间盘或椎体。

5. 钩椎关节切除及椎间孔切开 将钩椎关节外侧的纤维组织仔细剥离，并以骨膜剥离器放置外侧加以保护。用尖嘴咬骨钳逐步咬除钩椎关节前部残留部分，即椎间孔前壁及内侧壁，可使用小型刮匙刮除或用薄型枪钳（图 4-2-31 ~ 图 4-2-33）。

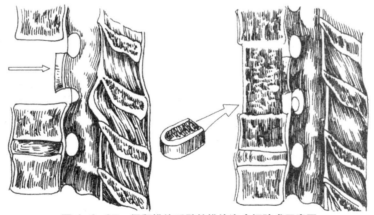

图 4-2-27 保留椎体后壁的椎体次全切除术示意图

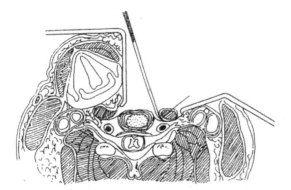

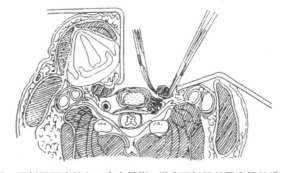

图 4-2-28 从横突前和椎体旁剥离颈长肌   **图 4-2-29 颈长肌下方伸入一弯血管钳，游离颈长肌并贯穿粗丝线**

6. 椎体间融合　同椎间盘切除或椎体次全切除术。

7. 缝合切口　冲洗术区，置管引流一根，逐层关闭切口。

【术中注意要点】

1. 截断颈长肌时必须将其仔细分离后结扎，该肌供血丰富、易出血。也可分次用小圆针缝扎，再加以切断，以减少出血。

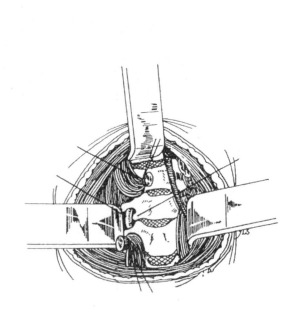

图 4-2-30　切断颈长肌，显露钩椎关节

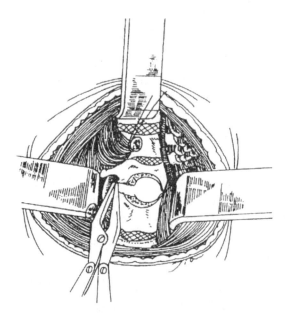

图 4-2-31　尖嘴咬骨钳咬除钩椎关节前部（正面观）

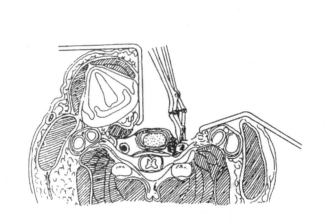

图 4-2-32　尖嘴咬骨钳咬除钩椎关节前部（横断面观）

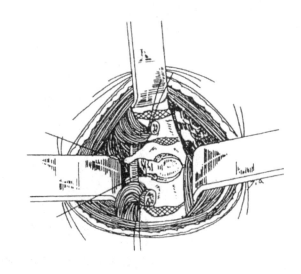

图 4-2-33　钩椎关节前部咬除后

2. 椎间孔切开时尤其注意保护术野的清晰，切勿盲目使用器械操作。该部有根动、静脉及其分支，由于病变粘连，稍有不慎会引起大出血。万一发生，保持镇静，一面快速输血，一面用吸收性明胶海绵压迫止血。

3. 椎间孔扩大后应仔细观察，在钩椎关节外部有无残余骨赘，如发现再以刮匙小心刮除干净。

【主要并发症】　大出血是最严重的并发症，在咬除钩椎关节和椎间孔切开时，因牵引或粘连易造成根动、静脉破裂出血。出血量大，速度快，如不采取措施，很快发生出血性休克。局部钳夹止血则因该部位狭窄不易成功，可用吸收性明胶海绵填充压迫止血。椎动脉较粗，搏动明显，术中意外损伤可能性小；多因视野不清、暴力操作撕裂。椎动脉破裂出血将危及生命，缺乏经验的医生完成本手术前，应联系血管外科医生，准备椎动脉破裂抢救性修补手术。

【术后处理】 同椎间盘切除术。

（四）颈后路椎管成形术

颈后路椎管成形术有单开门及双开门两种术式，具体手术方法很多，目前单开门配合使用成形接骨板是公认的操作简便、效果好的术式。在此重点介绍单开门椎管成形术方法，简单介绍双开门术式要点。

【适应证】

1. 发育、退变、韧带骨化等原因导致的原发或继发性多节段（3个或3个以上）椎管狭窄。

2. 椎管前方压迫严重，前路手术风险大时，可先行后路手术增加椎管容积降低手术风险。

【禁忌证】 手术节段存在显著不稳者，不宜施行后路减压。

【术前准备、麻醉与体位】 后路手术患者长时间取俯卧位。为减少患者术后不适感，同时评价患者心肺功能是否适合长时间俯卧，应进行俯卧位训练，棉被折叠后置于床上，患者胸口贴棉被俯卧，上肢置于前方，上肢、头下垫枕头。一般患者经3～5天训练后可俯卧2小时左右无不适感，如患者难以适应，则应进一步评价是否适合后路手术。

术前备皮应包括剃头。女性患者有美观要求者，可仅剃后脑部头发。术前器械准备需备梳式拉钩（图4-2-34）。最好备微型电钻或气钻以便完成椎板开槽，如缺乏这些设备，可选择小型枪钳和三关节尖嘴咬骨钳。

通常采用经鼻气管插管全麻，也可用0.5%普鲁卡因局部浸润麻醉。取俯卧位，头部应有可靠支持，可采用专用手术床、马蹄形头架或石膏床等（图4-2-35），面部外露，使颈部略做屈曲位。

【手术步骤】

1. 切口 根据手术节段，做适当长度后正中纵切口。C_2～C_7椎管成形术一般自发际上1.0cm至C_7棘突（图4-2-36）。

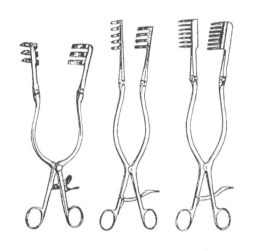

图4-2-34 颈椎后路梳式拉钩　　**图4-2-35 颈椎后路手术可调式头架**

2. 椎板显露 切开皮肤、皮下组织直达项韧带表面。根据医生个人习惯，可选择切开项韧带或紧贴项韧带一侧切开到达棘突，切开项韧带出血较少。根据解剖标志或透视进一步确定椎节，用骨膜剥离器沿棘突、椎板表面自内向外骨膜下剥离肌肉，用纱条填充止血。逐步显露拟手术节段双侧椎板和关节突。以自动拉钩撑开固定（图4-2-37～图4-2-40）。

3. 确定椎板切开侧及铰链侧 剪除所有拟手术节段棘突，也可不做切除。

4. 铰链侧椎板的准备应用电钻将椎板外侧缘皮质骨磨除，仅留松质骨和内层皮质。如无上述设备，可用尖嘴三关节咬骨钳，将关节突内侧缘的椎板上下缘均匀用力，使外层皮质骨咬除，形成槽状。

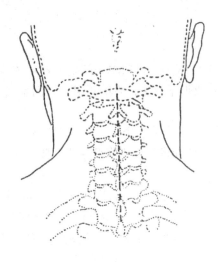

图 4-2-36　颈椎后路正中纵向切口

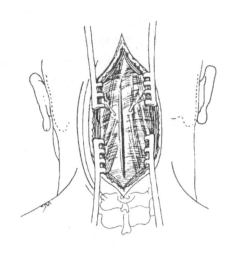

图 4-2-37　切开皮肤、皮下组织和颈深筋膜

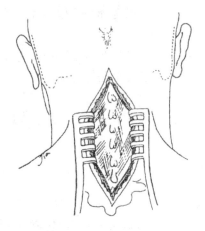

图 4-2-38　显露出棘突和颈后肌

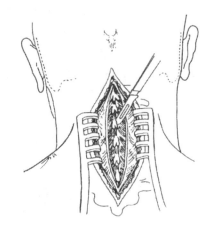

图 4-2-39　沿棘突一侧做骨膜下剥离

5. 开门侧椎板的操作　用电钻或气钻，或薄形椎板咬骨钳，沿椎板的关节突内侧缘，由切口一端开始，逐步将所有手术节段椎板全层完全切断，显露硬膜囊（图 4-2-41）。

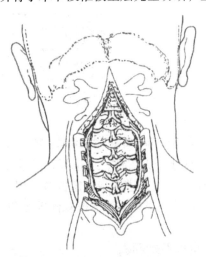

图 4-2-40　显露一侧椎板和关节突关节，然后同法显露另一侧

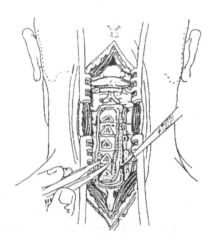

图 4-2-41　将另一侧椎板完全离断

6. 扩大椎管　椎板一侧已完全游离，另一侧有部分皮质骨相连，切断拟手术节段各个黄韧带，使每节椎板独立。将椎板扳向铰链侧，使铰链侧内层椎板皮质骨造成折断，但仍有部分皮质连续，使椎板形成开门状态（图 4-2-42、图 4-2-43）。椎板切开间隙扩张越大，椎管矢状径增加越大，如每增加 1mm，则直径增大 0.5mm。一般扩大 6 ~ 8mm 已足够。

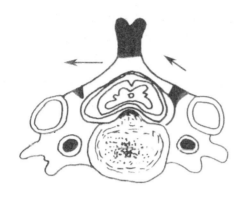

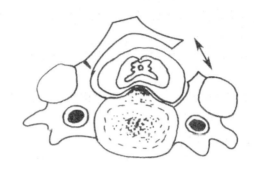

图 4-2-42 黑色标志部分示单开门成形术截骨部　　**图 4-2-43 自椎板断处将椎板位推向对侧，使椎管扩大**

7. 椎板开门固定　"开门"后椎板有"再关门"的趋势。需要辅助其他手段将椎板保持于"开门"状态，如在"开门"前先在棘突基底部打孔以便能贯穿钢丝或粗丝线，将棘突缝合到对侧肌层上；在铰链侧进行植骨，使椎板和铰链侧关节突融合；也可在开门侧的椎板内侧与关节突内侧断面之间旋转肌肉组织或植骨固定（图 4-2-44），目前广泛采用后路成形接骨板固定，使用便捷、效果确定。具体使用方法详见"重建技术"部分。

8. 切口的缝合　缝合肌层、皮下和皮肤，切口放置负压引流或半管引流。后路手术位置深在、肌肉层渗血渗液多，可根据术中情况放置多根引流。

【术中注意要点】

1. 颈部的自然曲度造成后路手术时 $C_3 \sim C_5$ 节段深在，因而体位应保持颈部适度屈曲，以利于显露；但不可为显露方便过度屈曲，以免加重脊髓、神经根压迫甚至造成人为损伤。

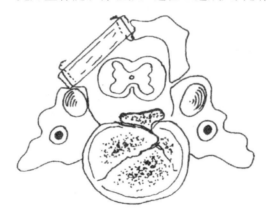

图 4-2-44 单开门成形术完成

2. 椎板铰链侧宜先行操作，一旦内外皮质全断裂时，可另选对侧做铰链侧。气钻或电钻钻外板时，必须准确在关节内侧的椎板上进行。过于靠外将损伤关节突并导致神经根损伤，过于靠内侧，则椎板外侧残留过多，影响减压效果。椎板外层皮质骨一旦钻透，即显出松质骨，出血量明显增多，可停止继续往深部操作。

3. 开门侧椎板切割时，不宜过深，防止深及椎管内，损伤脊髓和神经根。

4. 椎板开门不可过大或过小。过小起不到减压作用，过大则容易造成铰链侧椎板完全性骨折，使开门和开门后固定困难，甚至造成医源性脊髓压迫。

【主要并发症】

1. 脊髓损伤主要由于术中操作不当所致，尤其是椎管狭窄严重者。选择合适的器械和熟练掌握手术技巧很重要。

2. 手术切口积液及感染。后路肌肉丰富，术后渗血渗液多。即使术中注意止血有时也难免出现积液。引流应合理放置，不留死角，术后可适当延长引流时间。因后路均为软组织，积液、血肿有较大延展空间，很少造成脊髓、神经压迫；但同时导致积液难以发现。

切口长期、大量积液极易出现切口愈合不良及感染。出现此类情况应延长抗生素使用时间、适当抽吸或开放引流。迟发性脑脊液漏造成的切口积液感染性较小。对于切口积液应以预防和早期发现处理为主。

3. 再关门。术中固定不牢固，会使得已经开门的椎板恢复原位。后路成形接骨板固定后再关门比例极低。

4. 椎板游离。由于铰链侧椎板切开过深，或在开门过程中完全骨折，使整个椎板呈游离状态，两侧截骨处均不能紧密接触，不能骨性愈合，反而成为脊髓的骨性致压物。

【术后处理】

1. 术后以颈托固定 2 ~ 8 周，引流量小于 100mL/d 后可考虑拔除引流。

2. 术中如对脊髓有刺激或扰动，宜常规应用脱水剂和激素。常规使用预防剂量抗生素以预防感染。

双开门椎管成形术

双开门成形术是将两侧椎板均作为铰链，自棘突中央及椎板处切开并翻向两侧分离为开门减压，由于操作较单开门手术操作复杂、难度大，疗效无显著优势，目前临床应用较少。

【适应证、术前准备、麻醉与体位】 与单开门相同。

【手术步骤】

1. 切口及显露同前。

2. 椎板和关节突显露后，用自动拉钩将椎旁肌牵开固定。将拟行开门的椎节棘突切除或仅切除末端分叉部。切除棘间韧带，达棘突基底部。自远侧椎节棘突基底分离黄韧带使之与椎板下缘分离。用电钻或气钻伸入棘突正中将其劈开。若无电钻，可采用薄型枪钳，伸入棘突下方正中，逐步咬开，并用同法依次将各椎节棘突正中切开。

3. 椎板铰链的制备 选择两侧椎板外侧缘与关节突关节内侧之交界处切开椎板的外层皮质骨，保留内层皮质（图 4-2-45）。

4. 扩大椎管 使用扩张器将劈开的棘突基底和椎板分别向两侧分开，造成椎板两侧铰链侧内层皮质骨的不全骨折，椎板即向两侧分开，呈双侧开门状。

5. 植骨固定 取自体髂骨（或利用剪下的棘突）经修整成约 1.0cm 长的骨块，并在其中央打孔，穿入钢丝或 10 号粗丝线，将骨块放入已分离的棘突间，将钢丝或丝线自分离的棘突孔道穿过，结扎固定（图 4-2-46）。

6. 缝合切口 检查植骨牢固后，用冰盐水冲洗术野，消除残留的骨碎片和血块，在助手的保护下，

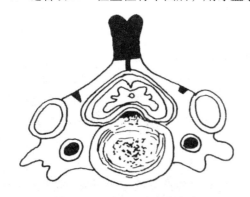

图 4-2-45 双开门铰链制作

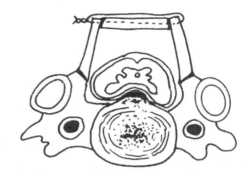

图 4-2-46 铰链向两侧分开呈双开门状

撤掉自动拉钩，使颈后肌群复位。缝合肌膜、项韧带、皮下和皮肤。

【术中注意要点】

1. 棘突中线切开时，要求准确居中，不管采用何种器械，不应造成该部椎板骨折。为防止损伤硬膜，黄韧带应先做剥离。

2. 椎板分离时，用力均匀缓慢，既要分开椎板，又不能造成完全骨折，切不可一侧用力过大，使得一侧椎板骨折游离。一旦造成椎板完全骨折，应将另一侧做妥善的同定或一并切除。

3. 移植骨块与棘突切开面必须是松质骨接触，固定牢固以防滑动。

4. 必须选择合适的器械，以利术中操作。

【主要并发症】

1. 椎板骨折　多因在切割两侧椎板时过深或在分离两侧椎板时用力不均匀，导致一侧椎板骨折。因此在做铰链时应避免损伤内层皮质骨。

2. 脊髓损伤　相对于单开门术式，双开门在劈开棘突基底部、撑开椎板时操作困难大，更易造成脊髓损伤。因而在此仅作一介绍，日前临床中推荐单开门椎管成形术。

【术后处理】　同单开门术式。

（五）颈后路半椎板切除术

【适应证】　同椎管成形术。

【禁忌证】　手术节段存在不稳者，应配合使用内固定。显著不稳者，不宜施行后路减压。

【术前准备、麻醉与体位】　同椎管成形术。

【手术步骤】

1. 切口　同椎管成形术。

2. 显露　同椎管成形术。

3. 半椎板切除　根据病情确定切除范围。内侧自棘突基底部，外侧达关节突关节内侧（图4-2-47）。通常自远侧开始逐次向近侧进行。以锐性神经剥离子分离上位椎板下缘与黄韧带的附着点。采用薄型枪钳将椎板切除。受压的脊髓一经获得减压，硬膜囊迅速向减压区膨胀。此时残留椎板如有锐利边缘可能刺穿硬膜囊，也会妨碍硬膜的膨胀。在使用枪钳逐步切除椎板，应注意消灭锐利边缘，或以神经剥离子轻推硬膜囊，避免减压过程中损伤硬膜囊。

4. 扩大减压　采用扁形薄口枪钳逐次将棘突基底部骨质、关节突内侧修理成斜坡状（图4-2-48），以利于硬膜囊进一步膨胀。由于关节突关节靠近椎弓、椎间孔，怒张血管较多，易撕裂出血，在切除时需仔细分离，将关节突内侧部分切除，脊髓即向减压侧浮动（图4-2-49）。

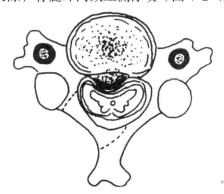

图 4-2-47　半椎板切除减压范围

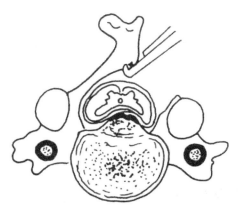

图 4-2-48　棘突基底部残留骨质和黄韧带切除

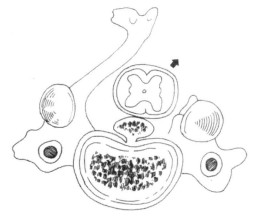

图 4-2-49　减压后硬膜和脊髓向后浮动

【术中注意要点】

1. 椎板显露必须清楚，范围足够大。止血彻底，保持手术野清楚。

2. 椎板咬除时，防止撕拉，以避免椎板和黄韧带因与硬膜粘连而遭撕裂。

3. 后纵韧带骨化症，骨化物大时其基底部可以范围可包括椎板外侧。切除局部椎板时会发现局部空间狭小、器械难以伸入椎板下方，硬膜囊表面压力大，遇到此类情况，应先将上下方椎板咬除，待其范围明确后，以神经剥离子谨慎剥离粘连，再以薄型枪钳一点点咬除，不可操之过急。

4. 如遇出血，可将小块吸收性明胶海绵折成条状填入出血处，出血即可停止。

【主要并发症】

1. 脊髓损伤是主要并发症。其原因有三：①操作粗糙或手术器械不适合，特别是枪钳如不是薄型枪钳，每次伸入椎板下方都可能是一次压迫。②椎板和黄韧带粘连，未做分离或分离不充分，在咬除椎板时将硬膜撕裂。③骨化物或突出物与椎板接近或连结，其间无孔隙，在咬除椎板时易造成脊髓或神经损伤。

2. 脑脊液漏　术中未发现硬膜撕裂或已发现但太小而未做修补，以及肌层缝合不严密，术后因硬膜膨胀造成脑脊液漏，经局部压迫常可终止。术中发现脑脊液漏可用吸收性明胶海绵覆盖也有效。

【术后处理】　同椎管成形术。

（六）颈后路全椎板切除术

颈椎全椎板切除术是切除包括棘突在内整个椎板。全椎板切除术对颈椎稳定性破坏较大，术后轴性痛和后凸畸形是其常见并发症，配合内固定及融合，可显著减少后凸畸形并可在一定程度上减少轴性痛的发生。在后路单开门成形接骨板广泛应用前，由于椎管成形术"再关门"比例高，全椎板切除＋内固定融合应用十分广泛。但随着近年成形接骨板的广泛应用，全椎板切除术的应用在逐步减少。

【适应证】　同椎管成形术。

【禁忌证】　同半椎板切除术。

【术前准备】　同椎管成形术。

【手术步骤】

1. 切口　同半椎板切除术。

2. 椎板显露　同半椎板切除术。

3. 椎板切除　将棘突、椎板和关节突关节表面残存肌纤维等切除干净。根据确定减压范围，切除拟减压椎节的棘突（图4-2-50）。以枪钳或神经剥离子，将最尾端椎板下方的黄韧带分离，然后沿关节突内侧，应用薄型枪钳逐步向上咬断整个椎板根部，双侧椎板根部均切断后，该节椎板仅以上方黄韧带与相邻椎板连接。此时可切断黄韧带，摘除该节椎板；同法逐步切除每节椎板。也可以Koch钳夹持游离椎板后提起，枪钳逐步咬断其上位椎板两侧，最后将所有拟切除椎板整块提起摘除。后一种方法操作方便，不需要多次分离椎板与其上方黄韧带。但对助手和术者配合要求高，助手配合欠佳可能造成游离椎板掉下，砸在硬膜囊上，造成脊髓损伤，医生可根据自身情况，选择切除方法。

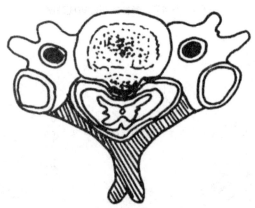

图4-2-50　全椎板切除减压范围

椎板切除或提起后，硬膜囊会立即向后侧膨胀，减压过程中应注意修整关节突内侧残存骨质，使之减压的边缘光滑平整，避免残留锐利尖端刺穿硬膜囊（图4-2-51、图4-2-52）。

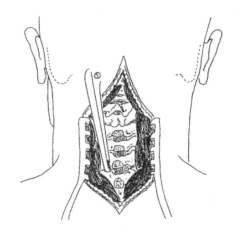

图4-2-51 枪钳咬除椎板

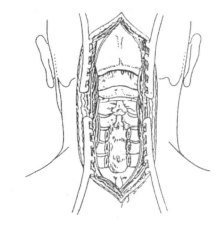

图4-2-52 全椎板切除减压术完成

【术中注意要点】 同半椎板切除术。

二、常用颈椎植入物操作技术

（一）颈椎前路接骨板内固定系统

颈前路接骨板内固定系统，由接骨板、椎体螺钉及两者之间的锁定系统组成。根据接骨板、螺钉锁定后，相互之间的位置、角度是否可变，有固定（rigid）、半固定（semi-rigid）、动态（dynamic）等多种设计，以半固定设计目前应用最多（图4-2-53）。

螺钉在钉孔内角度在一定范围内可变，图示螺钉有5°可变角度。不同产品可变角度不一样，但一般不超过15°。

在前路接骨板发明前，颈椎前路减压（椎间盘或椎体切除减压）融合术由于植骨界面缺乏牢固的稳定性，即使术后长时间佩戴颈托，甚至使用Halo架固定，植骨不良或不融合、骨块滑脱、骨块塌陷、畸形愈合等并发症屡见不鲜。前路接骨板可以有效提高局部稳定性、减少植骨界面微动，预防植骨块的滑脱、促进融合。无接骨板固定情况下，文献中植骨融合率低者不到50%，高者也仅在70%～80%。前路锁定接骨板出现后，植骨融合率提升到90%以上，近年来100%融合的病例报道也屡见不鲜。因此，前路锁定接骨板的发明是颈椎前路手术得以广泛开展的重要基础。

前路接骨板商品众多，设计特点各异，但操作基本相同。临床医生在选择前路接骨板时应注意以下几个问题：①大小合适。接骨板上下缘均不应固定椎体的边缘、不应延伸到未手术节段椎间盘。②接骨板切迹。颈椎节段越高，椎前间隙越小，固定节段到C_2或C_3应考虑到接骨板切迹，尽可能选用小切迹接骨板。下面以DepuySpine的Slim-loc接骨板为例（图4-2-54、图4-2-55），介绍前路接骨板的操作技术。

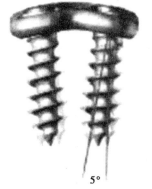

5°

图4-2-53 半固定设计接骨板

【前路接骨板系统的构成】

1. 接骨板：长度 22 ~ 111mm，不需要区分头尾端，所有的螺孔均轻度内聚。

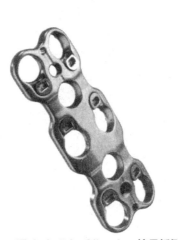

图 4-2-54　Slim-loc 接骨板侧视图

接骨板本身有弧度，

可适应颈椎生理曲度

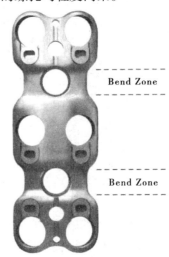

图 4-2-55　Slim-loc 接骨板正视图

标记处为可弯折部位

2. 螺钉：螺钉长度 12 ~ 26mm，以不同颜色直观区分；直径 4.5 或 4.8mm，以着色部位区分。

3. 配有持板器、临时固定钉及相应持钉器、开口器、两种攻丝导向器、不同长度钻头一套、可调丝锥、螺钉改锥等。

【适应证、禁忌证、术前准备、麻醉和体位】　同颈椎前路手术。

【手术步骤】

1. 切口、椎体和椎间盘前部的显露、术中定位、减压和植骨　见椎间盘切除术及椎体次全切除术。

2. 选择接骨板　选择合适长度的接骨板，接骨板两端不应超出所固定椎节，接骨板进入相邻正常椎间盘区域，会导致以下问题：椎间活动可能影响到接骨板系统，引起构件的疲劳、松动；螺钉固定位置不理想，容易使螺钉穿透椎体终板；接骨板影响椎间活动，加速邻近椎间盘退变，甚至自发融合。

3. 预弯接骨板　选好接骨板后，根据颈椎表面的弧度适当预弯接骨板。Slim-loc 接骨板有前凸弧度，目前市售多数接骨板本身有一定弧度以适应正常解剖结构；手术医生应根据患者情况，决定是否进一步弯板。需注意一般不允许在钉孔部位进行弯板，否则易折断；不应多次或反方向弯板（图 4-2-54、图 4-2-55）。

4. 安置接骨板　以持板器夹持接骨板，以双侧颈长肌为参照，将接骨板置于颈椎正前方；头尾的钉孔位于椎体高度的中部；接骨板头尾端不进入相邻椎间隙区域。接骨板位置调整满意后，以临时固定钉固定（图 4-2-56）。

5. 开口　开口器开口（图 4-2-57）。开口时注意规避椎间撑开器椎体钉的钉孔。

6. 钻孔　连接导向器。普通导向器紧密贴合接骨板后，旋转尾端固定；枪钳式导向器捏紧把手固定（图 4-2-58、图 4-2-59）。以合适长度钻头沿导向器进行攻丝（图 4-2-60）。

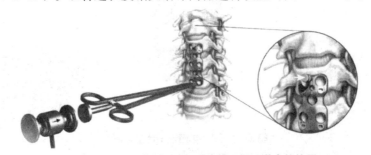

图 4-2-56　以临时固定钉固定接骨板于满意的位置

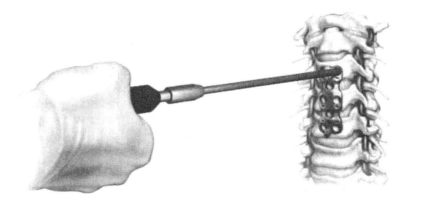
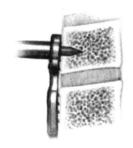

图 4-2-57 开口器开口

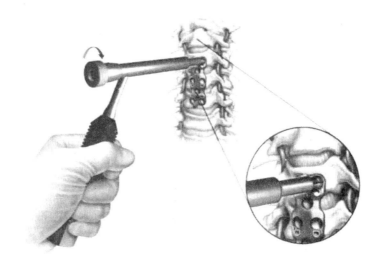

图 4-2-58 旋转普通导向器尾端，使之固定于接骨板上

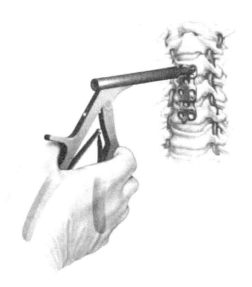
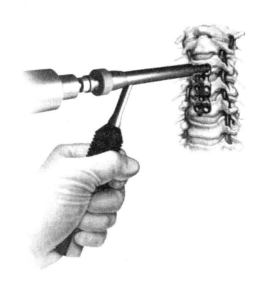

图 4-2-59 捏紧枪钳式导向器，使之固定于接骨板上　　图 4-2-60 选择合适长度钻头攻丝

7. 固定螺钉　螺钉改锥将螺钉旋入钉道（图 4-2-61），确保螺帽与接骨板平齐。同法拧入所有螺钉。头尾 4 个钉孔应全部置钉。长节段接骨板中间的钉孔如果下方椎体已切除或者正好位于椎间隙位置，不应再置钉；如有椎体结构可供置钉，可增加数颗螺钉提高稳定性。置钉过程根据需要及时透视，确认螺钉位置。

若出现螺钉滑丝，可用碎骨来填入钻孔中，再旋入螺钉；仍无法旋紧时可考虑更换为同直径、深螺纹的螺钉，或大直径螺钉。上述方法均无效时，调整接骨板位置，重新开孔。

8. 锁钉　待所有螺钉均已拧紧，旋转凸轮装置，锁定螺钉（图4-2-62、图4-2-63）。接骨板固定后摄颈椎正、侧位片以确认接骨板螺钉的位置是否正确。

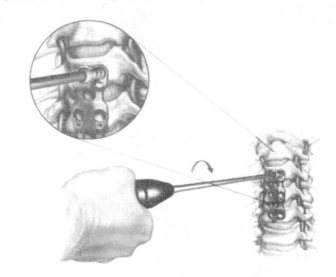

图 4-2-61　沿攻丝好的钉道拧入螺钉

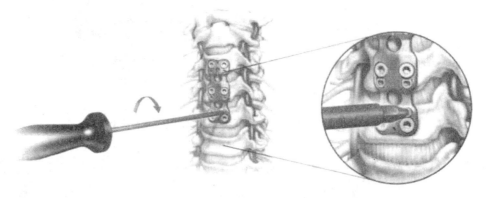

图 4-2-62　以专用工具旋转锁定凸轮装置

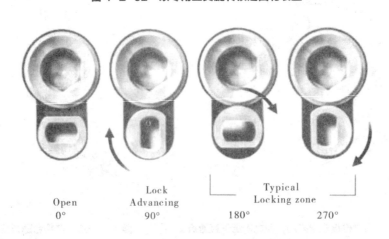

Open	Lock Advancing	Typical Locking zone	
0°	90°	180°	270°

图 4-2-63　凸轮的不同位置

左侧第一个为原始位置，右侧三个位置均可锁定螺钉。旋转超过270°后，则失去锁定效果

9. 关闭切口　冲洗术野，放置引流条，逐层缝合关闭切口。

【主要并发症】　术后并发症主要为螺钉松动、接骨板滑脱等，发生率均较低。也可能出现不同程度的吞咽困难，与术中对软组织的牵拉和接骨板的植入有关，一般经保守治疗可缓解。

【术后处理】 见椎间盘切除术、椎体次全切除术。

（二）椎间植入物

椎间植入物，英文统称为"cage"，多由钛合金或聚醚醚酮两类材料制成，为中空结构，内部可填充碎骨或骨替代物。椎间植入物主要是为了避免自体取骨造成的疼痛、感染等并发症，减少患者疼痛。结构性植骨融合的三种方法（自体髂骨块或胫骨块；异体骨和植入物填充自体碎骨）中，植入物填充自体碎骨优势明显是目前主要的结构性植骨方法。椎间植入物填充碎骨具有支撑、恢复椎间高度、骨生长融合的功能，可以满足颈椎序列重建的需要。多数椎体间植入物，特别是椎体切除后采用的钛网自身稳定性较差，需要前路接骨板辅助提高术后即刻稳定性、保证植骨融合率。

中文文献中对椎体间植入物有多种称谓，其中较常用的包括 cage、椎间融合器、钛网、MESH 等。需要特别说明的是，中文文献中所说 cage、椎间融合器多指专门为椎间盘切除后单个椎间隙重建设计的植入物；钛网、MESH 则指椎体切除后较长节段的重建网笼状植入物。亦有医生将钛网裁剪得很小，用于单间隙重建，但没有 cage 使用方便。下文中分别介绍 cage 和钛网的操作技术。

【Cage】 现以 AO 的颈前路椎间融合器（SynCagt-C）为例，介绍椎间植入物的手术操作。

1. **适应证** 配合椎间盘切除术使用。

2. **禁忌证** 严重的骨质疏松、不稳定。

3. **术前准备、麻醉与体位** 同颈椎前路手术。

4. **手术步骤** 手术显露、减压见椎间盘切除术。

1）撑开椎间隙：调整 Caspar 撑开器，适度撑开椎间隙，恢复正常椎间高度，也便于植入 SynCage C 的操作（图 4-2-64）。

2）处理终板：用环形刮匙去除软骨终板，显露骨性终板，轻度搔刮至骨性终板表面自新鲜渗血形成理想植骨床；避免刮除过多影响稳定。

3）选择 SynCage C 的形状和大小：根据术前测量的椎间盘的高度和术中所见终板的形态，选择合适型号的试模（图 4-2-65）。轻敲将试模送入椎间隙，阻力过大或过小均说明型号不合适。

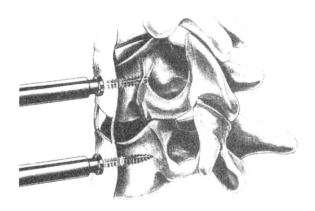
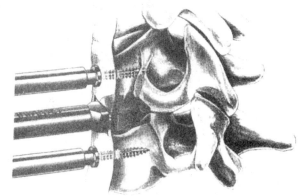

图 4-2-64 清除髓核，撑开病变节段　　**图 4-2-65 选择合适高度试验用模块**

4）填充自体骨：根据合适的试验用模块的大小选择相应大小的 SynCage C（图 4-2-66）。将骨组织或骨替代物，通过配套器械或徒手装入 SynCage C 上的圆孔中，反复填充、压实至完全填满（图 4-2-67）。

5）植入 SynCage C：用夹持器将 SynCage C 小心插入椎间隙，轻轻敲击火持器尾端，使 SynCageC 完全进入椎间隙（图 4-2-68）。SynCage C 置入后的最佳位置：冠状面时 Syncage C 与椎体的中线对齐，矢状面时 SynCage C 前缘在椎体内侧约 2mm。术中可用 C 形臂机进行检查。

6）需要时可再辅以前路接骨板固定。

7）关闭切口，冲洗术野，放置引流条，逐层缝合关闭切口。

5. **注意事项** 椎间融合器或 cage 填充用碎骨块可采用骨赘切除、椎体后方扩大减压产生的碎骨，也可采用骨替代材料及异体骨,也可自体取骨。但目前一般不推荐髂骨取骨,因为骨量需求小,增加患者痛苦。钛网或 MESH 因配合椎体次全切除术使用,椎体切除时产生的自体碎骨足够。

6. 术后处理　同前。

7. 主要并发症　术后并发症主要为椎间融合器移位、沉降、滑脱等,发生率均较低。有聚醚醚酮类椎间植入物破碎的个案报道,临床极少见。

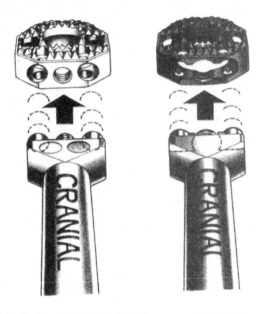

图 4-2-66　选择合适大小的 Syncage C,以专用
夹持器夹持以便进行骨填充、植入等后继操作

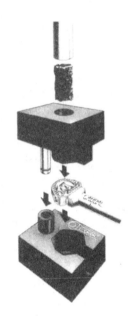

图 4-2-67　充填并压实碎骨或骨替代物

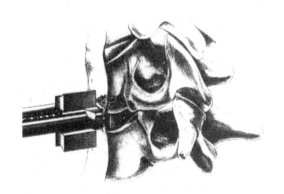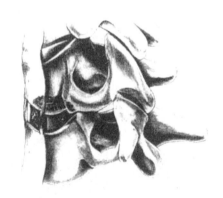

图 4-2-68　置入合适大小的 SynCage C

【钛网】

1. 适应证　配合椎体次全切除术使用;也可用于椎间盘切除后重建。

2. 禁忌证　严重的骨质疏松、不稳定。

3. 术前准备、麻醉、手术体位　同颈椎前路手术。

4. 手术步骤　手术显露、减压见椎体次全切除术。适当撑开椎间隙,测量椎间高度。剪取合适长度钛网,以切除椎体的碎骨,去软骨后填充、压实;安装上下盖。处理终板后以专用夹持器或血管钳插入椎间隙,轻敲至钛网完全进入椎间隙。

5. 注意事项　椎间融合器或 cage 填充用碎骨块可采用骨赘切除、椎体后方扩大减压产生的碎骨,也可采用骨替代材料及异体骨,也可自体取骨。但目前一般不推荐髂骨取骨,因为骨量需求小,增加患者痛苦。钛网或 MESH 因配合椎体次全切除术使用,椎体切除时产生的自体碎骨足够。

6. 术后处理　同前。

7. **主要并发症** 术后并发症主要为椎间融合器移位、沉降、滑脱等，发生率均较低。有聚醚醚酮类椎间植入物破碎的个案报道，临床极少见。

【Zero-P】 Zero-P是一种特殊的椎间融合器，兼具椎间融合器和前路接骨板功能（图4-2-69）。多数椎间植入物需配合前路接骨板使用，而食管紧邻椎体前方，前路接骨板可能与食管发生摩擦，造成患者吞咽困难或咽部不适。减少接骨板厚度可减轻此类并发症，但会降低接骨板强度、增加断板风险。为解决上述问题，一种新型的"零切迹"颈椎椎间融合器在2008年研制成功并进入临床使用。

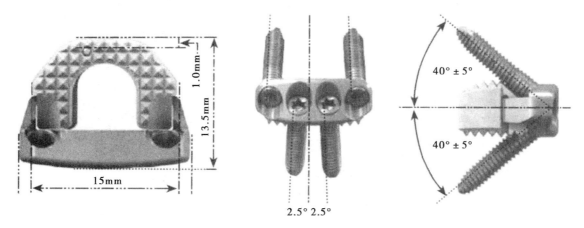

图4-2-69 Zero-P 俯视、正视、侧视图

Zero-P是以经典的SynCage C椎间融合器为基础进行改良的，由聚醚醚酮椎间融合器和4枚螺钉组成。现介绍Zero-P椎间融合术的手术操作。

【适应证】 配合椎间盘切除术使用。

【禁忌证】 严重的骨质疏松、不稳定。

【术前准备、麻醉与体位】 同颈椎前路手术。

【手术步骤】 显露、减压、撑开、试模、填充碎骨同椎间融合器。植入Zero-P后，沿夹持器上预置的钉道攻丝并拧入合适长度螺钉各1枚，透视确认内固定位置良好后锁紧各螺钉（图4-2-70～图4-2-72）。常规关闭切口。

【主要并发症】 Zero-P颈椎椎间融合器置入治疗颈椎病的应用时间较短，目前临床资料显示其近期效果良好，内固定相关并发症少，术后吞咽困难发生率较低。远期并发症还需要进一步观察。

【术后处理】 同前。

（三）颈椎人工椎间盘

【适应证】 配合颈前路椎间盘切除术使用。

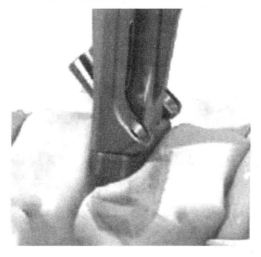

图4-2-70 夹持合适大小 Zero-P 植入椎间隙：夹持器同时也是置钉导向器

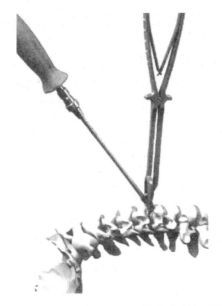 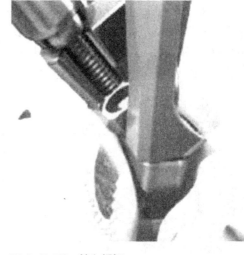

图 4-2-71　沿导向器攻丝　　　　图 4-2-72　拧入螺钉

【禁忌证】

1. 手术节段不稳。

2. 手术节段已自发融合。

3. 存在严重的骨质疏松或者代谢性骨病、转移瘤、感染等。

【术前准备】　基本同颈前路椎间盘切除融合术。

根据需要选择合适的人工椎间盘假体，常见的假体有 Prestige、Bryan、Kineflex-C、Discover 人工椎间盘等。术前可根据 CT 横断面及厂商提供的模板测量以初步确定人工椎间盘型号。

【麻醉与体位】　同颈椎间盘前路手术。

【手术步骤】　以 DepuySpine 的 Discover 人工椎间盘为例说明。

1. 切口及显露　多采用常规颈前路横切口。

2. 标记中线　透视确认椎体中线、标记。使用双头导槽植入椎体钉，保证撑开器椎体钉定位置于中线上（图 4-2-73）。

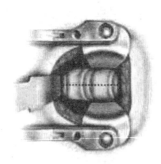 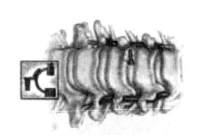 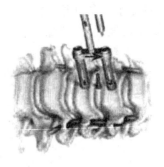

图 4-2-73　透视辅助下确认椎体中线并进行标记，并确保椎体钉均位于中线上

3. 撑开、髓核摘除、椎间隙减压（见图 4-2-5 ~ 图 4-2-18）　同颈椎间盘切除术。可切除或保留后纵韧带，椎体后方潜行减压范围不可过大。彻底去除上下软骨终板，保留骨性终板。

4. 人工椎间盘植入　通过试模确定人工椎间盘的型号，放置人工椎间盘并通过术中透视来确定假体和椎体中线保持一致，并确保椎体和人工椎间盘接触良好（图 4-2-74）。

5. 缝合切口。

【术中注意要点】

1. 人工椎间盘只是一种新的植入物，而非一种新的术式，且其适应证较椎间盘切除减压、融合术窄。完成该手术时，应务必做好椎间盘切除减压，以改善临床症状；切忌只注重新技术应用，而忽视基本大原则。

2. 假体选择应务必合适。由于会担心假体偏大侵入椎管造成神经症状甚至脊髓损伤，医生常选择偏小的假体。但陈华江等研究发现，假体偏小是发生异位骨化、自发融合的重要原因。

3. 正常椎间隙侧视是近长方形的不规则结构，而假体侧视多为长方形、前上方略带弧形以便适应生理弧度。处理上下终板时，应根据假体形状，适当修整。过度修整破坏骨性终板或者修整不足造成假体与椎间隙不匹配都是不可取的。

4. 多余骨赘必须被去除干净，以避免术后产生假体错位和颈椎后凸畸形。

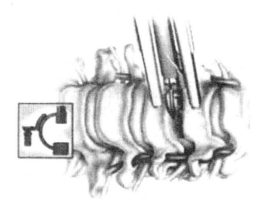

图 4-2-74　植入人工椎间盘，确保型号合适、接触良好

【主要并发症】

1. 假体相关并发症　假体松动、移位或下沉。

2. 异位骨化、自发融合　目前发现可能与假体型号不理想有关，其次可能是术中对肌肉和周围软组织牵拉损伤及打磨过程中骨微粒在伤口残留有关。

3. 置换节段后凸畸形。

【术后处理】　同椎间盘切除融合手术。术后颈围制动时间可缩短至 1 ~ 2 周，甚至不用。

（四）颈椎后路侧块螺钉钉棒系统

侧块螺钉发明之初，螺钉间采用接骨板连接，存在一定的弊端。如接骨板上预先所钻的孔并不总是与侧块成一线，从而影响了螺钉的植入；另外，由于接骨板上的进钉点固定，而侧块之间的距离大小存在人体差异，导致进钉点有时在侧块之间。这类情况造成螺钉植入时常不满意，所以经常发生螺钉扭出、断裂等情况。而且螺钉接骨板系统不易延伸至枕骨或胸椎。因而，多轴螺钉和钉棒固定系统的出现后，迅速取代了侧块螺钉＋接骨板的系统。钉棒系统可延伸至枕及胸锁交界处，有效适应不同大小、形态的侧块，且具有更好的生物机械稳定性。国内常见的侧块螺钉系统包括 Synthes 的 Cervifix、Sofamor-Danek 的 Axis 等。

【适应证】　退变、外伤、手术减压等多种原因造成的颈椎不稳，适于 C_1、C_3 ~ C_7 节段。

【禁忌证】

1. 多个侧块破坏无法置入螺钉。

2. 手术节段前柱损伤、破坏丧失支撑作用，前、后纵韧带或椎间盘破坏、损伤导致的椎体前结构失稳，不可单独采用后路固定融合；应配合前路支撑和（或）融合，必要时还应配合前路固定。

【术前准备】　备齐器械。预估螺钉角度、深度，患者体型特殊时应特别注意准备特殊型号螺钉。

【手术步骤】

1. 麻醉、体位及切口、显露　同前。

2. 钻克氏针　先在拟固定节段最下一个椎体的关节突钻入克氏针，入点位于关节突中点的内侧和头侧各 2 ~ 3mm 或内侧和头侧 1/3 处，克氏针头向前外侧倾斜 25°，并平行于关节突关节面（可用神经剥离子插入小关节内以确定倾斜的平面），再在拟固定节段最上一个椎体的关节突钻入克氏针（图 4-2-75、图 4-2-76）。

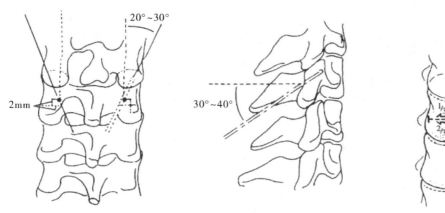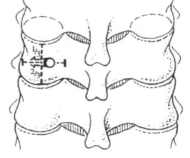

图4-2-75　颈椎侧块螺钉进钉点及进钉方向　　**图4-2-76　颈椎侧块螺钉进钉点**

3. 置入头、尾端螺钉　分别取出克氏针，用2.5mm钻头沿克氏针方向钻孔，测深器测量钻孔的深度，用3.5mm丝锥对近端2/3长度攻丝（图4-2-78、图4-2-79），拧入皮质骨螺钉（图4-2-80）。固定范围超过一个运动节段时，两端的螺钉暂不完全拧入，便于装棒时调整透视确定所有检查螺钉的方向和位置。

4. 装棒　根据试模剪下合适长度的固定棒，并根据试模弯棒。调整侧块螺钉高度，以便于装棒。将弯好的固定棒植入螺钉卡槽，锁紧（图4-2-81）。

5. 置入中间节段螺钉　参考Cervifix棒的位置，选择进钉点和进钉方向，在中间节段侧块上钻孔、攻丝，置入螺钉。

6. 植骨　椎板后结构保留的，可将椎板表面凿成粗糙面，行松质骨植骨；棘突结构保留的，可在上下棘突间行髂骨块植骨；椎板切除后，可在钉棒系统外侧行后外侧松质骨植骨。

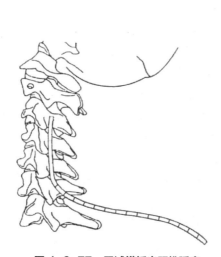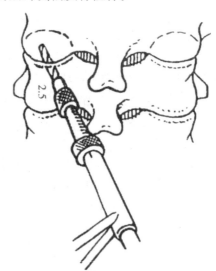

图4-2-77　用试模折出颈椎弧度　　**图4-2-78　用2.5mm钻头沿克氏针方向钻孔**

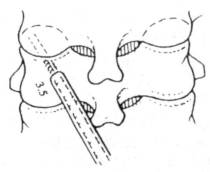

图4-2-79　用3.5mm丝锥对近端2/3长度攻丝

7. 关闭切口　常规逐层关闭切口。

【术中注意要点】　熟悉解剖，严格掌握置钉方向、深度，避免损伤椎动脉、神经根、小关节关节面等。不熟悉此类内固定的医生，应严格遵守本部分步骤，先弯棒、组装钉棒，放入术野比对进钉点位置进行置钉；否则多个螺钉植入时，可能出现螺钉不在一条线上，无法装棒的情况。有经验的医生直接置钉时，也应注意保持多根螺钉在一条直线上。

切忌弯棒，以免人为造成颈椎正常曲度丢失，术中需复位可根据复位要求弯棒。但须注意侧块螺钉仅固定于颈椎后结构，复位能力有限，进行撑开、加压、提拉等操作都要轻柔，不可像胸腰椎椎弓根螺钉那样操作，否则会造成螺钉移位、断裂甚至骨折、脊髓神经损伤。

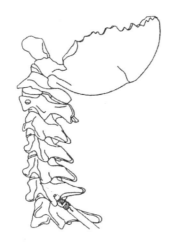

图 4-2-80　在拟固定节段头、
尾端、侧块上置入螺钉

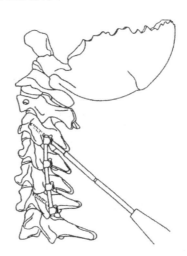

图 4-2-81　放好 Cervifix 棒，以便参考棒
的位置选择中间各节段侧块螺钉进钉点

如可疑螺钉损伤椎动脉，切勿马上退出螺钉。应保留螺钉在原位，进一步评估。如确有损伤准备修补，应完成相关显露、阻断血管后再轻柔、缓慢退出螺钉。野蛮退钉会进一步撕裂血管壁，造成大量出血，导致无法进行其他操作。

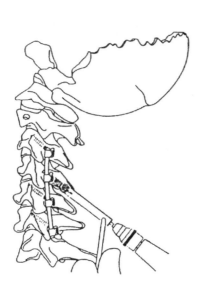

图 4-2-82　在中间节段侧块上
钻孔、攻丝，置入螺钉

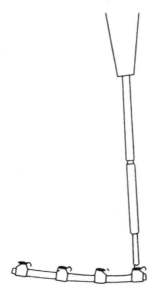

图 4-2-83　拧紧夹扣，
将棒与螺钉固定

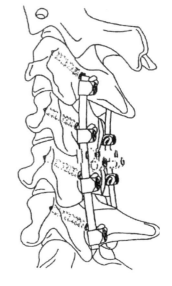

图 4-2-84　双侧 Cervifix
棒固定完成

【术后处理】　颈托保护 4 ~ 8 周。

（五）颈椎椎弓根螺钉钉棒系统

椎弓根螺钉钉棒系统与侧块螺钉钉棒系统设计基本相同，唯一的区别在于螺钉植入的位置。椎弓根螺钉贯穿椎体前后结构，较侧块螺钉更为稳定，具有更好的复位功能，下颈椎所有节段均可行椎弓根螺钉固定；C_2 没有侧块结构，常规椎弓根固定；C_1 亦有"椎弓根"螺钉置钉法颈椎椎弓根螺钉的适应证和侧块螺钉一样，但由于颈椎椎弓根细小、变异较大且周围均为重要结构，手术风险大，而侧块螺钉可满足颈椎固定需要，因而临床应用中以侧块螺钉为主，而椎弓根螺钉应用很少。近年文献报道中，椎弓根螺钉的应用研究多为中日韩医生实施，而欧美国家较少。

颈椎椎弓根螺钉的力学性能在所有颈椎内固定中是最强的。Kotani 评价了 7 种颈椎内固定，发现对于颈椎单节段后柱不稳，所有后路内固定均可达到完整颈椎的稳定性，但对于二节段三柱不稳，一般内固定的旋转稳定性不足，椎弓根螺钉则有明显的优越性。由于颈椎椎弓根的解剖不同于腰椎，因此置钉方法也不尽相同。Abumi 报道入钉点为关节突背面中线外缘与上关节面下缘交点处，用磨钻钻至可直视锥弓根，使用神经牵开器探到椎弓根的内壁，术中透视证实，依术前 CT 测量内倾 30°～40°、平行椎体上终板将螺钉置入椎体 2/3 处，术中不用钻头，以防损伤周围结构。Jeanneret 报道入钉点在上关节面下缘 3mm 的中点处，内倾 45°、瞄向椎体上 1/3 进钉椎弓根螺钉应用的最大限制不在于操作难度，而是颈椎椎弓根变异很大，使得其置钉风险大大高于侧块螺钉。在使用椎弓根螺钉时，应摄 CT 片，结合矢状面、水平面逐个判断椎弓根直径、角度是否适合置钉；还应行椎动脉造影，警惕椎动脉在椎弓根处蜿蜒回环，使得局部椎间孔、椎弓根变形。Abumi 本人建议采用导航技术降低风险，亦有学者建议切除部分椎板，在直视下操作。颈椎椎弓根螺钉不宜常规应用，用于颈椎严重骨性创伤或毁损及其他内固定无法使用时，可考虑椎弓根螺钉固定。

（六）颈后路微型接骨板

以 DepuySpine 的 ARCH 接骨板为例。

【适应证】　配合单开门椎板成形术使用。

【微型接骨板系统的构成】

植入物：预弯微型接骨板（2mm 厚，27～35mm 内 5 种长度型号，单折、双折两种形态）（图 4-2-85），可调节接骨板（2mm 厚，长度可剪裁，需自行折弯）（图 4-2-86），自攻、自钻、抢救螺钉（4～12mm 长度）。

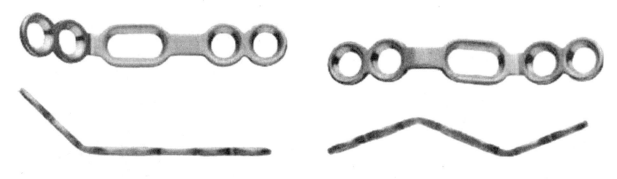

Single bend　　　　　　　　　　　　　　Double bend

图 4-2-85　两种不同形态的 ARCH 接骨板

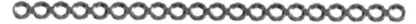

图 4-2-86　可自行剪裁、满足不同长度需要的可调节微型接骨板

配套器械：刮匙，椎板撑开器，试模，接骨板夹持器，折弯/断板器，接骨板试模，开口器，钻头及相应手柄，螺丝刀及相应手柄，植骨块夹持器。

【术前准备】　备齐器械。预估接骨板、螺钉尺寸，患者体型特殊时应特别注意准备特殊型号植入物。

【手术步骤】

1. 体位、切口、显露、减压　见单开门椎板成形术。

2. 试模　椎板"单开门"后，将接骨板试模塞入椎板开口处，可恰好置入的试模型号就是合适的接骨板型号（图 4-2-87）。

3. 预弯　微型接骨板本身有弯折。医生可根据需要，进一步折弯。

4. 固定　首先固定最靠近缺口的两枚螺钉，先固定侧块上一枚螺钉，然后是椎板上的（图 4-2-88）。开口器开口后拧入螺钉，然后植入其他螺钉。自攻或自钻螺钉拧入后钉道松动时，可考虑更换为抢救螺钉。

5. 同法完成其他节段接骨板固定。

6. 常规关闭切口。

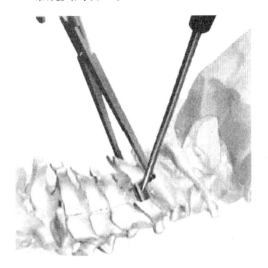
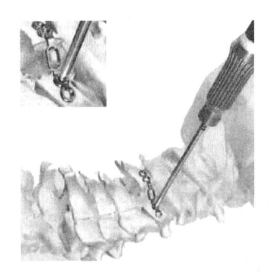

图 4-2-87　将试模塞入缺口，选择合适的接骨板型号　　　图 4-2-88　首先拧入最靠近缺口、侧块上的一枚螺钉

三、手术疗效及其影响因素

颈椎病及颈椎间盘突出症手术的疗效是由多方面因素决定的，无论是前路、后路或侧前方手术，其目的是减压和稳定。因此，手术时机的选择是疗效好坏的首要问题，在受压的神经血管组织未发生不可逆性损害之前手术，有可能获得良好结果，反之即使减压再彻底也无济于事，除手术操作的准确性以外，下述因素必须高度注意：

1. 诊断是否正确　颈椎病常易与颈椎肿瘤、先天畸形或脊髓空洞症等混淆，此外还有侧索硬化症等，若按颈椎病治疗，疗效必然很差。

2. 手术部位　手术部位应选择与神经症状相应的节段，切除影像上对应的致压物。颈椎退变是一种正常的老化现象，单纯影像上有椎间盘突出、骨质增生并不一定需要手术减压处理。手术部位必须是与临床症状相对应的"责任病灶"。

3. 进路选择　颈椎退变性疾病致压物绝大多数来自脊髓前方（突出椎间盘、骨赘、韧带骨化），前方手术可以直接去除致压物，更为理想。脊髓后方致压物多为黄韧带褶皱、肥厚，而颈椎黄韧带骨化极少见，仍推荐前方入路。因为：①颈椎退变性疾病罕见单纯后方压迫，多为脊髓前后均受压，此时选择前方入路，可以恢复椎间高度、绷紧黄韧带而减轻后方压迫，同时还可恢复椎间孔容积、减轻神经根受压，以及恢复颈椎正常生理曲度。而后路手术除椎弓根螺钉外，不具有恢复椎间高度、生理曲度的功能。②即使为单纯脊髓后方压迫，也多于椎间高度减少引起，前路同样可解决根本问题。

病灶范围广泛（3 个节段以上）、发育性椎管狭窄、前路手术风险大时应选择后路手术。

4. 病程长短　神经组织受压后缺血时间过久会产生变性，甚至不可逆性改变，故一旦确诊且有手术指征时，不宜过久地行保守治疗，尽早手术是关键。

现代骨与脊柱疾病诊断与手术治疗

胸椎疾患

第五章

由于胸廓的保护，胸椎退变性疾患远不像颈椎及腰椎那样突出，但是由于胸椎管较为细窄，胸脊髓的血液供给较为薄弱，脊髓更容易受到外周因素的影响而导致损害，且临床表现多样复杂，容易误诊或漏诊，手术治疗有一定难度和风险。胸椎黄韧带骨化（OLF）是导致胸椎管狭窄症的主要原因，此外还有椎间盘突出、后纵韧带骨化（OPLL）等。认识胸椎退变性疾病的特点，掌握手术适应证及正确的手术入路和操作方法对于获得良好的结果至关重要。本章将重点介绍胸椎 OLF 症及椎间盘突出症外科治疗的相关问题。

第一节　胸椎间盘突出症

一、椎间盘突出症的概况

胸椎间盘突出症（thoracir disc hernation，TDH）在临床上较为少见，表现缺乏特异性，容易发生延误诊断或漏诊。近年来，随着对本病认识的不断深入及影像学诊断技术的不断发展，尤其是磁共振成像（MRI）检查应用的日益广泛，非常有助于本病的早期诊断。

【历史】　1838 年首次报道了导致脊髓损害的 TDH，并于 1922 年首次对本病进行了外科手术治疗。

【发病率】　受多方面因素的影响和限制，目前 TDH 的真实发病率尚不清楚。尸检研究及脊髓造影计算机断层扫描（CTM）提示无症状的 TDH 占 11%。有报道怀疑为胸椎或椎管内肿瘤的 48 例患者中，14.5% 的患者实为 TDH 具有椎间盘突出引起的目的明确神经损害体征的患者，其发病率为每年百万分之一。临床实践中，治疗 TDH 所实施的胸椎间盘切除术占所有椎间盘切除手术的 0.2% ~ 2%。

【病因】　尽管对于创伤是否真正参与了 TDH 的发病尚存在争议，但报道认为 50% 的 TDH 与创伤密切相关。创伤因素包括脊柱的旋转扭曲或搬重物时受到的损伤。休门病（Scheuermannn 病）中所见椎间盘突出常有钙化，多见于年轻患者；而对于年长患者，TDH 多合并有胸椎椎体后缘骨赘及小关节增生或黄韧带肥厚等脊柱退行性变因素。此外，研究表明胸腰段椎间盘突出相应及邻近节段的脊柱后凸角度显著大于正常人群，这可能导致局部应力增加，加速椎间盘的损伤。

【发病机制】　TDH 所致临床症状和体征的发病机制可为血供因素、机械因素或两者兼而有之。胸段脊髓（特别是 T_4 ~ T_9 节段）血供薄弱、代偿功能差，尤其是腹侧受压后易发生神经损害而产生症状。

【分型】　TDH 的分型取决于突出的节段和部位，分型有助于手术术式的选择和确定，根据突出的部位可分为：中央型、旁中央型、外侧型和硬膜内型。中央型突出以脊髓损害症状为主，而外侧型突出多表现为根性刺激症状，硬膜内型突出罕见，中央型和旁中央型突出约占整个 TDH 的 70%。突出的节段最常见于 T_{11} ~ T_{12}，占 26%；75% 的 TDH 发生在 T_8 ~ T_{12} 之间，即以下胸椎的发生率最高，此可能与该处作为胸腰段结合部，椎间盘承受应力较大而容易遭受损伤有关。

【自然病史】　尽管典型的 TDH 病程应为由早期的疼痛、感觉障碍向着肌力减退及脊髓损害渐进性发展，但其临床实践中的表现是多种多样的。对于年轻患者，急性创伤性 TDH 导致的胸痛可较快地发展为脊髓病；而对于中年患者，其退变性 TDH 引发的脊髓症状则进展相对缓慢。无脊髓损害表现的患者，可采用非手术治疗或改变生活方式进行治疗；约 80% 的患者可恢复至其原有的活动水平。对于顽固性疼痛且有下肢症状的患者，多采用手术治疗。通常情况下，就病情发展而言，双侧较单侧症状者发展迅速。

二、胸椎间盘突出症的临床表现

1. 发病年龄　80% 患者的发病年龄在 40 ~ 70 岁之间，男女性别比例为 1.5 : 1。

2. 症状

1）疼痛：为常见的首发症状。其特点可为持续性、间歇性、钝性、锐性或放射性。根据突出的部位和节段不同，疼痛可是轴性、单侧或双侧分布，少部分患者主诉为一侧下肢疼痛，易与腰椎间盘突出症相混淆；沿胸壁的放射性疼痛亦为常见的主诉。咳嗽、打喷嚏或活动增加均可加剧疼痛症状，而休息后上述症状可减轻。有时也会发生不典型的放射性疼痛症状，如 T_{11} ~ T_{12} 的 TDH 可表现为腹股沟及睾丸疼痛，易与髋部和肾疾患相混淆。发生在中胸段的 TDH 可表现为胸痛和腹痛。而颈痛、上肢痛及 Horner 综合征并非都由颈椎病所致，也应考虑到 $T_1 \sim T_2$ 椎间盘突出症造成的可能。

2）感觉障碍：感觉改变，尤其是麻木，是仅次于疼痛的常见症状。也可表现为感觉异常及感觉迟钝。在没有疼痛症状的情况下，这些感觉障碍表现也许就是诊断 TDH 的唯一线索。

3）肌力减退和括约肌功能障碍：部分患者早期仅表现为脊髓源性间歇性跛行，下肢无力、僵硬发沉感，可有或无疼痛、麻木，休息片刻症状减轻。有报道患者就诊时，30% 患者主诉有膀胱功能障碍（其中 18% 同时伴有大小便功能障碍），60% 患者主诉有运动和感觉障碍。

3. 体征　发病早期往往缺乏阳性体征，可仅表现为轻微的皮肤感觉障碍。随着病情的发展，一旦出现脊髓压迫症状，则可表现为典型的上运动神经元损害表现，即肌力减退、肌张力增高或肌肉痉挛、反射亢进，下肢病理征阳性、异常步态等以及针刺痛觉或触觉减退。当病变位于 $T_{11} \sim T_{12} \sim L_1$ 时可以出现广泛肌肉萎缩、肌腱反射亢进或减弱、病理征阳性或阴性等上运动神经元及下运动神经元混合性损害的症状和体征。当旁中央型突出较大时还可导致脊髓半切综合征（Brown-Sequard 综合征）的出现。

4. 影像学表现　X 线片若显示有椎体后缘离断、显著骨赘、椎间盘钙化或脊柱后凸或 Scheuermannn 病样改变，对诊断本病有提示意义。相对于颈椎和腰椎间盘突出症而言，TDH 伴钙化的概率要多一些，是其影像学的一个特点。胸脊髓造影的准确性要比 X 线片高得多，但其敏感性仍较低，不足 70%。CTM 则可准确地显示脊髓受压程度和椎间盘突出的类型，钙化的椎间盘亦可得到清楚的显示。CTM 的敏感性及特异性可与 MRI 相媲美，但其缺点在于有创性，尤其是需要医生划定较为明确的检查部位、进行多节段的横断扫描，否则容易漏检。MRI 检查的优势在于该检查本身无创，其矢状面和横断面图像可更加精确地评价突出的椎间盘及对脊髓压迫的程度；有助于发现脊柱较大范围内多发的椎间盘突出；有助于与其他一些神经源性肿瘤相鉴别。

三、胸椎间盘突出症的诊断和鉴别诊断

1. 诊断　仔细询问病史及物理检查最为重要，一旦确定有胸脊髓损害的症状或体征即应考虑到本病的可能，通过进行胸椎 X 线片、MRI 或 CTM 检查，多可得出诊断。

2. 鉴别诊断　由于本病在临床上较为少见，且其临床表现复杂多样和缺乏特异性，故容易发生延误诊断或漏诊，当确定患者下肢有上运动神经元损害时要除外有无颈椎病可能；当下肢症状显著重于上肢时，除了考虑有颈脊髓损害，同时要考虑胸脊髓压迫的可能；当患者表现为广泛下运动神经元或混合性神经损害时，要考虑胸腰段脊髓压迫；当表现有脊髓损害但是并无显著压迫时，要除外脊髓血管畸形或脊髓自身其他疾病，包括肌萎缩侧索硬化、脊髓多发性硬化、横贯性脊髓炎、脊髓肿瘤及动静脉畸形等。患者就诊时主诉较为杂乱且缺乏特异性，故应系统地从脊柱源性和非脊柱源性疾患的角度进行全面的评估。而易与本病症状相混淆的非脊柱源性疾患包括有胆囊炎、动脉瘤、腹膜后肿瘤以及其他一些腹腔内和胸腔内疾病。

四、胸椎间盘突出症的治疗

（一）非手术治疗

对于无锥体束体征和无严重神经损害的患者，可以采用非手术治疗。具体措施包括卧床休息、减少脊柱的轴向载荷、限制脊柱的反复屈伸活动、佩戴胸腰骶支具等。同时配合应用非甾体抗炎药物控制疼痛症状。其他治疗还包括姿势训练、背肌功能练习和宣教工作等。

（二）手术治疗

本病的手术治疗指征包括以脊髓损害为主要临床表现者或早期症状较轻但经系统非手术治疗无效者、鉴于胸段脊髓特有的解剖学特点，该节段的手术风险较大。因此选择最佳的手术途径，尽可能地减少对脊髓和神经根造成的牵拉刺激，显得格外重要，具体而言，手术途径的选择主要取决于以下几个方面内容：椎间盘突出的节段、突出的病理类型、与脊髓的相对关系以及术者对该手术途径的熟悉程度等（表 5-1-1）。总的来说，手术途径可分为前路和后路两大类。前路包括侧前方经胸腔途径、经胸腔镜

途径以及经胸骨途径或经内侧锁骨切除途径；后路包括侧后方经胸膜外途径、经肋横突关节切除途径和后正中经椎板途径及经椎弓根途径。

表 5-1-1　TDH 不同情况下的术式选择

节段	椎间盘突出类型	术式选择
软性椎间盘（soft discs）		
T$_1$ ~ T$_4$	中央型、旁中央型	经胸骨途径
	中央型、旁中央型	经内侧锁骨切除途径
	旁中央型、外侧型	经肋横突关节切除途径
T$_4$ ~ T$_{12}$	中央型、旁中央型、外侧型	经胸腔途径
	中央型、旁中央型、外侧型	经胸腔镜途径
	旁中央型、外侧型	经侧后方胸膜外途径
	中央型、旁中央型、外侧型	经肋横突关节切除途径
	外侧型	经椎弓根途径
钙化椎间盘（calcified discs）		
T$_1$ ~ T$_4$	中央型、旁中央型	经胸骨途径
	中央型、旁中央型	经内侧锁骨切除途径
	外侧型	经肋横突关节切除途径
T$_4$ ~ T$_{12}$	中央型、旁中央型、外侧型	经胸骨途径
	外侧型	经内侧锁骨切除途径
	外侧型、旁中央型	经肋横突关节切除途径

1. 经胸腔径路（transthoracic approaches）　该手术入路包括经胸膜（transpleural）和经胸膜外（retro-pleural）两种方式。两种术式大体相同，但是前者在术野开阔清晰、操作方便、对脊髓无牵拉、相对安全等方面更具优点；而后者较前者创伤干扰小且术后不需要放置胸腔闭式引流管。两者均为目前临床上最常被采用的术式（图 5-1-2）。

【适应证】　广泛地适用于 T$_4$ ~ T$_{12}$ 的 TDH，尤其是在切除中央型椎间盘突出及伴有钙化、骨化时，优点更为突出。

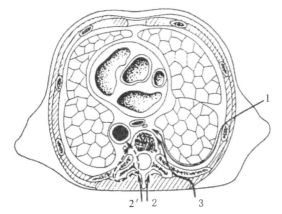

图 5-1-1　TDH 的手术显露径路

1. 侧前方经胸腔入路；2. 后方经椎板入路；2′扩大的

　后方经椎板入路；3. 侧后方经肋骨横突入路

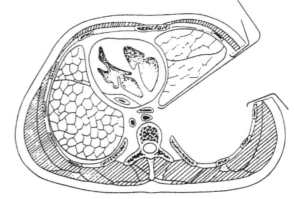

图 5-1-2　TDH 的经胸腔显露径路

【麻醉】　气管内双腔插管全身麻醉。

【体位】　患者取侧卧位。对于中、下段胸椎，为避免对下腔静脉和肝脏的干扰，建议从左侧切口进入；而对于上胸椎，可从右侧切口进入，以避开对心脏及颈部、锁骨下血管的影响。

【操作步骤】

1）切口：通常沿比拟切除椎间盘高两个节段的肋骨做切口进入。

2）显露：常规胸椎和胸腰段的显露途径。

3）特殊要点：本手术过程中应注意以下几个特殊方面。

（1）手术定位：能否确定正确的手术节段至关重要，直接影响到手术的成败。确定方法包括参照所切除的肋骨和对应的椎体来确定正确的手术节段；还可进行术中透视或拍片，根据 $L_5 \sim S_1$、T_{12} 或 $C_1 \sim C_2$ 影像标志来进行手术定位。通常情况下，需将上述方法结合起来进行推断；有时尚需根据局部的解剖学特点，如某一椎节的特殊形态、骨赘大小或局部曲度情况等，结合术中所见进行多次反复推断。尤其在存在有移行椎的情况下，更应提高警惕。

（2）节段血管的处理：于胸椎椎体侧方，颜色发白的隆起处为椎间盘，凹陷处为椎体，可见节段血管从椎体中部横行经过。用长柄 15 号圆刀纵向切开覆盖于其上的壁层胸膜，以小"花生米"样纱布球将其向两侧推开。用直角血管钳分离结扎切断节断血管，或直接以尖镊夹持电灼处理亦可。

（3）切除椎间盘组织：先切除椎间盘大部，然后使用长柄窄骨刀楔形切除相邻的椎体后角，即上位椎体的后下缘和下位椎体的后上缘（图 5-1-3），深达椎管对侧壁，然后逐层由前向后切削至接近椎体后缘。用神经剥离子探及椎体后壁及椎间盘后缘，以指导用骨刀切骨的方向和进刀深度。于椎间盘纤维环在椎体上、下附着点以远切断椎体后壁，用窄骨刀或配合应用长柄刮匙，将部分椎体后壁连同椎间盘组织由后向前撬拨切除或刮除，用刮匙刮除残存椎管内的椎间盘或骨赘，直至胸脊髓前部硬脊膜囊完全清晰地显露出来。也可以先咬除椎弓根，显露出硬脊膜囊和椎体后壁，再用刮匙由后向前逐步将椎间盘刮除。

（4）植骨融合和内固定：椎间盘切除和胸脊髓减压后，是否需要同时进行椎间植骨融合和内固定，对此问题目前尚存有争议。考虑到有利于早期进行康复功能锻炼、提高植骨融合率及避免椎间隙狭窄带来的远期问题，建议同时行椎间融合和内固定。

4）切口闭合及引流：经胸膜途径或经胸膜外途径但胸膜已破者，均须放置胸腔闭式引流。常规方法逐层缝合伤口。

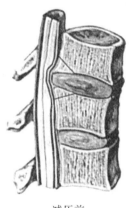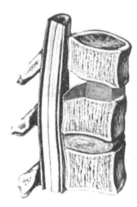

减压前   减压后

图 5-1-3　TDH 的减压范围示意图

【术后处理】　预防应用抗生素 3 ~ 5 天；密切观察胸腔引流量和性状。若 24 小时内引流总量少于 60mL 时，拍摄胸片核实无误后可去除胸腔闭式引流管。术后 7 天复查胸椎 X 线片了解椎间植骨和内固定情况，并开始下床活动。

【并发症及处理】

1）术中出血：若为节段血管出血，需立即重新予以结扎或电灼止血。若为椎管内静脉丛出血，可填以吸收性明胶海绵压迫止血。如果足骨壁渗血，则可用骨蜡涂抹进行止血。

2）术中硬脊膜破裂脑脊液漏：若裂口较小，可填以吸收性明胶海绵；破损若较大，则应尽可能地进行缝合修补（6-0 尼龙缝线）。有时需扩大骨性结构的切除，以便有必备的空间进行破损硬脊膜的缝合修补。

3）术中脊髓或神经根损伤：术中仔细辨认、松解神经粘连以减少神经损伤的发生。一旦发生，可予以脱水、激素和神经营养药物等。术后积极进行有关康复功能练习。

4）肺部并发症：诸如术后气胸、胸腔积液或乳糜胸等，可行相应的处理。

2. 经胸腔镜径路（transthoracoscopic approach） 有关胸腔镜技术的详细内容，参见相关章节，此处不再重复叙述。该术式是近年来兴起的 TDH 微创治疗的一项新技术，适用于 $T_4 \sim T_{12}$ 的软性间盘突出。此方法具有术野清晰、创伤小、并发症少及术后恢复快等优点，但是对技术要求苛刻，故一定要积累了较丰富的腔镜下操作的经验方可应用。

3. 胸骨或内侧锁骨切除径路（transsternal/medial clavisectomy） 适用于其他术式难以显露的 $T_1 \sim T_4$ 的 TDH。

4. 经肋横突关节切除径路（costotransversectomy） 该术式为侧后方经胸膜外的一种显露方法。

【适应证】 可广泛地适用于 $T_1 \sim T_{12}$ 的外侧型 TDH。但对于中央型和旁中央型的 TDH 来说，由于术野和视野角度的限制，若要彻底切除椎间盘则很难避免对脊髓造成牵拉和干扰，即存在损伤神经的风险，故建议不选用此入路。

【麻醉】 气管内插管全身麻醉。

【体位】 患者取侧卧位，患侧朝上，对侧胸部垫枕。

【操作步骤】

1）切口：根据 TDH 的突出节段不同，所取皮肤切口略有变化。通常为脊后正中线旁开 2 ~ 3cm 的纵切口；若突出节段在 T_7 以上，其切口远端应拐向肩胛骨的下缘顶点并向前上（图 5-1-4）。

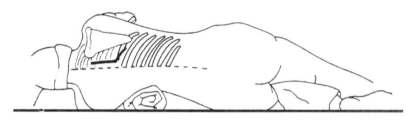

图 5-1-4 TDH 的经肋骨横突关节切除径路

2）显露：使用电刀切开上方的斜方肌和菱形肌，切开下方的斜方肌外侧缘及背阔肌内侧缘，此时便可见到清晰的肋骨。将椎旁肌牵向背侧进而显露肋横突关节和横突、切开肋骨骨膜，并沿其走向行骨膜下剥离接近肋横突关节处。切断肋横突间的前、后韧带，然后将该段肋骨和横突分别予以切除。上述操作始终在胸膜外进行。通常需在椎体水平结扎肋间血管，并可借助肋间神经的走行来确定椎间孔的位置。撑开器撑开肋骨，用"花生米"或骨膜剥离器将胸膜壁层及椎前筋膜推开，使用拉钩将胸膜和肺牵向前侧，显露出椎体的侧方。将椎旁肌向背侧进一步剥开，显露出同侧的椎板。将同一侧椎板、关节突切除后，即可显露出突向外侧或极外侧的椎间盘，小心剥离硬脊膜与突出椎间盘之间的粘连，切除突出的椎间盘组织。冲洗伤口后，用吸收性明胶海绵覆盖硬脊膜囊。

3）切口闭合及引流：留置伤口负压引流管，常规方法逐层关闭伤口。

4）经椎板切除或经椎弓根切除（laminectomy/transpedicular approaches）：是脊柱外科领域非常经典的一种术式。遗憾的是，若试图从后方行胸椎间盘的切除，则术中势必借助对脊髓的牵拉才能实施椎间盘的切除，此操作常常造成脊髓损害的进一步加重。以此术式来治疗 TDH，术后患者的神经损害加重比例高达 50% 以上。目前认为选择该术式治疗 TDH 具有高度的危险性，临床上已渐被淘汰，故不主张在治疗中继续采用此术式。

第二节 胸椎管狭窄症

一、胸椎管狭窄症的概况

胸椎管狭窄症（thoracic stenosis）系指由于发育或蜕变因素引起胸椎管矢状径或椎管横截面容积变小，导致脊髓或神经根受压，并出现相应的症状和体征。本病多发生于 50 岁以上的中老年患者，以下胸椎为主，其次为上胸椎。

【病因和病理】 导致胸椎管狭窄的主要因素有黄韧带骨化（OLF）、椎体后缘骨赘、椎板增厚、关节突增生肥大、后纵韧带骨化（OPLL）、发育性椎管狭窄等其中约80%与OLF相关。在氟骨症、强直性脊柱炎、Scheuermann病、骨软骨发育不良、Paget病等疾病中经常可见有OLF。有学者认为主要是由于局部应力损伤所致的退变性改变，但大多数病例缺少足够的证据支持。

【发病率】 缺少相关统计资料。有学者报告OLF以东方人种多见：放射学统计，男性6.2%，女性4.8%，50岁以上发病率较高，并随年龄呈增长趋势；解剖学统计，发生率更高达83%，但是最终造成脊髓压迫的仅为少数。Sato等报道在226万人口中，7年内仅有52人因胸椎黄韧带骨化致脊髓压迫而行手术治疗。

二、胸椎管狭窄症的临床特点及诊断

各种病因导致的胸椎管狭窄都是以压迫脊髓或神经根为主要特征。但是，由于胸脊柱节段长，脊髓腰膨大损害表现复杂多样，胸椎管狭窄可以同时发生在多个部位，OPLL可以广泛存在于颈椎、胸椎甚至腰椎，导致了临床表现复杂多样，给诊断带来困难。

【临床表现】 逐渐出现的双下肢麻木无力，行走困难及大小便功能障碍是本病的主要临床症状。可有胸背部疼痛、踩棉花感及胸腹部束带感，也可出现胸神经根受损的症状，表现为胸背部烧灼样或刺激症状，向前及外侧沿肋间神经放射，咳嗽时加重，易误诊为心脏病。少数患者可出现假性腰椎根性综合征，表现为腰腿疼痛，疼痛常为双侧，可放射至臀部及下肢，易误诊为腰椎管狭窄症。早期可以仅表现为以下肢无力、发僵为特征的间歇性跛行，应注意与颈椎病鉴别。

大多数胸椎管狭窄症表现为上运动神经元损害的体征，查体可发现受损部位以下皮肤感觉减退或消失，双下肢肌力不同程度地减弱，肌张力增高，膝、跟腱反射亢进，腹壁反射及提睾反射减弱或消失，病理征阳性，可有髌阵挛或踝阵挛。病变位于下胸椎的患者，由于脊髓腰膨大或圆锥受到压迫，可以表现为广泛下运动神经元性损害，如膝、跟腱反射减弱，肌肉萎缩，肌张力低下，此时很容易误诊为中央型腰椎间盘突出或脊髓自身的疾患。还有少数患者可同时存在上、下运动神经元同时受损的体征。

【诊断与鉴别诊断】 了解本症临床特点，仔细询问病史及全面、细致的神经系统检查是正确诊断的关键。在确立了脊髓损害的可能部位后，通过影像学检查多可做出正确诊断。

X线检查作为初步筛查可以发现脊柱的退行性改变，包括部分椎体后缘骨赘、增生的关节突、骨化的黄韧带及后纵韧带等，并可排除脊柱肿瘤等其他病变。MRI可清楚地显示压迫脊髓的病因、脊髓受压的程度及脊髓损害情况，由于可以较大范围显示脊柱和脊髓的情况，MRI是目前确定诊断及鉴别诊断最有价值而快捷的方法。但是MRI对于骨性结构的显示尚有不足之处，因此，对确定有胸椎管狭窄症拟行手术治疗、需要进一步了解椎管狭窄的更详细情况时，可在MRI检查的基础上，对压迫部位再加做CT平扫。如因受条件限制，也可先行脊髓造影，根据造影所见再确定CT检查的部位。

临床上经常发生胸椎管狭窄症与颈椎病、颈椎OPLL、腰椎管狭窄症等并存的情况。由于颈椎病或颈椎OPLL压迫脊髓常表现为上肢轻、下肢重的症状特点，很容易掩盖症状轻微的胸椎管狭窄症而使其漏诊。在临床上，如果患者下肢上运动神经元损害的表现显著重于上肢，或合并有DISH、氟骨症、下颈椎OPLL等情况时，或颈椎减压术后症状缓解不理想的患者，要检查有无胸椎管狭窄症的存在；如果患者表现为较广泛的下运动神经元损害者或上、下运动神经元混合性损害，要检查有无胸腰段椎管狭窄的问题。

三、胸椎管狭窄症的治疗

胸椎管狭窄症以压迫神经根为主时，主要表现为胸背部疼痛，非手术治疗即可，胸椎管狭窄症以压迫脊髓的症状和体征为主时，保守治疗一般无效，多数患者病情渐进性加重，临床研究表明，对病史长、症状重患者手术疗效明显下降。因此，只要确立诊断，应积极行手术治疗。

【术式选择】 胸椎管狭窄症对于来自后方的压迫，如OLF、椎板与关节突的肥厚增生等，选择经后方的椎管后壁或增生的椎板关节突切除；对来自前方的压迫，如OPLL、椎体骨赘等，文献报道的手术方式较多，意见不统一。一般来讲，可以参照胸椎间盘突出症一节中表 5-1-1 中所提出的办法处理，但是对于长度小于 2 节椎体的 OPLL、位于中央或旁中央的较大的椎体后缘骨赘原则上应该采用经胸腔或胸膜外进行侧前方减压，同时行椎间植骨融合及固定。对于前后方都有压迫者，特别是位于相同节段的压迫或相邻节段的压迫，原则上应该先进行后方减压，再进行前方减压，依患者情况可以行一期手术或二期手术。对于长节段 OPLL，由于手术所具有的风险及多节段椎体切除后重建稳定的困难，目前还是主张后路减压。由于胸椎结构的特点，椎管后壁切除后一般不需要固定；但是如果合并有较明显的脊柱后凸畸形，矫正畸形将有利于脊髓的减压效果，此时可辅助内固定矫形；经侧前方减压一般要切除较多椎体，应在减压后同时进行植骨融合及内固定。对于同时合并脊髓型颈椎病或颈椎 OPLL 的患者，如颈、胸压迫均较重，应先行颈椎减压，二期行胸椎管减压。但如胸椎的压迫位于上胸椎，或虽位于下胸椎但狭窄范围不大，患者一般情况也较好者，也可与颈椎管扩大成形术同期进行胸椎管后壁切除术。如果下肢症状重而上肢症状轻微，则先行胸椎管减压术。合并腰椎间盘突出症或腰椎管狭窄症时，只要没有严重的神经根或马尾神经损害，原则上应先行胸椎的手术。

（一）胸椎管后壁切除减压术

【适应证】 适用于胸椎 OLF、较长节段和较宽的 OPLL，以及其他主要来自后方压迫的胸椎管狭窄症患者。

胸椎椎管后壁由椎板、椎间关节内侧 1/2、椎板间及小关节前方的黄韧带构成。由于对脊髓后方压迫最严重的部位一般来自关节突前方的骨化韧带，因而从后路减压时必须将椎板、双侧椎间关节内侧 1/2 及骨化的韧带一同切除，实为椎管后壁切除（图 5-2-1）。

【麻醉与体位】 一般采用全麻，俯卧位，胸部及双侧髂嵴部垫软枕以免腹部受压。

【操作步骤】

1. 切口 脊柱后正中入路，锐性分离双侧椎旁肌，显露手术节段的棘突、椎板及关节突至横突根部，上下均多显露一节椎板以便于操作。

2. 定位 于拟行减压节段用金属物作为标记，拍片或透视做术前定位。或利用第十二肋骨、第一肋骨及椎体退变的特殊醒目的标志等定位。

3. "揭盖"式椎管后壁切除减压 咬除棘突，切除上下端的椎板间黄韧带。先用咬骨钳沿双侧关节突内外缘的中线，由下向上咬出一条骨槽，然后改用高速磨钻逐层磨透椎板全层、关节突及骨化的黄韧带，直至硬脊膜侧壁外露。用巾钳夹住下端椎节的棘突，轻轻向后提拉，切断最下端的椎板间黄韧带，用神经剥离子分开骨化韧带与硬脊膜间的粘连，边轻柔提拉，边剥离 OLF 与硬脊膜间的粘连，最后切断最上端的椎板间黄韧带，将椎板连同内侧半关节突及骨化的韧带整体切除（图 5-2-2）。用枪式椎板咬骨钳切除残存的向内压迫脊髓侧方的关节突及骨化黄韧带。

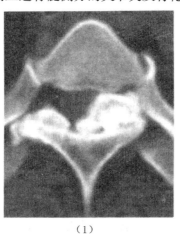
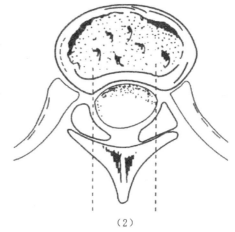

（1） （2）

图 5-2-1 胸椎黄韧带骨化及减压范围

（1）左侧胸椎关节突内外中线 1/2 相当于脊髓的侧缘，右侧可见胸椎黄韧带及右侧胸椎关节囊骨化，胸椎黄韧带骨化好发于胸椎关节囊、韧带；（2）对于胸椎黄韧带骨化压迫脊髓的横向减压范围应当包括椎板及关节突内侧 1/2

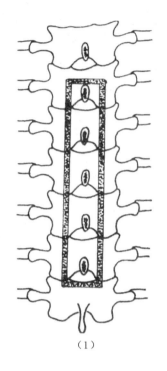

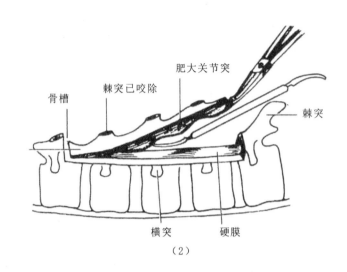

（1）　　　　　　　　　　　　　　　　　　（2）

图 5-2-2　揭盖式椎管后壁减压示意图

（1）后面观；（2）侧面观

对于少数患者，由于严重骨化的黄韧带与原椎板一起形成"双层椎板"样结构，或关节囊部韧带严重骨化挤入椎管内，或长节段连续韧带骨化，有时难以做到整体经典的"揭盖式"椎板切除。此时可以用分节段"揭盖"的方法切除椎管后壁，然后用枪式椎板咬骨钳、刮匙切除残存的关节突及骨化的黄韧带，直至减压彻底。

冲洗伤口，于硬脊膜外放置吸收性明胶海绵或皮下脂肪薄片，放置负压引流管，分层关闭切口。

【术后处理】　术后常规使用预防剂量抗生素　术后引流 48～72 小时，如 24 小时内引流量少于 60mL 可拔除引流管，否则应延长置管时间。拔除引流管后即可下地活动。

【其他应注意的问题】

1. 减压的范围要充分　胸椎 OLF 的切除要达到上下两端对硬脊膜无明显压迫，宽度要达到硬膜囊的两侧缘，即一般要切除椎板及关节突内侧 1/2。胸椎 OPLL 采用椎管后壁切除减压时，上下减压范围应超过 OPLL。上下两端各一个椎节。

2. 传统的用咬骨钳"蚕蚀"法咬除椎板的术式不适用于胸椎管狭窄症的后路减压手术，术中极易损伤脊髓，应禁用。

3. 术中应用高速磨钻，避免任何震动或粗暴操作，"揭盖"式椎管后壁切除，注意力高度集中，耐心操作，对于避免手术并发症至关重要。

4. 胸椎 OLF 范围一般较广，手术创伤较大，术中应注意仔细止血。

5. 硬脊膜损伤和脑脊液漏的处理。OLF 所致胸椎管狭窄，骨化的韧带与硬脊膜间往往形成紧密粘连，有时其至硬脊膜也出现骨化。因此，术中切除骨化黄韧带时极易损伤硬脊膜，有时需将骨化的硬脊膜切除才能充分减压，很难完全避免术中或术后脑脊液漏。有报告对 OLF 施行椎管后壁切除减压术，硬脊膜损伤的发生率为 29.13%，而术后脑脊液漏的发生率也高达 21.36%。对术中发现的硬脊膜损伤或脑脊液漏者，积极设法缝合或修补，可减少术后脑脊液漏的发生，对于硬脊膜缺损较大术中无法修补者，防止术后脑脊液漏的重点应放在术毕时对切口各层的严密缝合上，尽量减少硬脊膜外无效腔。对于术后脑脊液漏的处理可以采用体位治疗，即拔出引流管后，取持续俯卧位 5～7 天，绝大多数可以解决此问题。对极少数仍有脑脊液漏或有明显脑脊液囊肿形成者或已影响伤口愈合者，可考虑手术治疗。沿原切口进入，清理伤口创面，尽可能修补硬脊膜漏。对修补困难者，用吸收性明胶海绵覆盖漏口。放置引流管或行硬脊膜外腔对口冲洗引流，紧密缝合肌肉层以缩小硬脊膜外空腔。术后持续俯卧位，缓慢持续冲洗引流 5 天，停止冲洗后再引流 2 天后拔管，即可以解决脑脊液漏的问题。

（二）经胸腔途径胸椎椎体次全切除、椎间植骨融合术

【适应证】 局灶性或短节段的 OPLL、椎体后缘骨赘压迫脊髓需要切除减压者。

【麻醉与体位】 经气管双腔插管全麻。取 90° 侧卧位，手术侧在上，将该侧上肢前屈上举 90° 平放于托板上。手术对侧胸壁腋部下方垫枕，使腋动脉、腋静脉及臂丛神经免受压迫，分别用挡板加棉垫固定于髂前上棘及骶尾部以维持体位。两腿膝部之间垫软枕，上侧下肢呈屈曲状。

【操作步骤】 切口、显露途径、定位方法、节段血管处理参见本章第一节。拟行 T10 以下椎体切除并内固定者，可根据需要行经胸腹联合切口，切开膈肌。

1. 显露椎体 推开胸膜壁层，电凝烧结椎体节段血管，剥离椎前筋膜至椎体前缘，并填塞纱条止血，同时将椎前大血管推开以保护。根据需要显露出拟切除的椎体数及相邻椎间盘。

2. OPLL 或较大骨赘切除（图 5-2-3） 透视或术中拍片确定节段无误后，先分别切除与 OPLL 或较大骨赘相对应的椎体上、下的椎间盘，自椎体前中 1/3 交界处，用骨刀由浅入深切出一骨槽，深度超过椎管对侧壁。沿骨槽向后逐层切削椎体至接近椎体后壁。用神经剥离子探及椎体后壁，或咬除椎弓根显露出椎体后壁。在 OPLL 或骨赘的上下缘用骨刀切断椎体后壁，小心剥离 OPLL 或骨赘与硬脊膜间的粘连，用小号刮匙或窄骨刀将 OPLL 或骨赘连同椎间盘由后向前撬拨刮除。直至椎管前壁完全敞开，显露硬脊膜。为减小震动，进行这一步骤时也可先用高速磨钻逐层向后磨除至椎体后部仅留一薄层皮质，然后用刮匙刮除 OPLL 或骨赘。

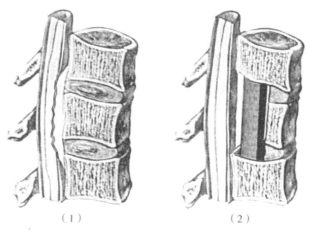

图 5-2-3 较大骨赘切除

（1）OPLL 切除术前； （2）OPLL 切除术，椎间植骨术后

3. 椎体间植骨 修整切下的肋骨，或另行切口取髂骨，行椎体间植骨。为提高融合率并及早康复锻炼，建议同时行侧前方内固定。

4. 关闭伤口 冲洗伤口及胸腔，缝合椎前筋膜，放置胸腔闭式引流。用关胸器关闭胸腔，缝合壁层胸膜，分层关闭伤口。

【术后处理】 术后常规使用预防剂量抗生素。闭式胸腔引流管持续引流 48 ~ 72 小时，如 24 小时内引流量少于 60mL，且拍片证实无肺不张及胸腔积液后则可拔除。采用了内固定者，拔除引流管后即可下地活动。

【其他应注意的问题】

1. 骨化的后纵韧带质地硬如象牙，因此不能用骨刀直接切除骨化块，否则可能因振动过大引起脊髓损伤；用高速磨钻直接磨除骨化块也是十分困难的。正确的方法是在骨化块的两端切断椎体后壁，或咬除椎弓根显露出椎体后缘，然后由后向前刮除骨赘或骨化的韧带。

2. 骨化的后纵韧带常与硬膜粘连甚紧，切除过程中易导致硬膜撕裂及脑脊液漏，并且难于修补。此时可采用吸收性明胶海绵或切取一条肌肉组织剪成肉泥状，覆盖于硬膜漏口或缺损处，缝合椎前筋膜，分层严密关闭伤口。术后采用伤口侧在上的侧卧或仰卧位。如术后48小时引流量仍较多，且引流液清淡，则可减小负压或常压引流，3～5天后拔除引流管。也可在拔除前夹闭引流管1～2天，观其反应再予以拔除。拔除引流管后，如胸腔内仍有较多脑脊液存留，可在超声引导下穿刺抽出。经过上述方法处理，一般都能解决问题。

微信扫码

◆临床科研
◆医学前沿
◆临床资讯
◆临床笔记

第六章 腰椎疾患

第一节　腰椎间盘突出症

一、概述

腰椎间盘突出症是指腰椎间盘发生退行性变以后，在外力作用下，纤维环部分或全部破裂，单独或连同髓核、软骨终板向外突出，刺激或压迫窦椎神经和神经根引起的以腰腿痛为主要症状的一种病变（图6-1-1）。腰椎间盘突出症是骨科的常见病和多发病，是引起腰腿痛的最常见原因。统计表明，瑞典人腰痛的发病率在轻体力劳动者占53%，重体力劳动者中占64%；患腰痛者35%发展为腰椎间盘突出症。1934年，Mixter和Barr.首先发现腰椎间盘向椎管内突出是产生坐骨神经痛的原因之一。现已认识到大多数腰痛合并坐骨神经痛是腰椎间盘突出症引起的。本病多见于青壮年，患者痛苦大，有马尾神经损害者可有大小便功能障碍，严重者可致截瘫，对患者的生活、工作和劳动均有很大影响。多数可根据详细病史、临床检查和腰椎X线片做出明确诊断，有时尚需借助CT、MRI及椎管造影等才能做出诊断治疗，应根据不同病例分别选用非手术疗法或手术疗法。

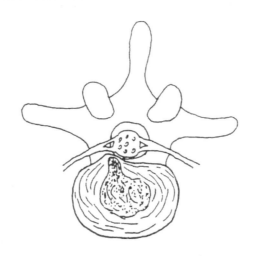

图 6-1-1　腰椎间盘突出症示意图

【解剖】

1. 椎间盘的结构　脊柱的功能单位是运动节段，由上下两个椎骨和其间的软组织构成。运动节段包括前部相邻的椎体、椎间盘和前、后纵韧带及后部的椎弓、椎间关节、横突、椎板、棘突和后部韧带。

脊柱的椎骨有32块，因寰枢椎之间和骶椎、尾椎间无椎间盘，故椎间盘只有23个。椎间盘的厚度以腰部最厚，约9mm椎间盘的总厚度占脊柱全长的1/5～1/4，其形状与脊柱的生理弯曲相适应，对脊柱具有连接、稳定、增加活动及缓冲振荡的弹性垫作用。

椎间盘由纤维环、髓核和软骨终板三部分构成。

1）纤维环：纤维环分为外、中、内三层。外层由胶原纤维带组成；内层由纤维软骨带组成。细胞排列与分层的纤维环方向一致。各层之间有黏合样物质，使彼此之间牢固地结合在一起，而小呈互相交叉穿插。外层纤维环的细胞呈梭形，类似成纤维细胞；内层细胞呈圆形，类似软骨细胞。纤维环前侧和两侧较厚，几乎等于后侧部分的两倍。后侧部分最薄，但一般亦有12层纤维。外层纤维在两个椎体骺环之间，内层纤维在两个椎体软骨终板之间。外、中层纤维环通过Sharpey纤维连于骺环。纤维环后侧部分多为内层纤维，附着于软骨终板上。最内层纤维进入髓核内并与细胞间质相连。因此在最内层纤维与髓核之间无明显界限。纤维环前侧部分由前纵韧带加强，纤维环后侧部分较薄，纤维排列不规则和无序，但也得到后纵韧带的加强。纤维环的纤维带在两个椎体之间互相呈螺旋状排列，层与层之间的交叉角达60°，甚至直角。通常当承受应力时，交叉角将发生改变。纤维环的相邻纤维层的交叉排列，可能与髓核对其所施加内部压力有关，短纤维较长纤维更易遭受巨大压力，不利于两骨间的运动，可引起放射状撕裂。纤维环连接相邻椎体，使脊柱在运动时作为一个整体，纤维环甚为牢固，紧密附着于软骨终板上，保持脊柱的稳定性。脊柱外伤时，必须有巨大力量，使纤维环广泛撕裂，才能引起整体间脱位。纤维环特殊排列方向，使相邻整体可以有轻度活动，但运动到一定限度时，纤维环紧张，又起节制的作用，限制旋转运动。

2）髓核：髓核是由氨基多糖、矿盐、水和细胞等组成的异质性结构。髓核位于椎间盘中心区。髓核包含大量的外纤维空间，其中含有大量的能够保持水分的氨基多糖。依据不同年龄，水分的含量可占髓核总量的 70% ~ 90%。正常人一日之间有变化，这与椎间盘内水分的改变有关。髓核的细胞通常分为两型，即脊索细胞和软骨细胞，在胚胎 26 ~ 28 周出现软骨样细胞，脊索细胞在成人消失。在生长发育过程中，髓核位置有变化，椎体后面的发育较前面为快，因此至成人时，髓核位于椎间盘偏后。髓核占椎间盘横断面积的 50% ~ 60%。髓核具有可塑性，虽然不能被压缩，但在压力下变为扁平，加于其上的力可以平均向纤维环及椎体软骨终板各个方向传布。在相邻脊椎骨间的运动中，髓核具有支点作用，如同滚珠，随脊椎剧伸向后或向前移动。

3）软骨终板：每一椎体的上下面均有一薄层透明软骨，构成椎间盘的软骨终板。它外周大约 1mm 厚，越到中心越薄。软骨终板含有高浓度的水和蛋白多糖，它是一黏弹物质。正常软骨终板主要有三个功能：①保护椎体使之不易压缩性。②限制纤维环和髓核在它们的解剖界限内。③作为半透膜，依靠渗透作用促进纤维环、髓核和椎体之间的液体交换和作为椎间盘营养物质的通路。Nachemson 等用放射性物质进行了渗透性研究，结果发现仅仅软骨终板中心部分具有渗透作用，它允许营养物质在软骨下空隙和椎间盘中心区进行交换。在 7 岁之前，软骨终板有血管和淋巴管分布，7 岁以后消失。软骨终板的纤维与纤维环的纤维在边缘部相融。软骨终板与椎体相连的表面，骨小梁间隔部位的骨髓直接与终板接触。软骨终板在中心部位穿透骨性终板，它仅靠一薄层钙盐与终板下骨形成松弛的连接。Inoue 用扫描电镜观察了腰椎间盘胶原网架，判定终板的纤维丝网和包绕髓核的纤维环纤维丝网紧密相接。软骨终板是由密集的水平排列的胶原网构成，在软骨终板软骨下板层胶原之间没有相互连接，纤维环内 1/3 斜行排列的纤丝板层与终板相互连接，外 2/3 则与椎体形成紧密的锚靠。Harada 等分析软骨终板与椎体之间的连接是不牢固的，但纤维环与终板连接则是紧密的。所以当椎间盘突出时，软骨终板易与从椎体撕脱的纤维环一起形成突出物。

2. 腰椎间盘的神经支配

1）窦椎神经：窦椎神经或称脊膜返支。1850 年德国解剖学者 Luschka 第一次用大体解剖的方法描述了窦椎神经的起始、行程和分布情况：它从脊神经节的稍外侧腰神经的前面发出，向内侧行 2 ~ 3mm 后，接受交感神经交通支发出的一支，两根合成直径为 0.5 ~ 1.0mm 的单一窦椎神经，经椎间孔入椎管分成多支。这一经典记载，仍为许多学者所承认。后来，也有学者提出不同的描述，有的认为组成窦椎神经是两个根，且两个根都是发自脊神经或交感神经。窦椎神经进入椎管后，神经纤维不仅上下节段相互重叠，而且与对侧的窦椎神经纤维相互吻合。也就是说，一个椎间盘的神经支配，除了本节段神经支配外，还受对侧及上下节段的共同支配，因此椎间盘的疼痛是弥漫性的。

2）交感神经：19 世纪 40 年代以前认为腰椎间盘是不含神经终末纤维的。1840 年 Roof 等人通过实验证实在后部纤维环的表面有许多无髓鞘神经纤维，在后纵韧带也有少量相似的神经纤维，他们来源于窦椎神经，Bogduk 等对纤维环的后外侧、外侧部做了神经支配的定位研究，结果发现纤维环侧后方由窦椎神经的分支支配，前方和侧方由脊神经前根及交感干发出的分支支配。后来又通过银染技术发现，不仅在纤维环表面、外层发现了神经末梢，在纤维环的外 1/3 处也有神经末梢的存在，有的平行于胶原纤维，有的走向与胶原纤维垂直。在纤维环胶原纤维之间既发现了单根的游离神经末梢，也发现了呈球形、复合体状的神经末梢，但在纤维环的深层和髓核内没有发现神经纤维。目前比较一致的观点认为，在纤维环外层存在游离神经末梢且与传导疼痛刺激有关。

自主神经与腰痛的关系日益引人注目。Ahmed 等通过研究鼠腰椎间盘神经分布发现，腰椎间盘纤维环外周存在神经肽 Y 和血管活性肠肽。神经肽 Y 具有血管活性能力，存在于交感神经系统内。血管活性肠肽存在于交感神经和后根脊神经内，具有血管扩张作用。总之，这两种肽主要由自主神经纤维及其末梢分泌，表明腰椎间盘的外层有自主神经分布。最新的实验与临床研究发现，腰痛主要由交感神经传入，且 L_2 神经根是腰痛的主要传入通路。对 L_2 神经根进行封闭后，腰痛消失。

3. 腰椎间盘与神经根的关系　腰骶神经根从硬脊膜囊的前外侧穿出，在椎管内斜向外下走行，后经椎间孔出椎管。L_3 及 L_4 神经根皆自相应的椎体上 1/3 或中 1/3 水平出硬脊膜囊，紧贴椎弓根入椎间孔，在椎管内走行过程中不与同序数椎间盘相接触。L_5 神经根自 $L_{4、5}$ 椎间盘水平或其上缘出硬脊膜囊，向外下走行越过 L_5 椎体后上部绕椎弓根入 L_5S_1 椎间孔。S_1 神经根发自 L_5S_1 椎间盘的上缘或 L_5 椎体下 1/3 水平，向下外走行越过 L_5S_1 椎间盘的外 1/3，绕 S_1 椎弓根入椎间孔。

腰椎间盘突出以 $L_{4、5}$ 和 L_5S_1 椎间盘突出的发病率最高，且突出部位多在椎间盘的后外侧，椎间盘的突出物主要压迫在此处和即将穿出硬脊膜囊的下一节段的神经根。如突出物较大或突出偏内时，也可压迫硬脊膜囊内的再下一条神经根。

上述腰椎间盘与神经根的关系及腰椎间盘突出压迫相应的神经根，一般情况下，$L_{3、4}$ 椎间盘突出压迫 L_4 神经根；$L_{4、5}$ 椎间盘突出压迫 L_5 神经根；L_5S_1 椎间盘突出压迫 S_1 神经根。但如腰椎间盘突出部位在后侧中央（即中央型突出），或椎间盘纤维环完全破裂，髓核碎片脱入椎管（即游离型突出），可使神经根和马尾神经广泛受压。

【病理生理学】

1. 腰椎间盘突出的发生机制　椎间盘向后突出可分为三种基本类型：突出型，其纤维环异常突出，但结构完整，纤维环周边和椎体边缘保持连续。脱出型，组织暴露于硬膜外腔，但结构仍连续。第三种类型是椎间盘分离，在硬膜外腔形成游离物，结构不再连续。关于椎间盘突出的发生机制分歧很大，对于突出物的组织起源也缺乏一致的认识。有报告认为突出物主要是髓核物质；有报告认为主要是纤维环成分；也有认为以软骨终板为主；更有人认为是新合成的纤维软骨组织。这些研究结果有时是互相矛盾的。近来随着对椎间盘疾病的深入研究，新的研究结果动摇了许多传统观点，使我们能从组织学、生物化学等角度对这一临床常见疾病有了更深刻的认识。

1）纤维环型椎间盘突出的发生机制：关于突出椎间盘物质的组成已争论了半个世纪，Mixter 等研究了手术切除的突出椎间盘碎片，发现 11 个碎片中 4 个由纤维环组成，2 个由髓核组成，5 个由髓核和纤维环组成。Deucher 等研究了 100 例突出椎间盘物质，没有 1 例不含纤维环成分，髓核和纤维环以各种不同比例组成，因这两种结构成分的分界并不明确，有时很难区分。Saunder 等报告，在大多数病例，突出椎间盘是髓核和纤维环的混合物。Peacock 检查了手术切除的 20～40 岁之间患者的突出椎间盘，发现碎片中包含髓核和纤维环，偶尔有软骨板和骨碎片。他指出，随着椎间盘逐渐转变纤维软骨，在年龄较大的患者，髓核的真正突出是很少见的。Taylor 等指出，虽然"髓核突出"一词已应用了很长时间，且在许多情况下是正确的，但它并不占突出椎间盘病例中的很大比例。Yasuma 等研究表明，完全脱出的游离物，其组织几乎完全由纤维环组成。这对经典的观点认为椎间盘突出是髓核脱出所引起的提出怀疑。

髓核的退行性变最早发生在 20 岁之前，而纤维环退变的首先变化是出现裂隙，这出现在 40 岁之后。纤维环破裂和放射状裂隙的形成分别来自于机械撕裂和退行性变。Adams 等指出，低负荷活动作用于脊柱，可以导致纤维环慢性机械疲劳，而慢性进展则产生椎间盘突出；Vernon-Robrets 等提示纤维环放射状裂隙可能来自于剪力作用的结果，而不是本身的退变。Osti 等实验研究表明，纤维环边缘损伤可以启动放射状撕裂的形成。损伤的纤维环是很难愈合的，有时甚至会在裂口处长出一层内皮而形成管腔，从而成为髓核突出的通道。另外，纤维环的损伤往往是引发椎间盘退变的启动因素。Kaapa 等的实验研究发现，外层纤维环损伤后，在裂口处长满肉芽组织，而整个椎间盘组织的生化组成发生明显变化。这与退变椎间盘的生化特性是一致的。笔者分析，当纤维环发生撕裂后，血管肉芽组织试图去愈合裂口，同时血管肉芽组织带来一些与椎间盘退变有关的生化因子如基质降解酶和生长因子等，这导致椎间盘的进展性退变。当纤维环发生损伤性破裂后，在压力下充盈的髓核发生脱出，这可以解释部分青年人的椎间盘突出。临床上症状性椎间盘膨出的平均年龄超过 40 岁，此时，髓核已失去高度充盈性，这强烈表明在中年以后的脱出是与年龄相关的椎间盘退变有关。当大的外部力量作用于已经发生退变的椎间盘后，一些蜕变的髓核可以通过纤维环的裂隙突出。Moore 等研究提示成年人腰椎间盘突出是由于退行性变化所致。髓核脱水和碎裂导致纤维环裂隙形成，这些裂隙是髓核物突出的通道。他们认为髓核是突出椎间盘的主要物质。当有纤维环成分存在时，是来自于纤维环的过渡区，在髓核蜕变后，它已成为分离物。软骨终板在很多摘除物被发现，但所占比例有限，它黏附到髓核物上，这与椎间盘的病理表现一致。椎间盘蜕变后，可见髓核裂隙通过中央软骨板和沿着软骨-骨交界处延伸。虽然在一些突出的碎片中可见部分纤维软骨化生，但它不是发生在退变髓核中的一个常见特点。这样，他们不同意 Lipson 认为的突出物是新合成的纤维软骨的观点。如上所述，可以很好地解释髓核型椎间盘突出的发生机制，但不能解释完全脱出或游离物型突出的椎间盘分离碎片几乎完全由纤维环组成的突出。

Yasuma 等对大样本尸检椎间盘进行了组织病理学研究，他们发现随着年龄增加，纤维环黏液瘤变性增加，内层纤维束排列方向反转。对于术摘除的脱出椎间盘分离物研究发现，大多数纤维环样本都有黏液瘤变性。Yasuma 等进一步对 60 岁以上老年人手术摘除的突出椎间盘组织进行了研究，并与 60 岁以下年轻组进行了比较，结果发现所有脱出椎间盘样本都出现黏液瘤变性。纤维环的黏液瘤变性经常见于 20 岁以后的个体。纤维环的黏液瘤变性伴随囊肿形成，见于 70% ~ 100% 的完全脱出或游离物椎间盘中。酸性黏多糖具有 alcian blue 染色阳性的性质，在正常椎间盘中随着年龄增大而减少，它偶尔不规则或部分集中分布于纤维环中。Yasuma 等认为黏液瘤变性是椎间盘突出物的组织学特征，纤维环纤维反转方向正是以变性的黏液瘤为中心。当黏液瘤变性引起纤维环纤维肿胀时，直接的力量引起纤维束分离；同时髓核由于退变、脱水、坏死，出现裂隙，内部压力减小。这样较大的力量作用于这样的纤维环，它的外层纤维可以被撕裂开，一部分纤维环组织可以形成突出物。这种纤维环单独突出，与髓核没有任何直接关系。这样的突出明显由于退变所引起，它可解释一些突出物主要由纤维环组成的机制。

2）软骨终板型椎间盘突出的发生机制：Eckert 等检查了 182 例手术切除的腰椎间盘，60% 样本包含软骨终板碎片。Taniguchi 研究了 66 个手术切除的腰椎间盘突出症样本，27 例（41%）含有软骨终板，甚至见于青年人中。Brock 等报告，在脱出型椎间盘突出样本中，44% 主要由软骨终板组成。Kokubun 等研究了手术切除的 21 例颈椎间盘突出样本，发现 21 个样本中都有软骨终板碎片。因为颈椎有 Luschka 关节保护，所以颈椎间盘承受压力相对腰椎间盘小，退变较晚。在颈椎间盘突出过程中，损伤因素较蜕变因素为小。笔者分析，软骨终板型椎间盘突出是由于椎间盘随着退变在水平和垂直方向出现裂隙以及软骨终板与椎体分离的结果。

Harada 等用组织学方法研究了 60 岁以上老年人突出腰椎间盘的碎片，并与 60 岁以下年轻组进行比较，发现 60 ~ 69 岁患者的 70%、70 岁以上患者的 80% 椎间盘碎片由纤维环和软骨终板组织构成。这种类型的突出是 30 岁以上人群中最常见的突出类型。笔者断定，这种突出是由于软骨终板先从椎体上分离，然后与纤维环一起形成突出物。Tanaka 等对老年椎间盘尸体标本研究发现，在严重退变的椎间盘，软骨终板大都有破裂，一半以上的老年椎间盘中，终板从椎体分离。在终板与椎体的分离间隙中充满肉芽组织，且伴有新血管的形成。一些碎片终板与椎体先分离的情况下，然后从椎体上撕脱，伴随锚靠的纤维环脱出。这种形成的脱出在老年人更为常见。

Ishikawa 等研究指出，软骨终板的退变在椎间盘突出的发展过程中起重要作用。Hashimoto 指出，椎间盘退变的首先变化发生在软骨终板。最近，Nerlich 等研究发现，人类在 2 岁时椎间盘软骨终板就已开始退变，而髓核的退变在 10 岁以后。椎间盘退变的首先组织学改变是软骨终板的钙化。Higuchi 等对不同年龄的小鼠椎间盘组织学研究后发现，小鼠终板外区深层的钙化发生于出生后 1 周，这可导致髓核和终板表层软骨营养物质和水分的弥散发生困难。而髓核的退变发生于出生后的 8 周，这明显迟于软骨终板的钙化。椎间盘的退变导致椎体间连接的失稳，在椎体承受负荷时，椎间盘内压力明显增加。椎间盘内增加的压力可引起软骨终板的破裂，椎间盘物质通过裂口脱入椎体，此即 Schmorl 结节。终板的破裂可发生在任何部位，它从椎体分离妨碍了椎间盘营养的供应，更加快了椎间盘退变和突出的发展。

Saunders 等报告软骨终板的纤维与纤维环的纤维在终板边缘部位相互融合。软骨终板与椎体连接的表面，骨小梁间隔部位的骨髓直接与终板接触。Coventry 等发现软骨终板在中心部位穿透骨性终板，它仅靠一薄层钙盐与终板下骨形成松弛的连接。Inoue 用扫描电镜观察了腰椎间盘胶原网架，判定终板的纤维丝网和包绕髓核的纤维环纤维丝网紧密相接。软骨终板是由密集的水平排列的胶原网构成，在软骨终板和软骨下骨板胶原之间没有相互连接，纤维环内 1/3 斜行排列的纤丝板层与终板相互连接，外 2/3 则与椎体形成紧密的锚靠软骨终板与椎体之间缺乏相互连接，椎间盘生物力学上对抗水平剪力作用减弱，可使软骨终板与椎体分离，与锚靠的纤维环一起突出。Yasuma 等报告纤维环内层纤维束排列反向，向内凸起，这样外部直接力量更强地作用于外纤维环，导致纤维环破裂突出。Tanaka 等发现，椎间盘退变越严重，软骨终板与椎体的分离程度越大。他们断定，在老年软骨终板与椎体的分离或前分离阶段的存在，是软骨终板与锚靠的纤维环一起突出的先决条件。相反，如果椎间盘退变不严重，这种类型的突出在青年患者没有强大的外部力量是不会发生的。在老年人，已经撕裂或正要撕裂的碎片可以在很小的轴向压力下引起严重退变椎间盘的突出。

3）椎间盘突出是由于纤维软骨的化生增殖：椎间盘退变的动物模型已经显示椎间盘组织形态学改变是由于纤维环纤维软骨增生的结果。基于动物模型结果，Lipson 对 21 个手术切除的腰椎间盘突出组织进行了组织学和生物化学研究。组织学研究证明突出椎间盘周边组织有密集的成纤维细胞分布，内部组织细胞很少，且呈组织退变状态，未发现髓核组织。生化结果表明纤维环组织胶原羟脯氨酸交叉连接数量明显多于突出组织，说明纤维环是更成熟组织，而突出组织是较新组织。据此，笔者断定纤维环成纤维细胞化生增殖的纤维软骨组织是突出椎间盘组织的起源，而不是传统认为的是预先存在的椎间盘组织的突出。

已有一些研究支持 Lipson 的观点。Miyamoto 等实验研究显示纤维环细胞的增殖是椎间盘退变的早期组织学特点。NaganO 等的研究也发现椎间盘退变和软骨增殖之间的关系。随着椎间盘退变，纤维环成纤维细胞化生为软骨细胞，软骨细胞增殖和围绕这些细胞的细胞外基质合成增加可能是椎间盘突出的原因，因为除了突出部位，椎间盘结构并没有很严重的扭曲。

2. 腰椎间盘突出产生腰腿痛的机制　腰椎间盘突出后引起腰腿痛的机制尚不完全清楚，传统的观点认为突出的椎间盘对神经根的机械压迫是引起腰腿痛的原因。随着基础医学与临床医学研究的深入，新的研究成果动摇了许多传统的观点。对腰椎间盘突出引起腰腿痛目前比较一致的看法有两种机制，即椎间盘的机械压迫和继发性的炎症反应。

1）机械压迫反应：一般认为，神经根受到突出椎间盘的急性机械压迫不会导致腰腿痛症状的出现。神经根受到压迫后的功能改变可能表现为两种不同形式：①神经根功能降低，可有感觉障碍及肌力降低，反射减弱等。②神经组织过敏，即神经组织容易被进一步的一般性的机械性脉冲刺激所激动，从而神经根可产生异位的脉冲，这可能与疼痛相关。

此两种功能性的改变可同时发生，机械压迫引起神经根反应异常的机制可能有两个：一是神经根传导特性的损害；二是神经根营养的障碍。

2）炎症反应：腰椎间盘突出经常伴随炎症反应，突出的椎间盘作为生物化学和免疫学刺激物，可能是引起患者临床表现的原因。神经生理学的研究表明，椎间盘对机械刺激不敏感。Yamashita 等认为，椎间盘可能含有"静止伤害感受器"，在正常情况下不易被激发兴奋，但在组织损伤或炎症时易被致痛物质所激发，这些致痛化学物质可能来源于突出的椎间盘组织。

最近的一系列研究表明，正常腰椎间缸髓核可引起组织炎症反应。McCarron 等将狗的自体髓核匀浆，通过导管注入腰硬膜外腔，结果引起附近组织明显的炎症反应，包括硬膜及硬膜外脂肪的水肿，纤维蛋白沉积，明显的多形核细胞浸润和少量的组织细胞、淋巴细胞、浆细胞浸润等。因此，作者分析自体髓核物质对硬膜囊和神经根有化学性致炎作用。当致炎物质释放刺激神经根，但无椎间盘压迫神经根时，就会出现虽然影像学检查和手术探查阴性，却有神经根放射痛的情况。另外笔者还发现，椎间盘造影术显示出髓核组织由纤维环漏出的诊断意义。一组腰椎间盘造影病例显示，如果椎间盘造影只显示退行性变，而无造影剂的漏出，患者多数无放射痛；相反，如果造影显示正常的椎间盘结构但有造影剂漏出，则患者多有疼痛。因此提出，神经根性疼痛是由经纤维环破裂处漏出的髓核物质刺激硬膜囊和神经根袖所引起的，这些漏出物质中所含的内源性化学炎症介质，不但可以引起炎症，还可致痛。Olmarker 等将猪的自体髓核放在骶尾椎硬膜囊上，引起明显的马尾神经根炎，神经传导速度减慢，神经纤维变性。将髓核组织放在皮下，发现髓核组织具有吸引白细胞和引起血管通透性升高的作用。这说明髓核具有致炎能力。最近，Omarker 等将动物自体髓核经 –20℃冷冻 24 小时后再观察其对马尾神经的损害作用，结果作用明显降低，这可能是冷冻后髓核中的活细胞死亡之故。这些研究提示，由突出椎间盘组织诱导产生的炎症反应可能在腰椎间盘突出产生腰腿痛的过程中起主要作用。

【临床表现和检查】

1. 症状

1）腰背痛：腰椎间盘突出的患者，绝大部分有腰背痛。腰背痛可出现在腿痛之前，亦可在腿痛同时或之后出现。发生腰背痛的原因是椎间盘突出刺激了外层纤维环及后纵韧带中的窦椎神经纤维。由于韧带、肌腱、骨膜和关节周围的组织均属于中胚叶结构组织，对疼痛极为敏感。但这类疼痛感觉的部位较深，定位不准确，一般为钝痛、刺痛或放射痛。临床所见腰背痛分为两类：一类是腰背部广泛的钝痛，起病缓慢，活动和较长时间单一姿势后加重，休息或卧床后疼痛可减轻，此类患者纤维环多尚完整。另一类腰背痛发病急骤、严重，腰背部肌肉痉挛，腰部各种活动均受限制，一般持续时间较长，3～4 周开始缓解，此类患者多为突然发生纤维环全部或大部破裂及髓核突出。

2）坐骨神经痛：由于 95% 左右的椎间盘突出发生在 $L_{4、5}$ 及 L_5S_1 椎间隙，故多伴有坐骨神经痛。坐骨神经痛多为逐渐发生，疼痛多为放射性，由臀部、大腿后外侧、小腿外侧至跟部或足背。有的患者为了减轻疼痛，松弛坐骨神经，行走时取前倾位，卧床时取弯腰侧卧屈髋屈膝位，严重的患者仅能取膝胸位姿势睡觉。坐骨神经痛在某种姿势下，因活动或腹压增加而加重或出现触电般的放射痛。在高位椎间盘突出时，可压迫相应的上腰段神经根而出现大腿前内侧或腹股沟部疼痛。中央型腰椎间盘突出症常压迫突出平面以下的马尾神经。表现为双侧坐骨神经痛，会阴部麻木，排尿、排便障碍。女性患者可有假性尿失禁，男性患者出现阳痿。

2. 体征

1）脊柱姿势改变及压痛点：腰椎间盘突出症由于突出的椎间盘刺激或压迫神经根而引起疼痛，为了使突出的椎间盘张力减小，椎间隙的后方变宽，因而出现腰椎生理前突变浅，在严重患者，腰椎生理前突可完全消失，甚至出现腰后突。除了脊柱生理性前突改变外，脊柱还出现侧凸，如果突出物在神经根的内侧，则凸向健侧；相反，如果突出物在神经根的外侧，则凸向患侧。总之，脊柱侧凸是保护性的，使神经根离开突出物而减轻神经根受压的程度（图 6-1-2、图 6-1-3）。

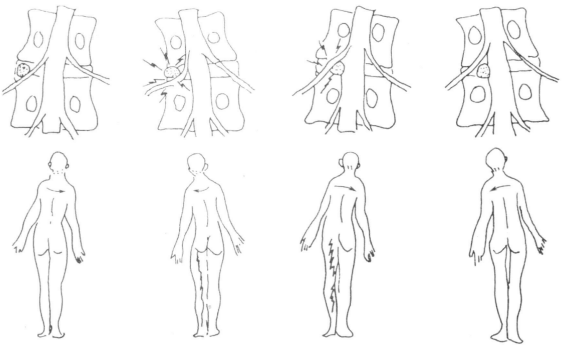

图 6-1-2 突出椎间盘位于脊神经根外侧时，可向健侧弯腰，而向患侧时则疼痛

图 6-1-3 突出的椎间盘位于神经根内侧时，则弯腰可向患侧，而向健侧时则疼痛

在腰椎间盘突出时，腰部各方向活动度都会不同程度地受到影响，一般突出于神经根内侧者向健侧侧屈活动较少，而突出于神经根外侧者向患侧侧屈活动较少。脊柱前屈后伸活动受限，但后伸受限较甚，且疼痛更明显。而绝大部分其他病因引起的腰腿痛患者，脊柱屈曲明显受限，且疼痛较重，而后伸一般影响减小，疼痛较轻微。

腰椎间盘突出症的压痛点多在有病变间隙的棘突旁，此压痛并向同侧臀部及下肢坐骨神经分布区放射，这是因为在深压时，刺激背部的背根神经纤维，或压力经椎板之间传导到神经根，使原来敏感性已增高的神经根产生感应痛。这种棘突旁放射性压痛点，在 $L_{4、5}$ 椎间盘突出时常较明显，而在部分 L_5S_1 椎间盘突出患者却不明显。部分患者可仅有腰痛和压痛，而无放射痛；有的甚至局部无明显压痛。

2）神经根功能改变：早期为痛觉过敏，稍后痛觉减退，严重者患肢萎缩，受累神经根支配的肌肉肌力下降，膝或踝反射改变。有时休息后神经功能改变不明显，为了临床定位可嘱患者加大活动后再行下肢神经检查。现将临床常见的腰椎间盘突出的临床表现列于表 6-1-1。

表 6-1-1　腰椎间盘突出的临床表现

突出部位	$L_{3、4}$	$L_{4、5}$	L_5S_1
受累神经	L_4 神经根	L_5 神经根	S_1 神经根
疼痛部位	骶髂部、髋部、大腿前外侧、小腿前侧	骶髂部、髋部、大腿和小腿后外侧	骶髂部、髋部、大腿、小腿及足外侧
麻木部位	小腿前内侧	小腿或足背内侧，包括趾	火腿及足外侧，包括外侧三个足趾
肌力改变	伸膝无力	趾背伸无力	偶有足跖屈及屈无力
反射改变	膝反射减弱或消失	无改变	踝反射减弱或消失

3）其他

（1）直腿抬高试验：正常人在仰卧位、下肢膝关节伸直时，被动抬高下肢的活动度数为 60°～120°，当抬到最大限度时仅有腘部不适感。检查时患者仰卧，检查者一手握住患者踝部，另一手置于大腿前方使膝关节保持于伸直位，抬高患肢到一定角度，患肢感到下肢坐骨神经分布区疼痛并有阻力时为阳性。腰椎间盘突出症的患肢，绝大多数都出现直腿抬高试验阳性，故这一方法对诊断本病是一重要依据。如抬腿仅引起腰痛和腘部疼痛不适，皆不能算是阳性。如仅有大腿后方疼痛只能算做阴性和可疑。

（2）直腿抬高加强试验（Bragard 征）：患肢仰卧，患肢膝关节伸直，渐渐抬高到一定程度时即出现坐骨神经分布区的放射性痛，然后将患肢抬高程度以降低少许使放射性痛消失，再将患肢踝关节背屈，如又引起坐骨神经分布区放射性痛为阳性。此试验又可进一步肯定下肢抬高试验阳性是由坐骨神经受牵拉所致，并排除关节或肌肉等其他因素引起。

（3）屈颈试验（Linder 征）患者取坐或半坐位，双下肢伸直，向前屈颈而引起患肢放射性疼痛即为阳性。这是因为屈颈时，从上方牵扯硬脊膜和脊髓而刺激了神经根。

（4）股神经牵拉试验：患者俯卧位，髋、膝关节伸直，将下肢抬起使髋关节处于过伸位，出现大腿前方痛为阳性。此试验可使股神经张力增高，从而刺激被突出椎间盘所压迫的神经根。临床上 $L_{2、3}$ 和 $L_{3、4}$ 椎间盘突出时多为阳性。

3. 检查

1）X 线片：腰椎间盘突出症患者，腰椎平片检查可有脊柱侧凸、腰前凸变平直、椎间隙左右不等或前窄后宽及椎间隙变窄等。除了作为诊断腰椎间盘突出症的参考外，也可排除腰椎化脓性炎症、结核及肿瘤等，因此在诊断腰椎间盘突出症中，是不可缺少的检查手段（图 6-1-4）。

2）脊髓造影：经过临床及 X 线检查，仍不能肯定诊断时可适当地选用此检查。由于不管选用油溶性或水溶性碘剂，都有一定的副作用，应用此种检查时应注意并发症的防治。脊髓造影对于极外侧型甚至个别外侧型椎间盘突出不能显示，其诊断率为 70%～80%，故脊髓造影显示正常者仍不能排除椎间盘突出的可能（图 6-1-5）。

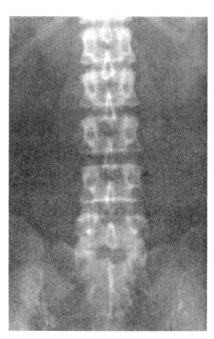
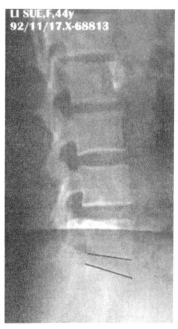

图 6-1-4 L$_5$、S$_1$ 椎间盘突出患者 X 线正侧位片，未见明显异常

3）CT 扫描：近年来，随着 CT 技术的发展使影像质量不断提高，开辟了脊柱疾患检查的一个新的领域。尤其是高分辨力 CT 的临床应用，解决了不少脊柱疾患的诊断难题。由于 CT 扫描检查对患者照射剂量小，属于无创性诊断手段，其诊断准确率高于脊髓造影，可达 90% 以上。目前，CT 扫描已成为诊断腰椎间盘突出症的首选检查方法。CT 扫描腰椎间盘突出有 4 种表现：椎管内出现突出的椎间盘块，它的 CT 值低于骨但高于硬脊膜；椎管和硬脊膜之间的脂肪层消失，这是最早发生的现象；神经根被挤压移位；硬脊膜受压变形（图 6-1-6）。

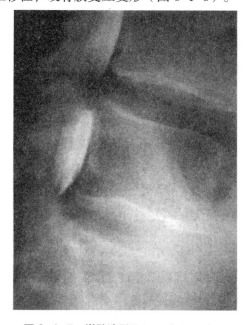
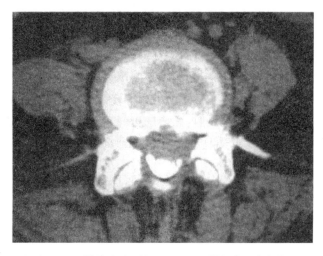

图 6-1-5 脊髓造影示 L$_{4、5}$ 和 L$_5$、S$_1$
间隙椎间盘突出

图 6-1-6 脊髓造影后的 CT 示 L$_{4、5}$ 椎间盘巨大突出

4）肌电图检查：肌电图检查可记录神经肌肉的生物电活动，借以判定神经肌肉所处的功能状态，从而有助于对神经肌肉疾患的诊断。对神经根压迫的诊断，肌电图有独特的价值。通过测定不同节段神经根所支配肌肉肌电图，根据异常肌电位分布的范围，判定受损的神经根，再由神经根和椎间孔的关系，可推断神经受压的部位。椎间盘突出节段和肌电图所检查各肌肉影响腘部的关系为：

$L_{4、5}$椎间盘突出主要累及腓骨长肌和胫前肌。

L_5S_1椎间盘突出主要累及腓肠肌内侧头和外侧头。

$L_{3、4}$椎间盘突出累及的肌肉较多，股四头肌等可出现异常肌电位。

5）MRI检查：MRI检查具有无辐射损伤可直接进行多种断面成像，不用造影剂即能清楚地区别各种不同组织的解剖形态，尤其是能早期提供组织的生理、生化改变。在MRI上可直接显示腰椎间盘变性程度和椎间盘突出的部位、类型以及硬脊膜和神经根受压状况。腰椎间盘变性者，可见其信号强度降低，椎间隙变窄以及在信号降低的椎间盘内成像信号更低的裂隙。这与髓核脱水和纤维环存在不同程度断裂有关。腰椎间盘膨出者，可见椎间盘呈对称性向四周膨隆，超过椎体边缘。腰椎间盘突出者，可见纤维环破裂，后纵韧带断裂，髓核脱出，压迫硬膜或神经根。游离型椎间盘突出者，可见突出物与母核分离，位于后纵韧带的前方和后方，或穿破后纵韧带进入硬膜外间隙，有的甚至穿破硬膜进入蛛网膜下腔内（图6-1-7）。

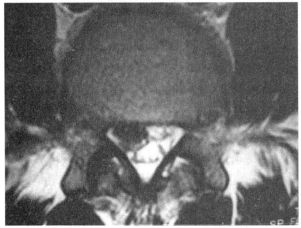

图 6-1-7 MRI 示 $L_{4、5}$ 椎间盘向右侧突出

【诊断】　腰椎间盘突出症的诊断主要依靠病史、体格检查及X线检查等综合分析做出，对少部分症状不典型疑难患者可应用一些特殊检查，以协助诊断和定位。由于脊髓造影有一定的并发症，CT扫描、MRI检查价格较贵，故考虑特殊检查时，应了解进行此种检查的必要性及可能性。

根据病史、体格检查及X线检查，不仅要做出腰椎间盘突出症的诊断，而且尽量根据腰部的压痛点部位，下肢神经功能检查做出定位诊断。如进行了其他特殊检查，则应该分析特殊检查结果与临床定位是否相符。如不相符，应探讨是否存在引起临床症状的病理改变在特殊检查中未能显示，或特殊检查显示的病变并未引起神经根的压迫或激惹，因为目前任何一种方法都不是完全可靠。因此临床医生不能忽视病史及体格检查的重要性，千万不要依赖一些特殊检查。

【鉴别诊断】　腰椎间盘突出症是腰腿痛的最常见原因。由于本病可仅有腰痛或腿痛及腰腿痛并存的特点，而表现为腰腿痛的疾患很多，因此，腰椎间盘突出症的鉴别诊断范围相当大。临床上，应特别注意与下列疾患相鉴别：

1. 腰椎管狭窄症　腰椎间盘突出症往往与腰椎管狭窄症同时存在，其发生率可高达40%以上。间歇性跛行是腰椎管狭窄症最突出的症状，而坐骨神经一般不受累，患肢感觉、运动和反射往往无异常改变。根据临床表现，必要时行CT检查或脊髓造影常可做出明确的诊断。

2. 腰椎结核　腰椎结核一般只有腰痛，很少有根性痛，但在骨质破坏、椎体压缩塌陷、寒性脓肿等压迫时，可发生类似椎间盘突出的临床表现。患者往往有较明显的全身症状，如低热、盗汗、消瘦、血沉增快等。X线片可见骨质破坏、椎间隙变窄、腰大肌脓肿等改变。

3. 腰椎管内肿瘤　腰椎管内肿瘤可刺激和压迫神经根，引起与腰椎间盘突出症相似的根性痛；也可以压迫马尾神经，引起和中央型椎间盘突出相似的马尾综合征。临床上，腰椎管内肿瘤具有如下几个特点：腰痛呈持续性，夜间尤甚，往往需用镇痛剂后方能入睡；脊髓造影可见蛛网膜下腔存在占位性病变；MRI检查可证实椎管内肿瘤存在。

4. 腰部急性扭伤 一般病例容易鉴别，但对伴有反射性坐骨神经痛者易混淆，腰部急性扭伤具有如下特点：有明确的外伤史；腰部肌肉附着点有明显压痛；局部肌肉封闭后，腰痛缓解，下肢痛消失；直腿抬高试验阴性。

5. 慢性腰部劳损 腰部慢性劳损多继发于急性腰扭伤后未完全恢复或虽无明显急性扭伤，但因工作姿势不良，长期处于某一特定姿势，过度劳累等引起慢性劳损性腰痛。患者劳累后感腰部钝痛或酸痛，可牵涉臀部或大腿后方，不能胜任弯腰工作。卧床后症状减轻，但不能完全缓解，查体见腰部肌肉附着点有压痛，一般腰部活动不受限，直腿抬高试验阴性。

二、腰椎间盘突出症的治疗

腰椎间盘突出症的治疗分为非手术治疗和手术治疗，绝大多数腰椎间盘突出症能经非手术治疗使症状消失。

（一）非手术治疗及微创手术治疗

非手术治疗是腰椎间盘突出症的首选方法，其适应证包括：

1. 初次发病，病程短的患者。
2. 病程虽长，但症状及体征减轻的患者。
3. 经特殊检查发现突出较小的患者。
4. 由于全身性疾患或局部皮肤疾病，不能施行手术者。
5. 不同意手术的患者。

非手术治疗方法包括如下几种：

1. 卧床休息 临床实践证明，大多数腰椎间盘突出症患者卧床休息可使疼痛症状明显缓解或逐步消失。椎间盘压力在坐位时最高，站位居中，平卧位最低。在卧位状态下可去除体重对椎间盘的压力。制动可以解除肌肉收缩力与椎间各韧带紧张力对椎间盘所造成的挤压，处于休息状态利于椎间盘的营养，使损伤纤维环得以修复，突出髓核回纳，椎间盘高度得到一定程度的恢复；利于椎间盘周围静脉回流，去除水肿，加速炎症消退；避免走路或运动时腰骶神经在椎管内反复移动所造成的神经根磨损。因此可以说卧床休息是非手术疗法的基础。

患者必须卧床休息直到症状明显缓解。但有些患者虽经卧床休息数周后或更长时间症状得不到改善，其原因是并未完全卧床休息，还像正常人一样从事家务劳动或工作，或症状稍减轻便恢复工作，从而使症状时轻时重，迁延发作。卧床休息是指患者需整天躺在床上，有的医生让患者吃饭、洗漱以及大小便均在床上，特别是行腰椎手法治疗之后。在最初绝对卧床休息几天，这样做是必要的。

2. 牵引疗法 牵引的方法有多种，有手法牵引、骨盆牵引、机械牵引等。牵引时患者可取卧位（仰卧或俯卧）、坐位或站位。牵引疗法的机制有如下几个方面：

1）减轻椎间盘压力，促使突出椎间盘不同程度地回纳。

2）促进炎症消退。牵引时可使患者脊柱得到制动，减少运动刺激，有利于充血水肿的消退和吸收。

3）解除肌肉痉挛。疼痛使腰背部肌肉痉挛，腰椎活动受限，间歇使用牵引可解除肌肉痉挛，使紧张的肌肉得到舒张和放松，促使腰椎正常活动的恢复。

3. 推拿疗法 推拿即按摩，是中医医学的组成部分。中医推拿在其漫长而曲折的发展过程中，逐渐形成了许多各具特色的学术流派与分支。近百年来，特别是新中国建立以来，中医推拿得到了很大的发展。推拿治疗颈椎病、腰椎间盘突出症取得良好疗效。由于具有方法简单、舒适有效、并发症少等优点，已被作为治疗腰椎间盘突出症的综合疗法之一。推拿治疗腰腿痛的作用机制包括如下几个方面：

1）促进病变部位毛细血管扩张，血流量增加，新陈代谢加快，有利于组织的恢复。

2）促使淋巴回流加速，加强水肿吸收，对渗出起到治疗作用。

3）镇痛作用。研究证明，推拿可促使体内镇痛物质内啡肽含量的增加，致痛物质单胺类减少。恢复细胞膜巯基及钾离子通道结构稳定性，从而使疼痛症状缓解。推拿还可对神经系统产生抑制调节作用，起到镇痛效应。

4）推拿按摩牵引，可能使部分突出椎间盘尤其以髓核突出为主者部分回纳，至于完全复位尚缺乏客观依据。

5）调整突出腰椎间盘与神经根的位置关系。

6）松解神经根粘连，促进神经根周围炎症的消退。

推拿时手法应轻柔用力均匀，避免粗暴。临床上时有报道，一些患者推拿后症状加重，不得不行手术治疗。有的推拿后出现神经损伤，如马尾综合征等，应用时需慎重。

4. 硬膜外类固醇注射疗法　硬膜外腔是位于椎管内的一个潜在间隙，其中充满疏松的结缔组织，有动脉、静脉、淋巴管以及脊神经从此通过。在硬脊膜及神经根鞘膜的表面，后纵韧带及黄韧带的内面有丰富的神经纤维及其末梢分布。这些纤维都属于细纤维，主要来自于脊神经的窦椎支。椎间盘纤维环及髓核突出后，在其周围产生炎症反应，吸引大量的巨噬细胞和释放大量的致炎物质，这些致炎物质作用于窦椎神经和神经根从而产生腰痛和腿痛，硬膜外类固醇注射的机制有如下几个方面：

1）抑制炎症反应。

2）阻止疼痛刺激的传导，中断疼痛恶性刺激的循环。

3）改善局部微循环，使炎症因子从局部被带走。

5. 髓核化学溶解法　1964年，Smith首先报告用木瓜凝乳蛋白酶注入椎间盘内，以溶解病变的髓核组织来治疗腰椎间盘突出症。20世纪70年代此法风行一时，但到80年代却落入低谷。由于其操作复杂，疗效不如手术，并发症较多，甚至有的患者用药后死亡，目前已很少应用。国内主要应用胶原酶，且以椎间盘外注射为主，椎间盘外硬膜外间隙较大，胶原水解膨胀时疼痛较轻。但胶原酶对正常纤维环有无损伤作用则无相应的严谨试验观察。其次，椎间盘外注射止痛的机制尚不明确，是否有抗炎作用有待研究。

6. 经皮腰椎间盘切除术　经皮腰椎间盘切除术是近二十几年发展起来的一项新技术。1975年，Hijikata率先采用此方法治疗腰椎间盘突出症获得成功。目前已有许多国家推广使用此技术治疗腰椎间盘突出症，文献报道其成功率在70%～94%之间。我国近几年也开始应用这项技术，治疗结果的优良率在80%～97%之间。国内外临床应用结果表明，经皮腰椎间盘切除术与传统的手术相比较，具有创伤小、恢复快、不干扰椎管内结构、不影响脊柱稳定性、并发症低、操作简单、疗效满意等优点。经皮腰椎间盘切除术对破裂型和游离型疗效较差，也不应广泛应用于单纯纤维环膨出者。

7. 经皮激光腰椎间盘切除术（percutaneous laser disc decompression，PLDD）　PLDD的操作与经皮椎间盘切除术相似，它是利用激光产生的热能使椎间盘组织气化，干燥脱水，减轻髓核组织对神经根产生的张力和压力，缓解神经根性症状。它并不是机械性切除腰椎间盘组织。1992年Choy等首次报告该技术应用于腰椎间盘突出症并取得78%的良好效果。但随后大多数作者的研究结果表明，疗效明显低于化学溶解疗法。该技术同样为非直视下手术，且设备昂贵，其安全性、有效性和价效比还需进一步观察。

8. 内镜下腰椎间盘切除术（microendoscopic discectomy，MED）　内镜技术应用于脊柱外科使得经皮腰椎间盘切除术避免了盲目性，可以在影像系统监视下进行精确定位、适量切除和有效减压。因入路不同分为三种类型：

1）后外侧经椎间孔入路椎间盘镜：可工作区间包括椎间孔外，经椎间孔到达椎管内，因此通过此入路可处理极外侧型、椎间孔内和旁中央型椎间盘突出。

2）前路腹腔镜：适用于椎间盘突出且不伴有腰椎管狭窄者，其优点是无椎管内操作，术后残留腰痛减少，而且从前向后可达椎管，还可以同时行椎间融合术。但对游离型突出无效。

3）后路椎间盘镜：即标准椎板间椎间盘手术入路，适用于单节段旁中央突出、脱出及椎管内游离型椎间盘突出等。还可同时进行侧隐窝扩大等椎管减压术。由于成像系统的良好监控，创伤小、对脊柱稳定性影响小、恢复快，近期优良率高。但因显露局限、技术难度大、手术难以彻底，远期疗效还有待观察。

（二）常规腰椎间盘突出症的手术治疗

大多数腰椎间盘突出症患者通过非手术疗法可取得良好效果，需手术治疗的只是一小部分，占10%～15%。对于这部分患者，及时恰当的手术治疗，能迅速解除其痛苦，恢复劳动力，远期效果良好。

但如处理不当，也可发生严重并发症。手术的原则是，严格无菌操作，用最小的创伤，达到足够的暴露，保留可保留的骨和软组织结构，仔细妥善地去除病变，术后早日下床活动，以增进饮食，利于身体健康。对椎间盘突出症以及同时合并腰椎管狭窄症者，大多可以单侧暴露，可做半椎板或开窗切除。要防止遗漏椎间盘突出以及椎管狭窄减压不充分。

1. 手术适应证

1）症状重，影响生活和工作，经非手术治疗 3 ~ 6 个月无效，或症状严重，不能接受牵引、推拿等非手术治疗者。

2）有广泛肌肉瘫痪、感觉减退以及马尾神经损害者（如鞍区感觉减退及大小便功能障碍等），有完全或部分瘫痪者。这类患者多属中央型突出，或系纤维环破裂髓核脱入椎管，形成对马尾神经广泛压迫，应尽早手术。

3）伴有严重间歇性跛行，多同时有腰椎管狭窄症，或 X 线片及 CT 显示椎管狭窄症，非手术不能奏效，均宜及早手术治疗。

4）急性腰椎间盘突出症，根性疼痛剧烈无法缓解且持续性加重者。

2. 手术禁忌证

1）腰椎间盘突出症合并重要脏器疾患，不能承受手术者。

2）腰椎间盘突出症初次发作，症状轻微，经非手术治疗可获缓解；对其工作和生活影响并不明显者。

3）腰椎间盘突出症诊断并不明确，影像学也未见有椎间盘突出的特征性表现者。

3. 术前准备

1）全面体检，明确诊断及患者全身状态：除物理检查与 X 线片外，酌情选择其他的特殊检查。在目前情况下，一般均选择 CT 或 MRI 检查，以防误诊或漏诊。有时尚需应用脊髓造影检查。其他检查包括心、肝、肾、肺功能的各种化验和仪器检查，以早期发现重要脏器疾患，并应注意患者有无出血性倾向和各种药物的过敏史等。

2）向患者交代病情：由于术中与术后均需患者密切配合，因此应向其交代手术的大致程序，并提出相应要求与术前、术中、术后注意事项。但注意避免增加患者精神负担。

3）手术方案设计：应根据诊断及具体病情，由主治医生负责设计手术方案及具体操作程序。包括特种器械的准备、术前用药、麻醉选择、术中可能发生的意外及其处理对策、术后对护理的特殊要求及抢救药品的准备等均应充分考虑，并落实到具体执行者。

4）体位训练：如术中取俯卧位，术前应俯卧训练数日，并练习训练床上大小便。

4. 麻醉和体位　依手术者的经验与习惯，可以全麻或应用硬膜外麻醉、腰麻、局部浸润麻醉等。手术多取俯卧位或侧位，如取俯卧位，应以气垫或软枕等垫于胸腹部，避免受压。

5. 手术操作

1）切口：正中或微偏向患侧的纵向切口，一般应包括临床诊断病变椎间隙上下各一腰椎棘突。

2）暴露椎板：切开皮肤及皮下组织后，单侧病变行单侧椎板暴露，中央型或双侧椎间盘突出行全椎板暴露。沿患侧棘突切开韧带及肌腱，切开时刀锋应紧贴骨面。用骨膜剥离器将患侧肌肉从棘突和椎板上做骨膜下剥离，一直分离到关节突外侧。经填塞止血后放入椎板牵开器，即可清楚地暴露手术野。

3）椎间盘暴露：先探查最可疑的腰椎间盘。一般 L_5S_1 椎间隙较宽，不必咬除椎板骨质。以长柄小刮匙或薄而窄的骨膜剥离器分离黄韧带上下缘附着点。黄韧带附着于下位椎板后缘，较易分离；黄韧带上缘附着于上位椎板中分前面，分离时较困难，分离时小刮匙或薄骨膜剥离器紧贴椎板前内向上分离。用血管钳夹住黄韧带下缘稍向后牵引，于直视下紧靠外侧纵行切开黄韧带，用神经拉钩将黄韧带牵向内，即可暴露硬脊膜及外侧的神经根。如黄韧带增生肥厚影响暴露时可切除黄韧带。以神经剥离器从"窗"孔的外侧从上往下向内分离神经根，尽量勿损伤较大的血管，如遇出血，可用棉片压迫血管的上下端。以神经牵开器将神经根拉向内侧，即可见到突起的白色椎间盘。突出明显的椎间盘常将神经根压扁并向后顶起，往往与神经根有粘连。有的椎间盘突出处纤维环已破裂，将神经根粘连分离后，髓核自行脱出；少数髓核组织游离于后纵韧带下，要注意探查。如椎间盘不突起，可做椎间盘穿刺并注入生理盐水，若仅能容纳 0.5mL 以内，则此椎间盘无病变，应注意检查神经根管有无狭窄，并探查另一间隙 $L_{4、5}$ 椎间隙较小，常需切除 L_4 椎板下缘一部分骨质，才能按上法牵开黄韧带。有时因合并严重退行性变，黄韧带和椎板异常肥厚，关节突肥大，需行黄韧带和单侧椎板切除；有时尚需切除关节突的前内侧部分始能暴露侧方神经根。骨窗的扩大重点在外侧，突出的椎间盘常在关节突之前，因此骨窗向外扩大不够常会找不到突出的椎间盘，或切除椎间盘时将过度牵拉神经根，导致神经根牵拉性损伤，为避免神经根及椎前静脉损伤，手术应在直视下进行。为保护手术野的清晰，常用带有侧孔的吸引器去吸渗血，并用带有肾上腺素生理盐水棉片填塞（图 6-1-8 ~ 图 6-1-12）。

4）髓核摘除：用神经牵开器或神经剥离器将神经根或硬膜囊轻轻牵向内侧，即可暴露突出的椎间盘。纤维环完整者，用尖刀切开突出的纤维环，用髓核钳取出髓核，尽可能将椎间盘内碎片都取出。如椎间盘突出位于神经根内侧，尤其在较大的突出，神经根牵向内侧较困难，不必勉强将神经根牵向内侧，可就地进行摘除。应用髓核钳时，必须将此器械插入椎间盘内以后再张口夹取，以免损伤神经根。若在术前定位部位未发现突出时，必须找出相应神经根并追溯到椎间孔部，观察有无神经根嵌压、神经纤维瘤或极外侧型椎间盘突出。如临床表现及特殊检查定位清楚，手术发现又相吻合者，可不必再探查另一间隙，否则应扩大探查范围。

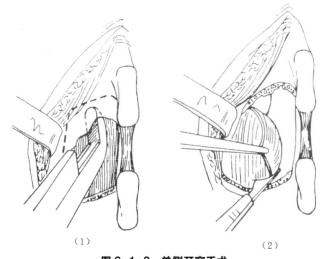

（1）　　　　　　　　　　　　　（2）

图 6-1-8　单侧开窗手术

（1）椎板咬骨钳切除部分上下椎板；（2）切除椎板间黄韧带

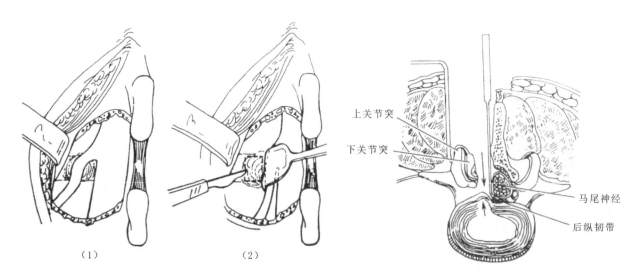

（1）　　　　　　　　　　　（2）

图 6-1-9　切除黄韧带后

（1）暴露硬膜囊和被压迫的神经根；

（2）牵开神经根和硬膜囊后，显露突出的椎间盘

图 6-1-10　椎板间开窗显露突出

　　　　　　　椎间盘的横断面示意图

上关节突

下关节突

马尾神经

后纵韧带

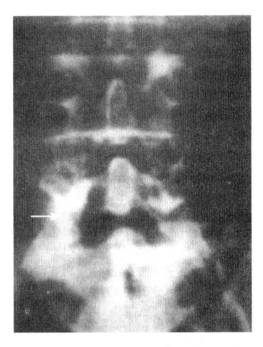 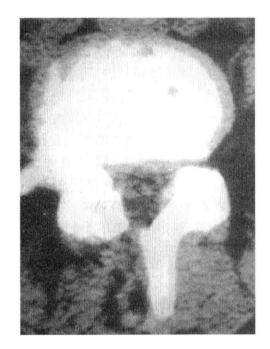

图 6-1-11　X 线片示 L₅S₁ 右侧椎板部分切除　　　　图 6-1-12　CT 示右侧椎板开窗

5）闭合伤口：分层缝合。术后常规放引流 24～48 小时。

6. 术后处理

1）术后患者腰部围一小中单，在搬动和翻身时，医护人员应扶持中单，保持腰部稳定，减轻损伤和疼痛。

2）术后 24 小时内严密观察双下肢及会阴部神经功能的恢复情况。如有神经受压症状并进行性加重，应立即手术探查，以防因神经受压过久出现不可逆性瘫痪。这种情况多因椎管内止血不完善，伤口缝合过紧、出血引流不畅以致神经受积血压迫所致。有时因椎管狭窄未完全解除，手术水肿炎症反应，可导致神经瘫痪甚至截瘫。

3）术后 24～48 小时拔除引流管。

4）术后常有小便困难，必要时扶持患者下床小便，尽量不做导尿。如 3 日内无大便腹胀者，可服用通便药物。

5）术后 24 小时，开始做下肢抬高练习，1 周后做腰背肌训练。术后 10～14 天拆线，卧床至少 3 天。以后可离床适当活动，3 个月后恢复正常活动。

（三）重建技术

腰椎融合术后相邻椎间盘退变加速、融合节段假关节形成等导致的术后顽固性腰腿痛已经引起人们的关注。旨在重建椎间盘生理功能的异体椎间盘移植、人工椎间盘置换、人工髓核技术的尝试以及基因治疗策略用于延缓或逆转椎间盘退变的试验研究是人们关注的新课题。

异体椎间盘移植目前因其易于早期退变、移位等问题尚难以临床应用。人工髓核假体（prostheticdisc nucleus，PDN）置换适用于少数纤维环相当完整、椎间隙高度大于 5mm 的腰椎间盘突出和椎间盘源性下腰痛患者，近期疗效（2～4 年）包括症状缓解、椎间隙高度恢复等较满意。其主要问题是假体移位和术后腰腿痛残留，材料的研发和制作工艺有待进一步深入。人工全椎间盘置换（artificial disc. replacement，ADR）目前可以考虑的适应证主要是腰椎间盘源性下腰痛、腰椎间盘切除术后失败综合征，而一般腰椎间盘突出应被视为禁忌证，因为大多数腰椎间盘突出症经常规减压和(或)融合术后长期疗效良好。任何一项技术适应证的选择是首要问题，因为如果适用于这种技术的情况极少或者有其他更安全、简单、有效的方法可使用，那么这种技术广泛应用就值得怀疑。国内有作者将此技术主要应用于腰椎间盘突出症，甚至应用于 18 岁的腰椎间盘突出症患者，我们认为这明显不妥。由于人体椎间盘结构和功能的复杂性，生物材料、制作工艺以及假体界面同定技术等均难以达到对其期望寿命的要求，而且潜在的并发症和昂贵价格问题也显而易见。

（四）腰椎间盘突出症手术的内固定指征

腰椎间盘突出症行椎间盘切除术时是否需行内固定，在脊柱外科领域有很大的争议。显然，椎间盘髓核突出是引起腿痛的唯一或主要原因，经椎板间开窗减压切除突出椎间盘后可获得很好的疗效。然而，当髓核突出伴有超过 6 个月或更长时间的腰痛时，并认为基于椎间盘退变是节段不稳的原因或因不稳造成椎间盘退变时，应考虑行融合手术（图 6-1-13）。在复发性腰椎间盘突出，二次手术时可考虑行融合手术，因为复发说明不稳，而且显露这个节段时需做更大的暴露可导致不稳。

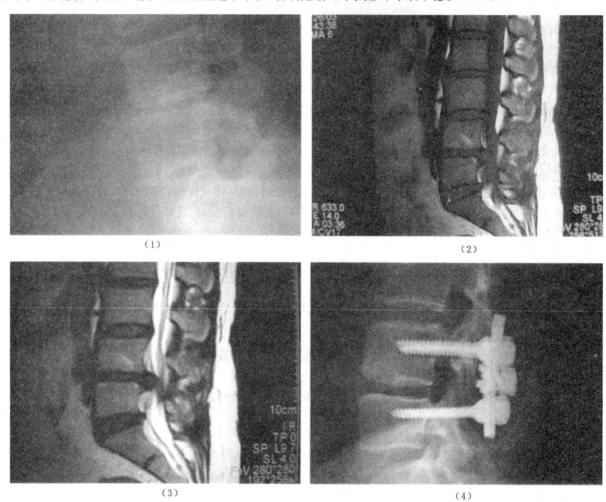

（1）　　　　　　　　　　　　　　　　　　　（2）

（3）　　　　　　　　　　　　　　　　　　　（4）

图 6-1-13　55 岁男性患者，腰痛 12 年伴右下肢放射痛 2 年

（1）动力位 X 线片示 L4、5 不稳；（2）MRI T1 加权示 L4、5 椎间盘突出；（3）T2 加权示 L4、5 椎间盘突出；（4）行 L4、5PLIF 手术，术后腰腿痛症状完全消失

第二节　腰椎管狭窄症

一、腰椎管狭窄症的基本概念

（一）腰椎椎管狭窄症定义

先天性发育性腰椎椎管狭窄症源于先天椎管发育不全，以致椎管本身或根管矢状径狭窄而致使脊神经根或马尾神经遭受刺激或压迫，并出现一系列临床症状者。因后天伤病而引起的椎管狭窄属于继发性（或获得性）椎管狭窄。

在临床上，腰椎椎管狭窄症是导致腰痛或腰腿痛最为常见的疾病之一，是一种慢性、进行性硬膜囊及马尾神经受累疾病，是由椎管或根管狭窄引起其中内容物受压而出现相应的神经功能障碍。

（二）腰椎椎管狭窄症简介

椎管狭窄症（vertebral canal stenosis），从总体概念上来讲，是指因组成椎管的骨性或纤维性组织异常，引起椎管有效容量减少，以致位于管道中的神经组织受压或刺激而产生功能障碍及一系列症状。

追溯历史，早于 1802 年 Portal 就发现当脊柱弯曲时可压迫椎管内结构。1900 年 Fraenke 报道胸椎椎板肥厚压迫脊髓的病例。1910 年 Sumito 曾报道因软骨发育不全发生的椎管狭窄。1911 年 Bailey 提出退变增生所产生的椎管狭窄。1937 年 Parker 报道黄韧带肥厚产生的椎管狭窄。但真正把腰椎椎管狭窄症作为一种独立疾病被阐述是 1954 年由 Verbiest 对椎管狭窄症做了较为系统的介绍之后。Shatzker 等认为椎管狭窄是由于椎管结构异常所致的局限性椎管狭小。1955 年 Shlesinger 第一次提出骨性侧隐窝的概念，并指出在腰骶水平椎间孔的内侧存在骨性侧隐窝。而 Kinkaldy-Willis 等则认为椎管狭窄是骨性腰椎椎管的前后径和横径较正常狭窄或伴有椎管横断面的形态异常。

Verliest 提出的"发育性椎管狭窄症"，强调狭窄发生在椎管的骨性结构，发育不良为造成椎管狭窄的原因，并提出 X 线片测量椎管矢径小于 10mm 的属于绝对狭窄，10～12mm 为相对狭窄。后来许多作者研究认为：单纯先天的椎管狭小一般是不产生脊髓及脊神经根病变的，只有在此基础上再附加其他病变方才发病。根据多年的研究，我们发现椎管狭窄除椎体后方的中央管矢状径外，两侧的根管如果从正常之 5mm 减少至 3mm 以下，同样引起根性症状，甚至更为明显。但个体差异相距甚大，正常椎管者如遇到硬膜囊过大者，同样可以出现椎管狭窄症状，笔者曾施术多例。好在当前 MRI 及 CT 扫描已广泛用于临床，从而对本病的诊断变得更加容易。

（三）腰椎椎管狭窄症分类

在临床上，一般将腰椎椎管狭窄症分为以下两大类：

1. 先天发育性椎管狭窄症　本型又可称为原发性腰椎椎管狭窄症，在临床上又可分为以下两种类型：

1）特发性腰椎椎管狭窄症：本型较为多见，且有地区性与家族性特点。发育性狭窄从病理解剖观察，其主要特点是：

（1）椎管矢径狭小，尤以中部。

（2）多节椎管发病，一般在 2 节以上。

（3）椎板头侧缘矢径 A 与椎板尾侧缘矢径 B 的比值（ratio of the sagittal diameters，RMD）即 A/B=BMD 正常在 1 以下，如大于或等于 1，则为发育性狭窄。

单纯发育性狭窄者在腰椎管狭窄症所有病例中占 1%～2%，说明发育性狭窄症并非多见，因此，对于任何原因的狭窄，首先应考虑是否继发性狭窄症。

2）软骨发育不全性（achondroplasia）腰椎椎管狭窄症：临床上少见，其为本病诸多症状中的一种表现。

2. 后天获得性椎管狭窄症

1）退变性腰椎椎管狭窄症：是最常见的一种，约占腰椎管狭窄症的 60%。椎间关节退变起源椎间盘膨出、椎间隙狭窄、椎体后缘增生、黄韧带肥厚、小关节增生肥大、椎间节段性失稳、水平位移等均可造成椎管内马尾神经受压。椎间盘突出症是最常见的退变性脊椎病，因此与退变性狭窄常有交叉，造成诊断上的混乱，并直接影响治疗方法的选择等。因此，以何者为主应加以区别，在临床上本型又可分为以下三种类型：

（1）中心型：病变主要位于椎管，临床上较为多见。

（2）周围型：其病理改变位于根管；可一侧性或双侧性，以后者为多见。

（3）退变性脊椎滑脱：因椎节松动，以致引起腰段或腰骶段以纤维性管道狭窄为主、骨性管道狭窄为次的椎管狭窄，并引起马尾或根性症状。

2）创伤性腰椎椎管狭窄症：指因腰椎骨与关节外伤本身，以及其后的骨痂生成、骨折片移位及增生性反应等，均可引起椎管狭窄。此型临床上亦较为多见，应注意及早予以判定，并选择相应的治疗措施。

3）医源性腰椎椎管狭窄症：指因腰骶部各种手术，包括椎板切除术或脊椎融合术或内固定及髓核溶解术等均有可能因骨质增生或骨痂形成而引起椎管和（或）根管狭窄。

4）混合型腰椎椎管狭窄症：指多种因素共存者，大多是以轻度先天发育性为主，伴有退变性及椎间盘突出等任何两种以上混合并存者。

5）其他腰椎椎管狭窄症：指上述几种原因外的各种病因，例如氟骨症、畸形性骨炎及特发性脊柱侧凸等均可引起椎管狭窄。

（四）腰椎椎管狭窄症病理解剖特点

1. 概述　从病理解剖角度来看，凡是腰椎椎管、神经根管或椎间孔的骨性与纤维性结构出现增生、肥厚、内陷及其他占位性改变，均可引起管腔狭窄而对马尾或神经根造成刺激或压迫而出现各种症状，此类病例统称为腰椎椎管狭窄症。

2. 原发性腰椎椎管狭窄　主要是由于椎节在生长过程中因发育不良所造成的，其中包括椎弓根变短、两侧椎弓根横径间距较近、两侧椎弓与棘突相交的夹角狭小、发育性椎板肥厚、椎体后缘或小关节的骨质肥大或变异等均属于此范畴。

3. 继发性椎管狭窄

1）主要病理解剖特点：继发性椎管狭窄症是指后天因素所造成的，其中包括黄韧带的肥厚（亦可为先天性，但少见）与松弛、椎体间关节的松动与脱位、椎间盘的突出与脱出、小关节突及椎体后缘的骨质增生等均属后天因素，其大多见于成年之后。医源性椎管狭窄症是由于医疗后所产生者，其原因有腰椎髓核摘除术后并行自体植骨、椎弓骨折行异体植骨、棘间韧带切除行椎体融合术、压缩性骨折后行脊椎融合术等。这些患者都可能在植骨融合过程中，由于骨质的过度反应而逐渐出现腰腿痛，并伴有马尾性间隙跛行。因退变性所致的骨性狭窄在临床上相当多见，尤其是我国进入老年社会后。其病理改变主要有椎体后上缘骨质增生，此时，增生的骨质可以从前方向后突入侧隐窝；关节突的增生与肥大亦可使侧隐窝狭窄；此外，椎间盘及椎体退变引起椎节滑脱，亦归属退变性。软组织改变引起狭窄主要指椎间盘退变性纤维环膨出、突出与脱出、黄韧带肥厚、后方小关节囊的松动与内陷等。他们均可使黄韧带和椎间隙过度狭窄而挤压神经根。

2）侧隐窝多呈狭窄性改变：侧隐窝（lateral recess），实质上是椎管向两侧延伸之间隙处，大多存在于三叶草形椎管两侧边缘处。侧隐窝有上、下两段之分：

（1）上部：为骨关节组织，其构成：前方为椎间盘纤维环及椎骨后上缘，后方为上关节突冠状部、关节囊、黄韧带及下关节突前缘，外为椎间管（孔）狭窄的下部，内则向硬膜囊，呈开放状。

（2）下部：为骨性结构，其构成：前为椎体后面，后为椎板峡部，外侧为椎弓根，内为硬膜囊，外下为椎间管（孔）内口，为一略呈三角形的扁间隙（图6-2-1）。

侧隐窝前后径在3mm及以下者为狭窄，5mm以上为正常。

除前述解剖因素外，骨化的后纵韧带向侧方的隐窝延伸亦可造成神经根压迫。侧隐窝空间的大小与椎管的发育形态有密切的关系。圆形、椭圆形及三角形椎管者，因其侧隐窝浅，不易发生狭窄，而三叶

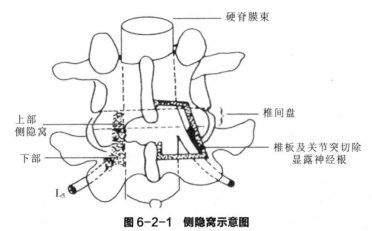

图6-2-1　侧隐窝示意图

草形椎管状态下的侧隐窝大多较深，前后径小，从发育上就存在狭窄的因素。因此，侧隐窝狭窄症都发

生在下位腰椎，以 $L_{4、5}$ 及 L_5S_1 的三叶草形椎管的病例发生率最高，达 95% 以上。

3）其他病理解剖特点

（1）硬膜外改变：腰椎椎管狭窄症病例手术后病理切片常可发现有黄韧带肥厚或钙化，硬膜外脂肪变性或纤维化，硬膜外亦可出现纤维束带形成及粘连等病理改变。

（2）椎板增厚：凡椎板厚度超过 8mm，黄韧带厚度超过 5mm 者，可视为增厚。

（3）椎间盘病理解剖改变：腰椎椎间盘的病理改变可分为三种形态：椎间盘膨出（bulging）、椎间盘突出（protrusion，herniation）与椎间盘脱出（prolapse），实质上，其是三个不同的病理过程。椎间盘的膨出一般有两个因素：一是间盘退行性变而发生脱水和纤维性变，失去固有的弹性而向周围膨出；二是退变的间盘纤维发生放射性裂隙，但此时髓核仍在纤维环内。椎间盘突出是外层纤维环断裂后髓核经断裂部外逸，并将后纵韧带与骨膜撕裂，通过后纵韧带形成对硬膜囊压迫的"疝"样突起，并压迫硬膜囊而脱出，则是在前者基础上，髓核穿过后纵韧带上的裂隙进入椎管，并对硬膜囊直接形成局限性的致压物而压迫神经组织。个别情况下，髓核可穿过硬膜而进入椎管内。临床观察发现，膨出的椎间盘大多数是腰椎管狭窄症的组成部分。

（五）腰椎椎管狭窄症临床症状及其病理生理学基础

在腰椎椎管狭窄的病理解剖基础上，本病同时具有其独特的病理生理特点，并构成本病发病机制区别于其他伤患的自身规律。在临床上主要表现为以下三大临床特点，现将其症状及病理生理学基础一并阐述。

1. 间歇性跛行

1）临床表现：即当患者步行数百公尺（严重病例仅数十步）后，出现一侧或双侧腰酸、腿痛、下肢麻木、无力，以至跛行。但当稍许蹲下或坐下休息数分钟，又可继续步行；因有间歇期，故名间歇性跛行。

2）病理生理学基础：上述临床症状的出现，主要是由于下肢肌肉的收缩使椎管内相应脊节的神经根部血管丛生理性充血，继而静脉瘀血，使此处微循环受阻而出现缺血性神经根炎。当稍许蹲下或坐、卧后，由于消除了肌肉活动的刺激来源，瘀血的血管丛恢复常态，从而也使椎管恢复了正常的宽度，因此症状也随之减轻或消失。

2. 主诉与客观检查的矛盾

1）临床表现：在本病的各期，均有许多主诉，尤其是当患者长距离步行或处于各种增加椎管内压的被迫体位时，主诉更多，甚至可有典型的坐骨神经放射性疼痛表现，但在就诊检查时多无阳性所见，直腿抬高试验常为阴性。

2）病理生理学基础：此主要是由于临诊前的短暂休息及恢复前屈体位而使椎管内容积增加，内压也随之恢复到原来的状态，同时根管内静脉丛瘀血的迅速恢复亦有助于消除症状。这种主诉与体检的不统一性，易误为"夸大主诉"或"诈病"。但在本病后期，由于各种附加因素，如合并椎间盘脱出、骨质增生和椎管内粘连等，可构成椎管内的持续性占位病变而有阳性体征出现；但有动力性加剧这一特征。

3. 腰部后伸受限及疼痛

1）临床表现：指腰椎向后仰伸时患者诉说局部疼痛，并可放射至双侧或单侧下肢；但只要改变体位，包括将身体前屈或蹲下，或是开步行走，或骑车上路，症状则立即消失。此种现象亦可称之"姿势性跛行"。

2）病理生理学基础：此组症状的发生主要是由于管腔内有效间隙减少或消失之故。因为当腰椎由中立位改变到后伸位时，除使椎管后方的小关节囊及黄韧带挤向椎管和神经根管外，椎管长度亦缩短2.2mm，椎间孔亦相应变狭，椎间盘突向椎管，神经根横断面亦随之增粗，以致管腔内压急骤增高。因此患者后伸必然受限，并由此而出现各种症状。但将腰部恢复至伸直位或略向前屈，则由于椎管又恢复到原来的宽度，症状也立即消除或缓解。因此这类患者虽不能挺胸站立，却可以弯腰步行，能骑车（即体位型者）。但如同时合并腰椎椎间盘脱出症时，则腰部不能继续前屈甚至微屈也出现腰痛与坐骨神经痛症状。

除上述三大临床表现外，在临床上亦可出现其他症状，主要有：

1. 腰部症状　表现为腰痛、无力、易疲劳等一般性腰部症状，此主要是由于椎管内窦－椎神经受刺激之故；但屈颈试验呈阴性，此不同于腰椎间盘突出症。

2. 下肢根性症状　多为双侧性，可与腰椎间盘突出症时相似，但其以步行时为甚，休息后即缓解或消失，因此直腿抬高试验多为阴性。此组症状亦因椎管和（或）根管狭窄之故。

3. 反射异常　跟腱反射易受影响而出现减弱，此主要是由于腰椎部位愈低则椎管愈狭窄之故，因此 L_5S_1 段易被波及而影响跟腱反射；而膝腱反射大多正常。

（六）马尾及脊神经根局部的病理解剖与病理生理特点

腰脊神经根遭受挤压为椎管狭窄症的主要病理特征，形成此种状态有多种方式，归纳下来，基本上不外乎以下 4 种形式：

1. 关节下受压　神经根的走向是由上内向下外方走行，当其绕过椎弓根穿出椎间孔之前，它沿上关节突的内侧缘通过，此时，如果上关节突肥大，则可使神经在关节突和椎体后缘之间受压，此在临床上并非少见（图 6-2-2）。

2. 椎弓根处扭曲受压　当椎间盘严重变性时，间隙也相应变窄，以致两椎体靠近。与上椎体下降的同时，其椎弓根处的神经根亦可能被挤压于广泛膨出的间盘和其上方的椎弓之间的沟槽道内，并出现扭曲（图 6-2-3）。

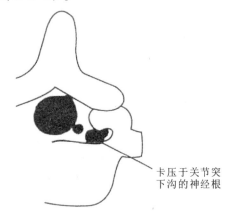

卡压于关节突
下沟的神经根

图 6-2-2　神经根受压的第一卡口在关节突下沟内

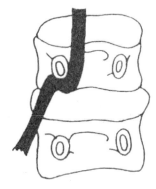

图 6-2-3　神经根受压的第二卡口在椎弓根下发生扭曲

3. 椎间孔内嵌夹　当神经根穿越椎间孔时，它接近下椎体的上关节突内侧；由于椎节的狭窄使椎间孔重叠，以致神经根恰好被上关节突所挤压。

4. 中央管内受挤压　这是椎节退变的后果。此组病理改变包括椎间隙狭窄、纤维环弥漫性膨出、黄韧带皱褶、椎板向后重叠等而使椎管变窄。在此种继发性改变状态下，由于椎间关节的骨质增生向中线侵占，以致使椎管更加狭小。狭窄的椎管可压迫马尾神经产生马尾性间歇性跛行，其可分为姿势型和缺血型两种。

1）姿势型跛行：即在站立和伸腰时都可使症状加重。Breig 曾在尸体上观察到伸腰时腰椎椎管可缩短 2.2mm，此时神经组织相应缩短变粗，但椎管壁的黄韧带则松弛前凸，椎间盘膨隆后凸，椎管造影剂在后伸位不易通过，改为向前弯腰位，则可解除。

2）缺血型跛行：是下肢运动时支配下肢的相应神经缺血引起神经功能障碍行走无力，出现跛行，稍停后可改善。此型发病与腰椎伸直无关，改变体位将不受影响，但与血内氧张力有明确关系。因为在肌肉活动时，相关节段的脊髓血供增加，相应神经根在传导冲动时需氧量亦大为增加。与尾神经的血供都来自前后根动脉，这些动脉都是末梢动脉，不与其他动脉发生侧支联系。当有腰椎椎管狭窄时，这些根动脉大多受到部分梗阻或压迫，使其在活动时不能扩张，从而引起马尾神经的血供不足而发生症状；停止活动后，症状即可改善。

（七）腰椎椎管狭窄症的临床表现

1. 发病特点　发育性腰椎椎管狭窄症虽多属胎生性，但真正发病年龄大多在中年以后。而主要因退变所致者年龄要大于前者 10～15 岁，因此，多见于老年患者。本病男性多于女性，可能与男性劳动强度和腰部负荷较大有关。初次发病常在不知不觉中逐渐出现症状。

2. 主要症状 如前所述，本病主要症状为腰骶部疼痛及间歇性跛行。腰骶部疼痛常涉及两侧，站立、行走时加重，卧床、坐位时减轻。主诉腿痛者比椎间盘突出症者明显为少。症状产生原因除椎管狭窄外，大多合并椎间盘膨出或侧隐窝狭窄所致。

70%～80%患者有马尾神经性间歇性跛行，其特点是安静时无症状，短距离行走即出现腿痛、无力及麻木，站立或蹲坐少许时间症状又消失。病变严重者，挺胸、伸腰、站立亦可出现症状。马尾神经性间歇性跛行与闭塞性脉管炎的血管性间歇性跛行不同处是后者下肢发凉，足背动脉搏动消失，而感觉、反射障碍较轻，且冷水诱发试验阳性（无必要者不需测试）。椎间盘突出症的根性痛及间歇性跛行平时有腿痛，且大多为单侧性。

尽管患者主诉较多，但在早期安静时体检常无发现，腰椎后伸诱发疼痛较前屈多，直腿抬高试验在单纯性椎管狭窄者可为阴性，但在继发性椎管狭窄症者阳性率可高达80%以上。步行时小腿无力，并有麻木感。原发性者多无肌萎缩症，但继发性病例，尤其是腰椎间盘突出症者最为明显。

归纳以上症状，即前述的间歇性跛性，主诉多阳性体征少及伸腰受限等临床特征。

3. 侧隐窝型（根管）狭窄症的临床表现 与椎管狭窄症者相似，侧隐窝狭窄之病例亦多发生于中年以上，男多于女。其症状亦随年龄增长、退变加剧而加重。男性之所以多见，主要是因为男性侧隐窝狭而深，神经周围保留间隙小，增生较重而易出现症状。

患者多有较久的腰腿痛史。腿痛常较椎管狭窄及腰椎间盘突出症者为重，亦可因劳累、外伤而发病或加重病情，神经根麻痛大多沿 L_5 或 S_1 神经根走行放射，神经根性间歇性跛行较前者更为明显，甚至行走数百步至数十步即可发病，蹲位或停止步行则缓解。

检查时大多数病例无阳性体征，少数有脊柱生理弯曲消失或侧凸，但不如前者及椎间盘突出症者重，脊柱后伸可诱发或加重肢体麻痛，但如神经根已麻痹者可无。感觉障碍有无及其程度视狭窄轻重而不同，重者可出现受损神经支配区感觉、运动障碍，反射减弱或消失。

（八）腰椎椎管狭窄症的诊断

1. 椎管狭窄症的诊断 本病诊断主要根据前述的三大临床特点，尤应注意长期的腰骶部痛、两侧性腿不适、马尾神经性间歇性跛行、静止时体检多呈阳性发现等为本病特征。凡中年以上患者有以上特征者，均应疑及本症而需做一步检查，包括：

1）X 线片：在发育性或混合性椎管狭窄者，主要表现为椎管矢状径小，椎板、关节突及椎弓根异常肥厚，两侧小关节移向中线，椎板间隙窄；退变者有明显的骨增生。

在侧位片上可测量椎管矢状径（图6-2-4），14mm 以下者示椎管狭窄，14～16mm 者为相对狭窄，在附加因素下可出现症状。也可用椎管与椎体的比值来判定是否狭窄。

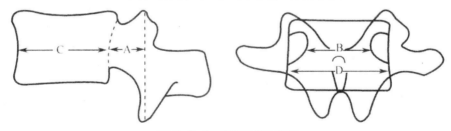

图 6-2-4 椎管及椎体测量

A. 椎管矢径；B. 椎管横径；c. 椎体矢径；D. 椎体横径

2）CT、CTM 及 MRI 检查：CT 扫描可显示椎管及根管断面形态，但不易了解狭窄全貌；CTM 除了解骨性结构外，尚可明确硬膜囊受压情况，目前应用较多。此外，MRI 更可显示腰椎椎管的全貌，目前大多数骨科医生已将其作为常规进行检查。

3）椎管造影：常在 $L_{2、3}$ 椎间隙穿刺注药造影，此时可出现尖形中断、梳状中断及蜂腰状改变；基本上可了解狭窄全貌。本检查属有创式。

2. 侧隐窝狭窄症的诊断 凡具有腰痛、腿痛、间歇性跛行及伴有根性症状者，均应疑有侧隐窝狭窄症，并做进一步检查；但在临床上多与前者并发。

1）X线片：于X线片上可有椎板间隙狭窄，小关节增生，椎弓根上切迹矢状径变短，大多小于5mm；在3mm以下者，即属侧隐窝狭窄症。此外，上关节突冠状部内缘内聚，亦提示可能有侧隐窝狭窄性改变。

2）CT、CTM及MRI检查：CT扫描能显示椎管的断面形状，因而能诊断有无侧隐窝狭窄及有无神经根受压；CTM显示得更为清楚。MRI可显示三维影像，可同时确定椎间盘退变的程度、有无突出（或脱出）及其与硬膜囊、与脊神经根之间的关系等。

3）椎管造影：用非离子型碘造影剂omnipaque或isovist造影，可见神经根显影中断，示有侧隐窝狭窄或神经根受压症，但此种检查不易与椎间盘突出症所致的压迫相区别。

（九）腰椎椎管狭窄症的鉴别诊断

本病主要与下列疾病鉴别：

1. 腰椎间盘突出症　为最易混淆的疾患。其鉴别要点主要依据：

1）单纯椎间盘突出时一般不具有三大症状。

2）根性症状十分剧烈，且出现相应的体征改变。

3）屈颈试验及直腿抬高试验多阳性，而椎管狭窄症时则阴性。

4）其他，必要时可行磁共振成像或脊髓造影等检查。但应注意二者常可伴发。

2. 坐骨神经盆腔出口狭窄症　本病的特点是：

1）腰部多无症状，腰椎后伸范围正常。

2）压痛点主要位于环跳穴处。

3）有典型的坐骨神经干性受累症状。

4）如与腰椎椎管狭窄症伴发，则出现该病的三大症状等。

3. 马尾部肿瘤　早期难以鉴别，中、后期主要表现为：

1）以持续性双下肢及膀胱商肠症状为特点。

2）疼痛呈持续性加剧，尤以夜间为甚，非用强效止痛剂不可入眠。

3）腰穿多显示蛛网膜下腔梗阻、蛋白定量升高及潘氏试验阳性等。

4）其他，困难者可借助于其他特殊检测手段，MRI检查有确诊价值。

4. 腰段继发性粘连性蛛网膜炎　本病与腰椎椎管狭窄症具有一定的因果关系。椎管，尤其是根管长期受压可继发本病，并多从根袖处开始，逐渐发展至全蛛网膜下腔。因此，对一个长期患腰椎椎管狭窄症的病例，如拟手术，则不需要一定在术前与本病进行鉴别，可在术中根据硬膜囊状态决定是否行蛛网膜下腔探查术。

5. 其他此外，本病尚应与下腰椎不稳症、增生性脊柱炎、腰椎其他先天性畸形、腰椎感染性及慢性腰肌劳损等疾患进行鉴别。

二、腰椎管狭窄症的治疗

本病轻型及早期病例以非手术疗法为主，无效者则需行手术扩大椎管。

（一）腰椎椎管狭窄症的非手术疗法

1. 传统的非手术疗法　主要强调以下几点。

1）腹肌锻炼：以增加脊柱的稳定性。

2）腰部保护：包括腰围外用，避免外伤及剧烈运动等。

3）对症处理：理疗、药物外敷等。

2. 药物疗法　目前尚无特效药物，以活血化瘀及神经营养药等为主，可酌情选用。

（二）腰椎椎管狭窄症的手术疗法

【手术病例选择】

1. 非手术疗法无效者　此组病例大多系继发性腰椎椎管狭窄症者。

2. 经常发作者 凡发作频繁、已影响工作及日常生活的病例。

3. 根性症状较明显者宜 及早施术，以免继发蛛网膜粘连。

【临床上较为常用的术式及其选择】

1. 因黄韧带肥厚所致者仅行黄韧带切除术即可。

2. 一般骨性椎管狭窄者 对症状严重者，应行椎管扩大减压术。

3. 侧隐窝狭窄者 在确认受压神经根后，取扩大开窗或半椎板入路，凿去小关节突内半，再沿神经根向下切除相邻椎板上缘，以扩大神经根管，直到神经根充分松解为准。术中不宜挤压神经根。

4. 单纯小关节变异、肥大者 应将向椎管内突出的骨质切除，术式与前者相似。

5. 合并椎间盘突（脱）出症者 应于术中一并摘除。

6. 术中发现硬膜囊增厚、纤维变、搏动消失，甚至变形者 可将硬膜切开，在蛛网膜外观察。如有粘连物或蛛网膜本身已肥厚时，则应将蛛网膜切开探查，并行松解术。

7. 伴有椎节不稳定者 可行椎弓根钉固定术或椎体间融合术（目前多选用Cage），或是二者并用。一般病例于术后 2 ~ 3 周下地活动；对内固定确实者，多在术后 1 ~ 2 天下床行走。

【术式介绍】

1. 手术适应证

1）发育性腰椎椎管狭窄症：诊断明确，经非手术疗法治疗无效者。

2）继发性腰椎椎管狭窄症：在处理原发病的同时，将椎管扩大减压。

3）其他：合并腰椎间盘脱出症的腰椎椎管狭窄症者及腰椎椎管内肿瘤等，可同时施术。

2. 麻醉及体位 全麻及局麻为多用，或其他麻醉，俯卧位较方便，亦有习惯侧卧位者。

3. 术式

1）切口：一般位于 L_1 ~ S_1 段，因此切口范围多取该段正中纵形切口。

2）暴露椎板：按常规。

3）暴露椎管及后路减压：与前述基本相似，但椎管狭窄症（发育性）者，其椎管不同于一般椎管，易出现某些情况，因此在操作时应注意以下特点：

（1）黄韧带：多较厚（严重者其垂直厚度可在 0.6 ~ 0.8cm 以上）及内陷，且其内壁多与硬膜囊相贴在一起，或有粘连。因此在切开及切除时应小心，切勿过深而伤及硬膜囊或马尾神经。

（2）椎板：不仅椎板较厚（多超过 4mm），且两侧椎板之间所构成的夹角较小，因此不仅放置椎板咬骨钳困难，且咬切时甚易滑动、变位而不易切除。因此，宜采用头部较狭的长柄咬骨钳，在操作时尽量与椎板保持垂直状。对操作十分困难者，亦可选用长柄尖头四关节鹰咀咬骨钳呈纵向切开椎板。

（3）小关节：多呈增生或畸形状，因此使管径呈现明显的节段性狭窄（或节段性加剧）。对突至椎管内的小关节部分应将其切除，其余部分则应尽量保留，即在扩大椎管的同时，尽力保持腰椎诸结构的完整性。

（4）椎管：严重发育性狭窄者管径仅为正常人的 1/2 或 2/5，不仅硬膜外脂肪消失，且硬膜囊可被束成细条状，并于小关节处形成蜂腰状外观。为此，作者主张采取椎管扩大压术，不仅椎管应充分减压，且注意根管亦获得减压。

（5）椎管的减压范围：一般以 L_4 ~ L_5 及 L_5 ~ S_1 为多见。减压后硬膜囊仍未出现搏动，或是细导尿管无法再向深部插入达 5cm 者，表明椎管减压范围不足，应根据是否有临床症状而决定需否再扩大减压范围。切记：以临床为主。

（6）硬膜囊：易与周围组织形成粘连，如需牵拉时，应先行分离松解。如伴有蛛网膜下腔粘连时，则需行松解术。

（7）椎管前壁：可能有隆突物，应酌情进行切除。对椎管十分狭小者，操作非常困难，术前及术中必须充分认识，切忌造成脊神经根或马尾的误伤。

4）椎节固定：对以下情况可采用内固定：①腰椎不稳定。②腰椎滑脱。③腰椎侧凸。④预计减压范围较大时。目前多选用椎弓根钉技术。

5）闭合切口：施术完毕，用冰盐水反复冲洗术野，清除异物，而后依序缝合诸层。

【术后处理】 术毕冲洗创口，彻底止血，裸露的硬膜囊及神经根可取薄片脂肪覆盖，并置负压引流管，以减少粘连。在恢复期中，除一般注意事项外，应加强腰背肌及腹肌锻炼，并防止外伤。

【注意事项】

1. 避免在椎板切除处行植骨融合术　植骨块应置于椎弓根钉外侧；切忌将骨块（片）置于与椎管相近的椎板上，因其可引起继发性椎管狭窄症，其后果较原发性者更为复杂，应避免。

2. 对多节段严重型狭窄者　有人试将几节椎板自狭窄部整块切下，将内板切除后再盖上。从理论上讲，此既可扩大椎管完成减压，又可保留椎板及保护硬膜囊，并可减少瘢痕压迫。但此种手术技术要求较高，需临床实践经验丰富者，否则反而形成压迫。

3. 原发性椎管狭窄症者　其椎板厚度可达1cm或更多，硬膜囊与椎板间无保留间隙，甚至有粘连，切除不易；此时不允许将椎板咬骨钳插至椎板下方，可用鹰嘴咬骨钳呈水平位切除椎板骨质。在操作时务必小心，手术应尽力保护硬膜囊及神经不受损伤。

【严重型腰椎椎管狭窄症处理】　此种严重型病例，大多是在先天发育型椎管狭窄的基础上，加上后天诸多诱发因素使椎管狭窄程度加剧，尤其是多次手术者，如果减压不彻底，可因术后创伤反应加剧病情不得不继续治疗，包括再次手术。但此种病例必须全面认识清楚，尤其是对病理解剖状态要认真分析，并找出造成目前状态的主要因素。笔者曾遇到多例此类患者，其中1例已施术5次，且为体态较胖、施术难度极大的男性患者，经过术前的充分准备，在全身麻醉下施术8小时，仅切除椎管及手术入路途径中的瘢痕组织即达500余克，并施以皮瓣转移等，终于获得满意的恢复，从术前长期卧床，到术后步行来院（术后随访）（图6-2-5）。

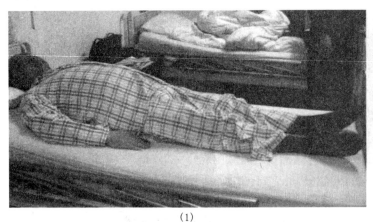
（1）

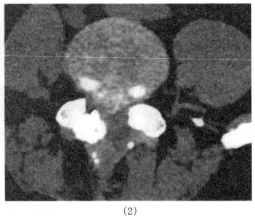
（2）

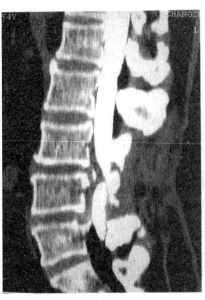
（3）

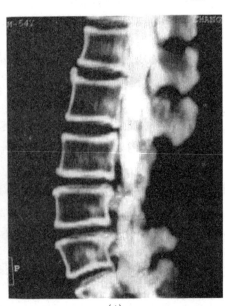
（4）

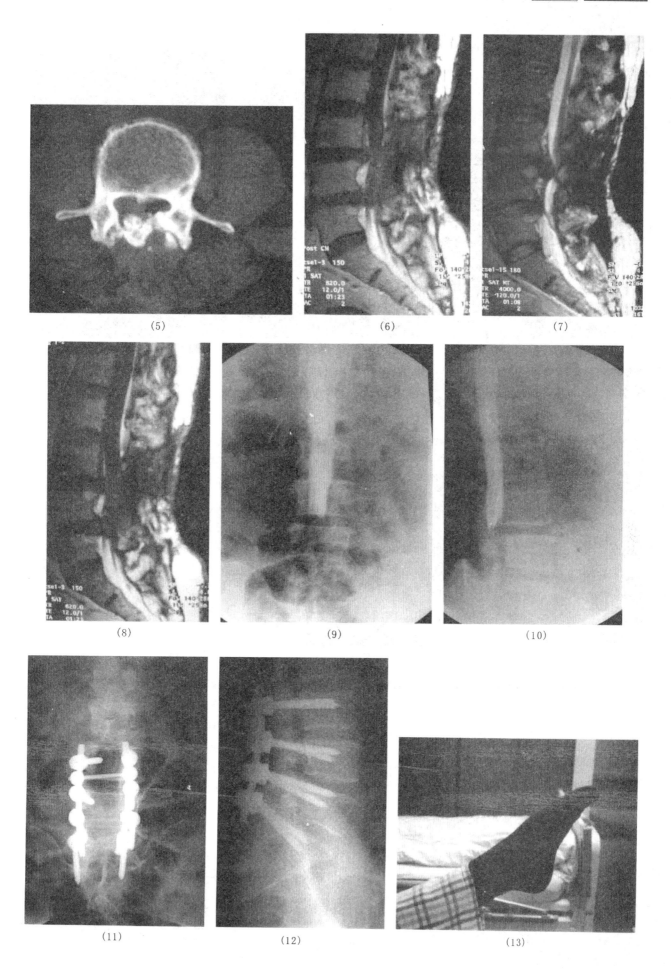

(5)

(6)

(7)

(8)

(9)

(10)

(11)

(12)

(13)

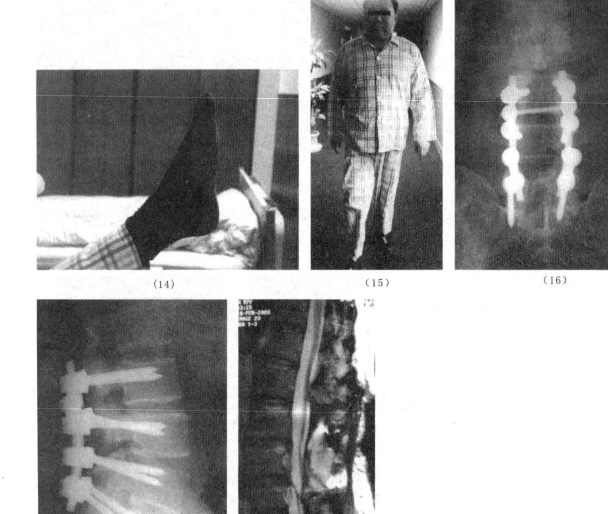

（14）　　　　　　　　　　　（15）　　　　　　　　　　　（16）

（17）　　　　　　　　　　　（18）

图6-2-5　患者男性，54岁，因双下肢感觉、运动功能障碍已行5次腰椎后路手术，症状缓解不满意

（1）此次术前双足下垂，CT、CTM、MRI及腰椎椎管造影均显示严重椎管狭窄伴硬膜囊致压症。来院时呈卧床状态，双足下垂；（2）～（10）为影像学检查所见。于2002年底行第6次手术，术中广泛椎管减压，切除瘢痕组织达540g之多；（11）、（12）恢复椎管形态及硬膜囊搏动后施以椎弓根螺钉内固定及腰骶部皮瓣转移术；（13）、（14）术后患者足部活动逐渐恢复；（15）3个月后随访，步行来院；（16）、（17）影像学检查显示内固定良好；（18）椎管减压满意，腰骶部硬膜囊形态已恢复

第七章 脊柱融合

第一节　脊柱植骨术的基本原则

一、植骨的目的与要求

植骨的目的为在脊柱手术中通过应用自体或异体及骨替代物填补、桥接缺损，通过类似于骨折愈合的生理过程促进脊柱融合。理想的材料应具备骨生成、骨诱导和骨传导特性。骨生成指它们包含有成骨细胞，能够直接成骨；骨诱导指能够诱导未分化干细胞或骨原细胞分化成成骨细胞的细胞因子；骨传导是指能够提供一个支架结构供骨细胞黏附和生长。

二、取骨区的选择

自体骨常选择取自患者髂嵴，具体部位取决于手术体位如前面或后面。根据手术的类型及需要还可以选择其他部位如手术部位的椎体、棘突、椎板、肋骨，必要时从胫骨或腓骨处取骨。

三、取骨方法（取自体髂骨的手术技术）

切开取骨区皮肤及皮下，显露髂嵴，根据所需植骨块大小进行规划，用骨凿凿取相应大小骨块。建议应用双层刀片摆锯进行取骨，可以预先设置取骨的深度。亦可用环钻取出塞子形状的骨块。在此基础上可以用刮勺刮取适量松质骨碎片。取完后用适量骨蜡抹涂创面，止血海绵填充缺损部位，根据手术大小决定是否放置引流防止血肿形成。

四、同种异体或人工骨应用

骨替代物能够取代自体骨实现骨缺损填充、桥接和融合，且供给量较大，并可避免取骨部位并发症的产生。目前也得到了较多的应用。但骨替代物往往无法同时具备骨诱导、骨传导和骨生成的特质。

同种异体骨是将同种供体骨组织移植至受体，它具有骨传导能力，根据要求备有多种形状和尺寸，供给基本不受限制，可避免取骨部位的并发症，但它由于制作过程中进行了化学加工故不具备成骨能力，骨诱导能力弱，且有传播传染病的风险。

其他人工骨替代材料包括脱钙骨基质（demineralized bone matrix，DBM）和骨形态发生蛋白（BMP）及羟基磷灰石 $[Ca_{10}(PO_4)_6(OH)_2]$、磷酸三钙 $[Ca_3(PO_4)_2]$ 等。

DBM 是具有骨诱导能力的脱钙同种异体骨。DBM 利用酸性溶液提取同种异体骨，使同种异体骨的矿物质成分丢失，但保留了包括生长因子在内的胶原及非胶原蛋白。DBM 作为自体骨替代物，其作用效果与其含有 BMP 的剂量及 BMP 各亚型的比例密切相关。它具有骨诱导能力，可促进骨形成，但结构完整性差，单独 BMP 无骨传导性。

羟基磷灰石 $[Ca_{10}(PO_4)_6(OH)_2]$、磷酸三钙 $[Ca_3(PO_4)_2]$ 这些替代物主要作为骨缺损的填充物，具有骨传导能力，持久稳定，供给不受限制，但无骨诱导能力及生成能力。

第二节　经椎弓根脊柱内固定术

自 1959 年 Boucher 采用长螺钉经椎板、椎弓根达椎体同定腰骶关节取得成功以来，经椎弓根脊柱内固定术已经在世界范围内广泛地应用。以椎弓根内固定术为基础的各种内固定器也发展了起来，目前，有"接骨板与螺钉系统"，如 Steffee 系统、Roy-camille 系统等，以及"杆与螺钉"系统，如 CD、CDH、TSRH、Isola、USS、Moss Miami 等系统。椎弓根螺钉可以固定到脊柱的前中后三柱，固定了椎间盘和两侧关节突关节三个活动部分。椎弓根内固定技术的优点是通过椎弓根将螺钉拧入椎体中，从而起到锚固作用。这种锚固强度足以保证通过短节段内固定装置上的椎弓根钉与纵向连接棒（板）之间的撑开、加压等作用力，提供三维矫正和坚强的内固定，恢复脊柱的正常排列，同时最大限度地保留了脊柱的活动节段,这是其他任何非椎弓根内固定技术所不能达到的。这些内固定方法广泛地应用于治疗脊柱畸形、肿瘤、炎症、创伤、退行性腰椎病变等各种脊柱疾患,取得了较理想的疗效。目前,经椎弓根内固定术已是脊柱外科常用的经后路固定脊柱的手术方法。

经椎弓根内固定手术的关键是掌握好进针点及进针角度,准确地将螺钉经椎弓根拧入椎体。由于脊柱的解剖复杂,错误的进针可导致严重的并发症,如椎弓根皮质破裂或穿透、脊髓及神经根损伤、深部感染、大血管损伤、硬膜撕裂及脑脊液漏等。为避免并发症,骨科医生必须对椎弓根的应用解剖学充分了解。

一、胸椎椎弓根钉技术

由于胸椎解剖的特点,在胸椎植入椎弓根螺钉的安全性仍是引起争论和关注的问题,其关键在于安全性。尤其是合并脊柱的畸形,胸椎的椎弓根形状与大小、椎体的旋转以及脊髓的位移均有病理变化,胸椎弓根螺钉的误植有可能造成严重的脊髓损伤。

(一)胸椎椎弓根的解剖学参数及相关数据(表 7-2-1)

表 7-2-1　胸椎椎弓根的解剖学参数(mm)

	Zindrick		Panjabi		Ebraheim	
	高度	宽度	高度	宽度	高度	宽度
T_1	9.9±2.0	7.9±1.4	9.6±0.5	8.5±0.5	8.2±0.8	9.6±1.2
T_2	12.0±1.2	7.0±1.8	11.4±0.4	8.2±1.1	9.7±0.9	6.4±0.7
T_3	12.4±1.3	5.6±1.4	11.9±0.3	6.8±0.7	10.0±1.1	4.7±0.9
T_4	12.1±1.0	4.7±1.3	12.1±0.5	6.3±0.6	10.4±0.7	3.7±0.8
T_5	11.9±1.4	4.5±0.9	11.3±0.5	6.3±0.5	10.4±0.8	4.3±0.8
T_6	12.2±1.0	5.2±1.0	11.8±0.5	6.0±0.9	9.4±1.1	3.8±0.8
T_7	12.1±1.0	5.3±1.0	12.0±0.3	5.9±0.6	10.4±0.8	4.6±0.7
T_8	12.8±1.2	5.9±1.6	12.5±0.5	6.7±0.6	11.2±0.7	4.8±0.5
T_9	13.8±1.3	6.1±1.5	13.9±0.7	7.7±0.6	12.8±1.0	5.4±0.9
T_{10}	15.2±1.0	6.3±1.7	14.9±0.4	9.0±0.8	14.0±1.0	5.8±0.8
T_{11}	17.4±2.5	7.8±2.0	17.4±0.4	9.8±0.6	16.1±0.8	8.6±0.6
T_{12}	15.8±2.4	7.1±2.3	16.7±0.8	8.7±0.8	15.2±0.9	8.7±0.7

椎弓根投影在椎体上部,高度比宽度大椎弓根的内侧壁最厚,椎弓根轴的投影点位于关节面外缘内侧、横突中线的上方。一般来说,从 T_1 到 T_{12} 椎弓根内倾程度递减。胸椎的关节面与颈椎和腰椎明显不同,它的方向更偏于冠状位,这一点在胸椎屈曲时起到了重要的固定作用。由于胸椎弓根的直径明显小于腰椎,横突变异较大,胸椎椎弓根螺钉植入后,穿透皮质或皮质破裂的发生率较高,T_{10} 以上更严重,对脊髓造成损伤的潜在可能性明显增高。这除与所使用的螺钉直径有关外,与进钉点和方向不当也有关系。

(二)胸椎椎弓根螺钉进钉点的定位

胸椎椎弓根螺钉进钉的技术标准尚未确定,有几种方法比较常用:

1. Margel 和 Roy-Camille 提倡以横突中点水平线与上关节突外缘垂线的交点为进钉点。

2. Ebraheim 提出 $T_1 \sim T_2$ 椎弓根中心位于上关节突外缘内 7～8mm,横突中心上 3～4mm,$T_3 \sim T_{12}$ 位于上关节突外缘内 4～5mm,横突中心上 5～8mm。

3. 自下关节突中点外侧 3mm 画一垂线,自横突基底部上方1/3处画一水平线,两线的交点即为进钉点。

尽管横突在腰椎椎弓根定位中是可靠的外标记,但这种关系在胸椎变化较大,仅有中等程度的可靠性。因此,切除部分椎板,直视下植入椎弓根螺钉也不失为一种安全的选择。

(三)胸椎椎弓根螺钉的进钉角度与深度

从 T_1 到 T_{12} 椎弓根内倾角度递减。上胸椎椎弓根螺钉应与矢状面呈 10°～20° 的内倾夹角,中下段胸椎的椎弓根钉应与矢状面呈 0° ~ 10° 的内倾夹角。而 Ebraheim 提出 T_1、T_2 椎弓根螺钉应与矢状面呈 30° ~ 40° 的内倾夹角，T_3 ~ T_{11} 呈 20° ~ 25°，T_{12} 呈 10°。水平面上应与上下终板平行。

胸椎椎弓根从起点沿轴线到达椎体前缘的距离为 40 ~ 42mm，螺钉一般选择 35 ~ 40mm 长度。术中应行侧位 X 线检查，螺钉深度不超过椎体前后径的 80% 为宜。

（四）胸椎椎弓根螺钉的直径选择

一般选用的螺钉直径：T_1 ~ T_5 需 3.5 ~ 4.0mm，T_6 ~ T_{10} 需 4.0 ~ 5.0mm，$T_{11、12}$ 需 5.5 ~ 6.5mm。

（五）胸椎弓根螺钉技术注意事项

在临床应用胸椎弓根螺钉技术应注意：

1. 术前周密的检查和计划，包括术前行胸椎椎弓根的 CT 扫描，以获得相关数据，指导术中螺钉的选择、植入方向及深度等。

2. 选用适当大小的螺钉，术中避免使用动力性器械置入螺钉，对于周围结构不清者，必要时可部分椎板切除，于直视下置钉。

3. 植入螺钉后进行旋转撑开矫正操作时，要用力均匀，分段施加矫正力，避免椎弓根骨折及螺钉拔出。

只要按照上述三点去做，就能较好地保证椎弓根螺钉植入的安全。

二、腰椎椎弓根钉技术

（一）腰椎椎弓根螺钉的解剖学参数及相关数据（表 7-2-2）

表 7-2-2　腰椎椎弓根的解剖学参数（mm）

	Zindrick		Panjabi		Ebraheim	
	高度	宽度	高度	宽度	高度	宽度
L_1	15.4±2.8	8.7±2.3	15.9±0.8	8.6±0.9	14.1±1.3	7.5±1.5
L_2	15.0±1.5	8.9±2.2	15.0±0.5	8.3±0.7	14.0±1.2	8.2±1.3
L_3	14.9±2.4	10.3±2.6	14.4±0.6	10.2±0.6	13.9±1.4	9.8±1.1
L_4	14.8±2.1	12.9±2.1	15.5±0.6	14.1±0.4	12.8±1.7	12.7±1.9
L_5	14.0±2.3	18.0±4.1	19.6±0.8	18.6±1.0	11.4±1.4	18.0±2.4

准确测定椎弓根宽度可决定螺钉的直径，使之小但具有最大的抗疲劳能力，而且可完全包容于椎弓根的骨性界限内，建议用最大直径的椎弓根螺钉固定，因为螺钉的张力和它的直径平方成正比，扭力和直径的立方成正比。

椎弓根宽度自 L_1 ~ L_5 逐渐增加，但高度却因人而异。

自脊柱后方经椎弓根到椎体前缘的距离一般为 43 ~ 45mm，因此，沿椎体矢状轴钻入螺钉的长度腰椎 45mm 是适宜的。若向前内倾斜 10° ~ 15° 钻入，则螺钉的深度可增加 5mm。

椎弓根的内倾角由 L_1 ~ L_5 递增。通常从胸椎向腰椎方向移动椎弓根的倾斜度会逐渐增加，范围从 0° ~ 10°，最大角度约 27°，位于 L_5 椎体水平。

（二）腰椎椎弓根螺钉进钉点的定位

经椎弓根内固定手术成败的关键是螺钉能否准确地经椎弓根到达椎体。因此从后路正确地找到椎弓根标志，进以确定螺钉的入点及进针方向极为重要。

目前文献中报道了以下几种定位方法：

1. Roy-Camille 提出下述两条线的交点为进针点：垂直线为关节突关节的延长线，水平线为横突中轴线（图 7-2-1（1））。

2. Magerl 采用的进钉标志为沿固定椎体上关节突外缘的垂线与横突中轴线交点（图 7-2-1（2））。

3. Krag 对 Magerl 方法进行了改进，进钉点较 Magerl 方法更靠外，其水平线为横突上 2/3 与下 1/3 的交界线（图 7-2-1（3））。

4. AO 推荐的腰椎椎弓根定位点为上关节突外缘的切线与横突中轴线的交点，该交点位于上关节突与横突基底之间的交角处（图7-2-1（4））。

5. Weinstein建议定位点应避免损伤关节突关节，以免影响非固定阶段的运动，他推荐的进钉点为上关节突的外下角，称其为"上关节突的项部"（图7-2-1（5））。

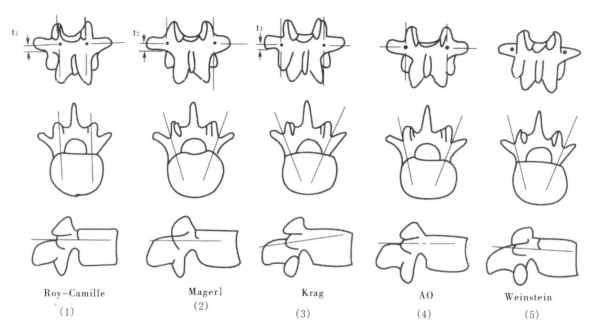

图7-2-1　腰椎椎弓根定位点及方向

6. 单云官的"十字定位法"，$L_1 \sim L_4$在上关节突的乳突后缘中点画垂直线，在横突的副突上方画水平线，两线的交点为进钉点；L_5的进钉点则在上关节突的乳突和横突副突之间最深处的中点。

7. 郑祖根等提出腰椎定位点为横突中轴线与上下关节面纵向连线的交点。

8. 陈耀然则提出$L_1 \sim L_3$椎弓根进钉点以相应椎骨上关节突外下缘交点之下外1mm处为进钉标志，并推荐在$T_9 \sim T_{12}$使用长4cm的螺钉，腰椎使用4.5cm长的螺钉，对于进针角度则强调呈矢状位拧入，与Roy-Camille所述一致。

9. 人字嵴顶点法，以上关节突基底、横突及椎板外侧缘的交汇点为进钉点，此交汇点类似于人字顶部，故称之为"人字嵴"（图7-2-2）。以人字嵴顶点为进钉点。

无论采用何种定位方法，术中均用C形臂机检查椎弓根螺钉位置是否正确。

（三）腰椎椎弓根路的进钉角度与深度

椎弓根螺钉进针方向及深度对于正确地拧入螺钉至关重要。由于各家选择的进钉点不同，所以进钉角度及深度也不相同。Roy-Camille建议螺钉与椎体上下终板平行拧入椎弓根，螺钉不向内侧成角，与矢状面平行，即"直线朝前"法（straight-ahead）。螺钉进入50%~60%的椎体前后径的深度，Magerl提出螺钉与椎体终板平行，螺钉与矢状面呈15°的夹角，向内倾斜经椎弓根进钉至椎体前皮质下；Krag则提出方向朝内上，上界以不穿破上终板为限；AO推荐在胸腰联合部，螺钉应向中线倾斜5°；$L_2 \sim L_5$则倾斜10°~15°；单云官提出进钉向内侧倾斜2°~5°（$L_1 \sim L_4$）；L_5则向内倾斜15°，进钉深度为40~50mm。从以上资料可以看出，不管哪一种定位方法，均以横突和关节突为定位标志，大多数以横突中轴线与关节突垂线的交点作为定位点。当横突变异、畸形、骨折或缺如时会造成定位标志丧失。关节突关节增生、内聚或关节突骨折、畸形也会使纵线标志难以确认，这种情况下会造成定位困难、椎弓根螺钉进钉困难、失败，甚至引起各种各样的并发症。

通常情况下，在$L_1 \sim L_3$，椎弓根螺钉应与矢状面呈5°~10°的内倾夹角；在$L_4 \sim L_5$，椎弓根螺钉应与矢状面呈10°~15°的内倾夹角。在$L_1 \sim L_4$，椎弓根螺钉应与水平面平行，即垂直脊柱中心线方向；由于L_5椎体本身是倾斜的，进入方向应向下与水平面呈10°夹角。腰椎椎弓根螺钉的进钉深度一般情况下为40~45mm，侧位X线检查，定位针深度不超过椎体前后径的80%为宜（图7-2-3）。

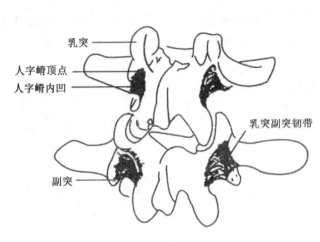

图 7-2-2　人字嵴示意图

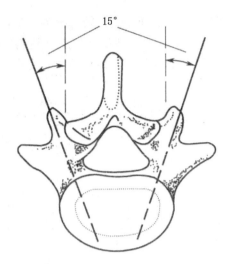

图 7-2-3　椎弓根螺钉方向

（四）腰椎椎弓根螺钉的直径选择

最常选用的螺钉直径为 6.5mm。如果有条件，应根据测量相应椎弓根 CT 横断面的最窄直径，所选择的椎弓根螺钉应小于此直径。

三、骶椎椎弓根钉技术

（一）骶椎椎弓根的相关数据

骶骨椎弓根和骶骨翼处的骨量较少，因为骶骨为片状骨，骶骨椎弓根螺钉可以从标准的前内侧方向拧入骶骨体或骨岬部，或者从前外方进入骶骨翼。对于任何外侧骶骨螺钉的放置，最重要的是注意防止发生医源性损伤神经血管结构。S_1 椎弓根高度平均值：左侧 2.26cm ± 0.27cm，应用的螺钉直径达 0.7cm，螺钉亦不宜穿出椎弓根上、下缘。骶骨前方的神经血管和脏器解剖的特点决定 S_1 螺钉放置时可能的最大危险性是损伤腰骶神经干、髂内静脉和骶髂关节，S_1 螺钉放置的区域以前内侧最为安全。除非特殊情况，一般不进行 S_2 节段的固定。

（二）骶椎椎弓根螺钉进钉点的定位

对于 S_1 由于解剖上的变异，螺钉可以从不同的点、不同的方向进入，主要决定于器械和骨骼的质量。在骶椎上不同的位置骨密度有着较大的差异，软骨下骨最硬，而骶骨侧块相当疏松，有时甚至是空的。

目前，文献中有诸多后路确定骶骨螺钉进钉点的方法 Edwards 以 L_5S_1 关节突关节的下缘作为进钉点；Guger 将 S_1 上关节突的外下缘作为进钉点；Louis 则以 L_5S_1 关节和 S_1 后孔的外缘作为进针点；Stefee 提出进钉点在 S_1 上关节突的下缘。国内有作者提出 S_1 冠状位关节进钉点为 S_1 上关节突下缘水平线与上关节突外侧缘的交点，而斜位和矢状位进钉点为关节面下缘水平线与关节外侧缘外 1 ~ 3mm 的垂线交点作为进钉点（图 7-2-4）。亦有作者应用"5 点和 7 点"法（图 7-2-5），S_1 上关节突恒定存在，将其关节面视为表盘，分为 12 点，7 点作为左侧 S_1 进针点，5 点作为右侧 S_1 进针点。

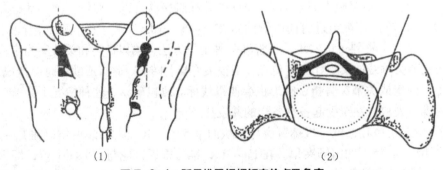

（1）　　　　　　　　　　（2）

图 7-2-4　骶骨椎弓根螺钉定位点及角度

（1）骶骨椎弓根螺钉定位点；（2）骶骨椎弓根螺钉角度

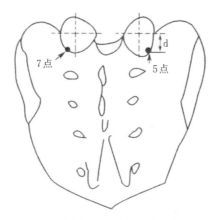

图 7-2-5 骶椎椎弓根螺钉方向（"5 点和 7 点"法）

（三）骶椎椎弓根螺钉的进钉角度与深度

由于进钉点的选择不同，造成进钉的角度、深度也不相同。Edwards 提出进钉要水平面上指向 L5 棘突的方向，而在矢状面没有提及角度；Guyer 则提出向内侧成 25°；Louis 则提出向外侧呈 35°～45°，钉端指向骶髂关节；Stefee 提出在横断面和矢状面的角度均为 0°。

"5 点"和"7 点"进钉方法提出钉尾与正中矢状面呈 0°或向内侧偏斜 10°时，即内偏角度在 0°～10°之间，在矢状面上与骶骨上面平行，这种进钉方法，骶骨螺钉既可以与上位螺钉方向保持一致，又可以使钉尾在适当位置。横断面及 X 线片可以看出，此种进钉不进入骶管，也可以避开髂后上棘的阻挡，符合生物力学要求。

骶骨螺钉钉尾与上位的 $L_{4、5}$ 螺钉的方向相差甚远，上下位螺钉顺应性差，导致接骨板的安放特别困难，有时甚至失败。同样钉端在矢状面上过于向尾侧倾斜则出现骶骨钉尾与上位 L_5 螺钉钉尾相距太近甚至接触，导致安放接骨板困难，但如果在矢状面上螺钉向头侧倾斜，除螺钉有可能进入 L_5S_1 椎间盘外，还不符合生物力学要求，因为这样的置钉位置使骶骨钉处于一种剪切应力状态，所以选择进钉角度时既要考虑到暴露方便、螺钉植入方便、骶骨进钉不进入骶管、不损伤骶前结构及生物力学要求外，还要兼顾到与上位螺钉钉尾方向保持一致，并尽可能在一条直线上，以便安放接骨板或棍等连续系统。

文献中骶骨螺钉进钉点及角度不同，所推荐的深度亦不相同。龙源深和黄宗文认为 40～45mm 较为合适；杨凯提出进钉深度为 51.8mm±3.0mm；严军提出 0°时为 4.2～5.6cm，向内倾斜 10°时为 5.0～7.3cm；XU 提出螺钉长度不应超过 40mm。由于种族、性别、年龄、个体差异等因素，使这些数据均有不同程度的偏差。应根据 CT 片所测数据决定进钉深度，此深度是自"5 点 7 点"至前侧骶骨骨皮质的长度，当进钉 0°～10°内偏时，深度 30～40mm 即可。故建议对拟行骶骨螺钉内固定的病例，可加扫相当于 5 点 7 点水平与骶骨上面平行的横断图像，以便选择适当长度的螺钉并模拟进钉角度。

一般情况下，植入角度为内倾 25°或者在骶骨翼外侧成角 35°。俯卧位时向头侧偏斜 25°～30°，瞄向骶骨岬，进入软骨下骨。一般情况下为 30～35mm 深度。

（四）骶椎椎弓根螺钉的直径选择

最常选用的螺钉直径为 6.5～7.0mm。

四、椎弓根螺钉植入手术操作步骤

椎弓根内固定系统现有几种椎弓根内固定系统，椎弓根螺钉直径为 4.5～7.0mm。椎弓根螺钉长度多变，多种多样，大部分由 30mm 开始，每 5mm 递增。故术前应根据病情及各系统的特点来选择何种椎弓根系统。

（一）手术操作步骤

1. 确认进钉点（见本节）。

2. 预备螺钉钉道

1）去除骨皮质：使用磨钻、咬骨钳或直接用开路锥穿透进钉点处皮质。

2）钻孔：用有刻度椎弓根钻子按上述标准角度和深度逐渐钻入椎弓根及椎体的松质骨中（图 7-2-6）。在钻入进程中，医生应有明显地穿过松质骨的手感。如果手感受阻，则应考虑进钉点和进钉角度是否正确；如果在插入过程中连续感觉受阻或感觉骨密度发生明显变化，则应使用 X 线来确定钻子是否穿破椎弓根外壁。

3）探查钉道：钝头探针通过椎弓根钉道进入椎体，探针在探查钉道周围骨壁时应有明显的松质骨感，骨壁应保持完整。如果在探查过程中感觉受阻或骨壁连续性发生变化，则应考虑进钉点角度是否合适，应使用 X 线来确定探针是否在椎弓根内。

4）定位：在完成的钻孔内放入金属定位针，在 C 形臂机定位，根据 X 线图像做相应的调整，直至满意为止。

3. 螺钉的植入　根据螺钉孔的分布情况和术中矫形的需要来选择合适的螺钉。使用螺钉起子将合适的螺钉旋入已经准备好的螺钉钉道，注意螺钉应完全植入，螺钉必须进入椎体 50% ~ 80%，并且与终板平行（矢状角为 0°）（图 7-2-7）。

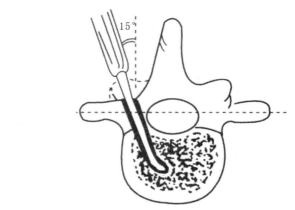

图 7-2-6　按预定角度及方向逐渐进入椎体

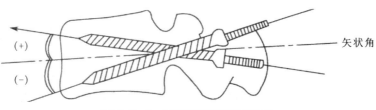

图 7-2-7　椎弓根螺钉矢状面角度

（二）临床经验与注意事项

1. 工具不能穿破椎弓根外壁，否则会损伤邻近的神经和血管。

2. 进钉的角度应随着椎弓角度的变化而变化，螺钉的植入以远离非融合的关节面为好。

3. 除非需要提供特别强大的附着力，否则应避免穿透椎体前面的皮质骨。

4. 应避免钻孔次数过多，以免钉道直径变化大，大于螺钉的直径，使骨对螺钉的把持力下降。如果螺钉钉道直径变大，螺钉松动时，应取出螺钉，更换直径大一号的螺钉或向钉道内植入松质骨，以提高螺钉的把持力。

5. 对于椎弓根较窄、骨质较硬的病例，为了防止椎弓根爆裂和方便螺钉的旋入，需要预先攻丝。

6. 术中透视能准确定位椎体及椎间隙并准确地植入螺钉，防止拧入椎间隙。

五、椎弓根螺钉相关并发症与处理

椎弓根的形态多变，再加上一些病理因素，故出现的并发症也有多种。

（一）骨质疏松

骨质疏松可使固定强度减小，螺钉容易松动，这种情况下放置螺钉时就需先椎体内、椎弓根内放置骨水泥。Zindrick 研究证明，非加压放置椎弓根内骨水泥可以恢复螺钉的固定强度，而加压放置骨水泥有可能使骨水泥挤出骨质、椎弓根甚至椎体前方，有损伤毗邻结构的可能。逸出的骨水泥可穿入椎弓根的血管孔和关节突关节下骨质的滋养孔，也可以经疏松的骨质进入椎管和椎间孔。故应用骨水泥虽可以恢复固定强度，但应慎重，在椎弓根钻孔和放钉时应仔细，以免破坏椎弓根的完整，避免多次多方向穿刺打孔。如需用骨水泥，应检查椎管和椎间孔以防止骨水泥在此遗留。如在骶骨应用骨水泥，则先用植骨块修补前侧骨皮质破损处，然后再用骨水泥和螺钉。

（二）放置螺钉的技术问题

包括置入螺钉过浅、过深、选择直径太大、置入角度不正确等情况。Roy-Camille 和 Saillant 注意到 56 个患者共 375 枚螺钉中有 10% 的螺钉穿出椎弓根的骨皮质，这些均减少了固定效果。Krag 注意到螺钉穿出至椎弓根外并不都引起神经损伤。放置过浅使固定强度不够，穿入椎体深度的 80% 可使固定强度增加 20% ~ 30%。将椎弓根螺钉进入前皮质但不穿透可增加 16% 的固定强度。然而 Roy-Camille 和 Edwards 建议不要太靠前，应避免进入前侧皮质，除非在必须增加固定强度或在骶骨固定时。Krag 等发现，在各种螺钉，较深的植入可以增加钉与骨的交界断，他建议术前用 CT 扫描观察椎体的形态，计算椎弓根定位点及自后向前的长度，直接用 X 线片测定方法测量前皮质与椎弓根钉夹角的关系。然而，Whitecloud 指出，侧位片对于评价螺钉是否穿透椎体前侧骨皮质是不准确的。在水平面上，椎弓根螺钉与矢状面角增加，故单纯的 X 线侧位片并不能反映椎弓根螺钉是否穿出骨皮质，只有 50% 在侧位片上观测到穿透，所剩下的 50% 并不能观察到。在 L$_4$ 和 L$_5$ 只有 80% 在侧位片上观察到已穿透骨皮质。在正侧位骶骨椎弓根螺钉的位置也有同样的问题。Steinman 则建议用骨盆入口位相来确定螺钉尖在骶骨的真实位置。

（三）损伤关节突关节和骶髂关节

在腰椎椎弓根与关节突关节紧密相邻，故椎弓根螺钉有时损伤关节突关节。这对于融合固定节段来说无足轻重，但对于紧邻的上方或下方非固定节段，有可能引起力学问题，在螺钉过粗时更易出现这种情况，故术中仔细解剖辨认上关节突，准确放置螺钉，由上外向内侧倾斜成角拧入螺钉也可最大限度地避免关节突关节损伤。在骶骨，螺钉放置过分靠外会穿透骶髂关节，Louis 报告了 4 例。这会引起术后疼痛并有可能导致术后迟发性关节融合，故必要时应去掉螺钉。

（四）神经损伤，硬膜撕裂

Saillant 报道 10% 的椎弓根螺钉在椎弓根外，但只有 2 例有硬膜撕裂，而且均无神经症状。Olerud 报道 18 例去掉螺钉的病例中有 1 例出现了脑脊液漏。脑脊液漏则应手术治疗。机械性神经损伤可以由钻头、刮匙或螺钉位置不正引起。这样术后可能由于螺钉穿出椎弓根继发神经根刺激征。Roy-Camille 报告 2 例术后神经损害，均未给予治疗，但全部完全恢复。Louis 报道 401 患者中 6 例术后出现了单神经根损害，去掉螺钉后恢复。Olerud 报道了 2 例神经损伤。

Zucherman 报道了 8 例经各种椎弓根螺钉内固定术后 1 ~ 2 个月出现了神经症状，推测可能由于螺钉偏离中心所致。螺钉在骶中线或骶骨岬穿出可引起骶前丛损伤，或腰骶丛损伤，这些结构位于骶骨翼和骶髂关节的下部。因为穿透骶骨皮质对于固定强度是重要的，故穿透深度应严格控制，不超过 2 ~ 3mm 为宜。

（五）血管损伤

螺钉穿透椎体或骶骨前皮质可引起前方结构的损伤。在 L$_4$ 和 L$_5$ 以上最易损伤腹主动脉，但很少发生这种并发症。在 L$_5$ 水平髂总血管比 L$_4$ 水平位置偏外。故许多人认为放置骶骨钉时应平行于骶髂关节，此时钉尖可能位于髂总血管分叉的部位，故一般情况不应穿透骨皮质，如在骨质疏松、椎弓根缺陷、严重滑脱时，为增加固定强度，有必要穿透骨皮质时，应术中应用钻孔器及 X 线监测，以减少血管损伤的可能。有关骶骨椎弓根螺钉固定的观点尚有争议，Roy-Camille 建议不要穿透骨皮质，而 Edwards 则认为穿透骨皮质是必要的。因此仔细选择方向很重要，理想的固定应是穿透骨皮质但不穿破骨膜，螺钉尖穿透 1 ~ 2mm 是安全有效的。

（六）术后硬脊膜外血肿

由于术中增加剥离和暴露，术后硬膜外血肿是一种潜在并发症。Peek 等报告 1 例术后硬脊膜外血肿麻痹。术中仔细止血，放置引流，可以防止其发生，术后加强管理是非常必要的。如疑似此并发症，则术后早期做 CT、脊髓造影检查，一旦确诊，则应手术减压、引流。

（七）矫正过度

尤其在退行性脊柱侧凸的病例，矫正过度可能是一个潜在问题，会引起不同程度的神经损害，从单神经损害直至截瘫。可利用诱发电位来监测。在许多脊柱滑脱的病例，利用椎弓根螺钉系统是有效的，但有纤维组织和椎间盘压迫硬膜囊内神经根的可能，故在复位前椎管应充分地减压。

（八）矫正丧失和稳定丧失

固定不好的可引起矫正和稳定丧失，有许多因素引起这种丧失，如骨质疏松、椎弓根螺钉放置不正确。Roy-Camille 报道 84 例腰椎骨折，52% 发生了轻度矫正丧失，平均丧失 3°，可能由于钉板界面磨损松动，植骨融合不良所致。

（九）假关节

腰骶固定可引起遮挡效应，因此增加假关节的发生率。Roy-Camille 报告无假关节发生。Louis 报告融合率为 97.4%。Steffee 报告 120 例中 5 例发生了假关节，其中 2 例合并了感染。如出现假关节，治疗应改用加压系统而不是牵引系统。

（十）其他

感染、螺钉断裂、固定物隆起顶压皮肤，造成平卧困难或不适等。造成感染的因素较为复杂，如过分暴露剥离、内固定物过多、术中应用增强荧光屏等，因此强调手术室无菌是很重要的。Zucherman 报道 77 例患者中 4 例感染，一旦感染应重新进入手术室清创，并尽可能保留内固定物，创口消毒引流，二期缝合创口，酌情延长使用有效的抗生素时间。手术时建议戴双层手套，并防器械扎破手套引起感染。

第三节　髂骨钉技术

脊柱 – 骨盆重建技术在脊柱外科应用广泛。随着 Calveslon 系统的问世，髂骨固定给骶骨肿瘤切除后重建、脊柱畸形矫正、腰 5 / 骶 1 重度椎体滑脱的复位、腰骶部复杂骨折脱位复位固定的治疗提供了新思路和理念。由于腰骶部剪切力大、骶骨螺钉不够坚强的生物力学环境使联合髂骨固定成为一种实用性选择。髂骨钉固定与传统 GalVeston 系统的连接棒固定相比，因其操作简易、固定牢靠，成为近年进行脊柱 – 骨盆间稳定重建的优先选择。目前，在腰 – 骶固定中选择自髂后上棘至髂前下棘连线作为髂骨钉进钉通道已成为共识。

【适应证】　后路非颈椎内固定：包括胸腰段的椎间盘退变性疾病（由病史和 X 线片研究确定的由椎间盘退变引起的椎间盘源性背疼），脊椎滑脱症，损伤，骨折，椎管狭窄，脊柱畸形（侧凸、后凸或前凸），脊柱肿瘤，假关节和前次融合失败。

【体位】　患者俯卧（图 7-3-1）。小心地垫起骨突起部位。为了减小静脉压，腹部不应受压。

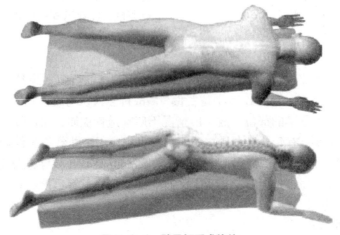

图 7-3-1　髂骨钉手术体位

【操作步骤】 首先暴露出腰椎（图 7-3-2）。若要开始骨盆髂骨钉植入手术，应在后髂嵴上方单独切开筋膜切口，以便植入髂骨螺钉（图 7-3-3）。

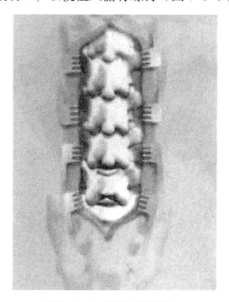

图 7-3-2 暴露出腰椎图

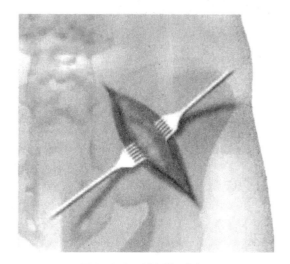

图 7-3-3 植入髂骨螺钉

暴露髂后上棘和外侧骨板后，植入骨盆髂骨螺钉。

最佳进钉点（图 7-3-4）为髂后上棘高于脊柱 1 ~ 2cm 的位置（PSIS，图 7-3-4 和图 7-3-5），在这个位置，髂后上棘较为平坦宽阔，用咬骨钳咬出髂骨钉头露出位置（图 7-3-6），确保钉头不高于髂后上棘，防止突出的假体在这个区域造成问题。用匙型探子探进 1 ~ 2cm 的深度以准备钉道，之后使用直探子继续深入钉道，每隔几厘米就用球形探子检查钉道的完整性。当钉道的轨迹及深度确定后，使用 XIA 深度测量仪测量钉道深度（图 7-3-7）。

准备好骨盆通道并测定适当的螺钉长度和直径，准备植入螺钉。

通常在大多数患者身上使用 80mm 长 6.5 ~ 8.5mm 直径的螺钉。

髂骨钉的连接可选择弯棒与髂骨钉连接：腰骶凸侧 S_1 处的棒可以直接弯棒后与髂骨钉连接（图 7-3-8），或通过使用偏置连接器，连接髂骨钉和棒（图 7-3-9）。

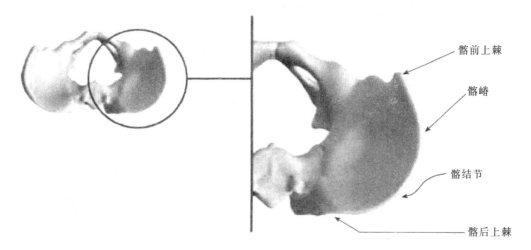

髂前上棘

髂嵴

髂结节

髂后上棘

图 7-3-4 最佳进钉点为髂后上棘高于脊柱 1 ~ 2cm 的位置

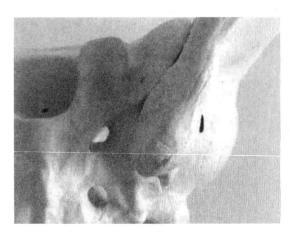
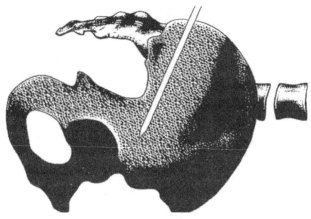

图 7-3-5　最佳进钉点

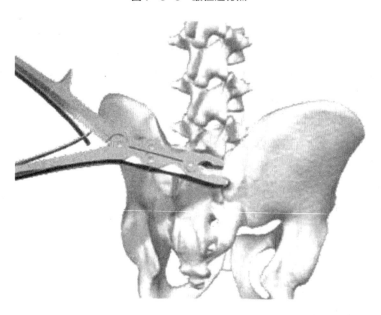

图 7-3-6　用咬骨钳咬出髂骨钉头露出位置

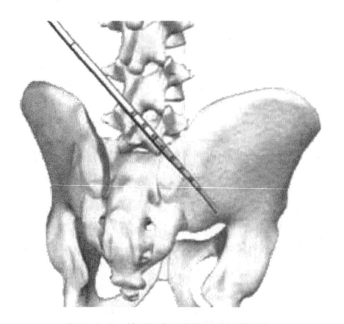

图 7-3-7　使用深度测量仪测量钉道深度

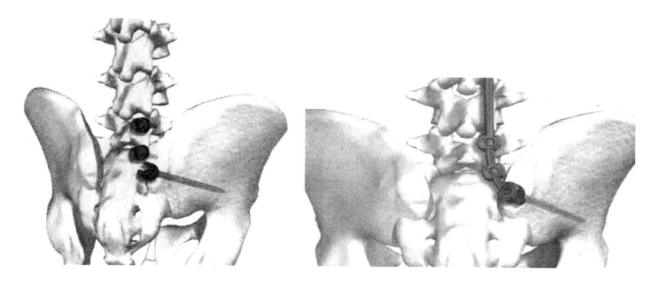

图 7-3-8　通过弯棒与髂骨钉连接

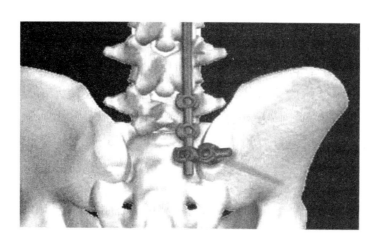

图 7-3-9　使用偏置连接器，连接髂骨钉和棒

微信扫码
◆临床科研
◆医学前沿
◆临床资讯
◆临床笔记

第四节　腰椎融合术

一、后路融合

（一）Hibbs 脊柱融合术

早在 1911 年 Hibbs 和 Allbee 分别创立了两种脊柱后结构融合术。Hibbs 法更符合临床实际需要，而 Albee 法较少被应用。Hibbs 法主要融合病变节段的椎板和关节突关节（图 7-4-1）。经过 80 多年的演变，Hibbs 植骨法已经有了许多改良，并在植骨融合的同时联用各种不同内固定方法用于治疗各种腰椎疾患。近 20 年来，腰椎融合术有了很大发展，广泛应用于脊柱畸形、损伤和退行性疾患以及腰椎骨肿瘤等，植骨的来源更加丰富，其治疗效果也大为提高。

【适应证】

1. 脊柱结核病灶清除后，病变节段的脊柱表现不稳，或某些不需要做病灶清除术者可直接应用植骨融合术。

2. 脊柱骨折脱位不稳定，或经过非手术治疗后仍有临床不稳，经常疼痛而影响生活和劳动者。

3. 腰椎畸形，经器械矫正之后，为保持其骨性稳定，常在内固定时同时施行植骨融合术，如脊柱侧凸手术。

4. 其他原因，如腰椎退变或发育不良导致的腰椎不稳定，在内固定的同时可行植骨融合。

【麻醉】　气管插管，全身麻醉或连续硬膜外麻醉。

【体位】　俯卧位，腹部悬空。

【操作步骤】

1. 切口　以病变部位棘突为中心，做后正中切口，其长度依手术需要而定。

2. 显露　后正中切口，沿棘突切开皮肤、皮下组织，切开腰背筋膜，用椎板剥离器从棘突的一侧骨膜下分离竖脊肌，显露椎板的背面。用纱布压迫止血。全长切开棘间韧带，使上下棘突间显露。向两侧剥离显露椎板和黄韧带的凹陷部及外侧的小关节突。用刮匙刮除位于凹陷内的脂肪垫，彻底清除棘突上的韧带组织。

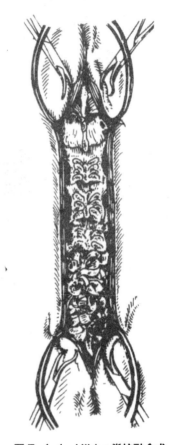

图 7-4-1　Hibbs 脊柱融合术

3. 植骨　取下棘突，纵横劈开。此后用解剖刀将小关节突的关节囊切除。显露上、下关节突，保留椎板间的黄韧带以保护其下的硬膜。找出上、下关节突的关节间隙，用骨凿凿除下关节突，刮去关节软骨，再从所取下的棘突松质骨片中取一块填于关节突间隙。然后用弯凿将棘突根部、椎板及关节突的骨皮质部凿起，翻向一侧并相互重叠，达到原位植骨作用。取自体髂骨骨条置于椎板间、棘突间和关节突间。植骨必须保证骨量充足，以利于脊柱融合的成功。缝合棘上韧带、皮下组织及皮肤。

（二）改良 Hibbs 融合术

按上述同样顺序显露棘突、椎板及关节突。用咬骨钳咬除一薄层骨皮质，显露松质骨将下关节突凿除再咬除关节软骨。斜形咬除棘突，做成植骨床。将棘突和自体髂骨做成骨条置于椎板和关节突间。

【术后处理】　伤口闭式引流 24 ~ 36 小时　术后卧于石膏床上或硬板床上 2 ~ 3 个月，经摄片证实植骨融合后，方可在腰围或支架保护下离床活动。术后经负重训练，腰部仍有疼痛，则应观察侧位伸屈动力性摄片，确定是否有假关节形成，如发现有可疑植骨延迟愈合，则再卧床 1 ~ 2 个月，依据融合部位、患者年龄和有无内固定，决定下床活动时间。

（三）H形植骨融合术

1931年Gibson为了使脊柱植骨获得较坚固的融合，发明了H形胫骨块植骨融合术，术中将胫骨块做成H形置于融合区的上、下棘突间，同时植骨区域的棘突予以切除。此后植骨块改用H形髂骨块，并加髂骨条加强融合（图7-4-2）。目前，国内也有采用H形同种异体骨进行腰椎融合的报道。

【适应证】

1. 下腰椎退变性不稳，腰椎椎管狭窄症减压后可同时应用该手术方式。

2. 腰椎结核病灶清除术后，病变节段不稳或腰椎结核病变相对稳定不需施行病灶清除术者，可直接采用植骨术。

3. 腰椎椎间盘手术后失败，合并下腰椎不稳，在再次手术时，常需做本手术以获得稳定。

4. 其他原因导致的腰椎失稳，需后路融合腰椎者。

【麻醉】 硬膜外麻醉或气管插管全麻。

【操作步骤】 取俯卧位，做腰背部上中切口，分离椎板两侧竖脊肌，显露椎板和关节突，保留棘突。用咬骨钳将椎板和关节突的骨皮质咬除，凿成粗糙面，深达松质骨，准备好植骨床。如果在植骨之前需做椎板部分切除减压或椎管扩大术，则应将病变节段的相邻棘突做部分切除，再做植骨床准备。

取髂骨做植骨，按腰椎融合或腰骶融合的需要，将骨块做成H形。骨块上、下两端的骨槽，应与棘突紧密嵌合。其大小根据术前判断确定，通常为5cm×（2～3）cm的全厚髂骨块。将髂骨块自松质骨中央劈开，选择一片厚度和大小适中的作为H形植骨块，在嵌入棘突基底部移植骨块的上下方，各咬出一豁口使之呈H形。若需融合三个节段，骨块中央需开一骨孔，使其容纳相应的棘突（图7-4-3）。

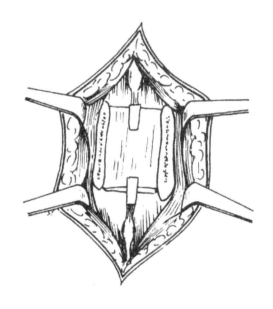

图7-4-2 H形植骨

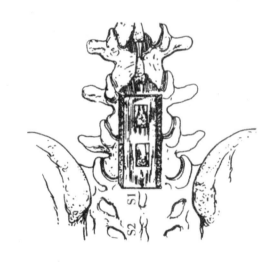

图7-4-3 多节段的H形植骨融合术

将手术台上、下两端降低，使腰椎屈曲后凸，加大棘突间距离。将髂骨块的骨槽在较紧的情况下，嵌入植骨区的棘突间隙，使植骨块与棘突紧密嵌合，将H形移植骨块的松质骨面朝下，然后将手术台恢复原位。植骨块与棘突接触更加紧密。取髂骨松质骨条，填塞于周围骨空隙处，以促进愈合。如果骶骨的棘突发育不良，将此骨块的下端紧贴于骶骨背面。骶椎裂时，将植骨块的下端腹面修成两条凸起，在S_1关节突处凿一横沟，将植骨块的下端置入其内。

（四）修补假关节的手术

脊柱融合术后假关节形成的发病率为15.1%～20%，与融合的部位和范围有关。腰椎间不融合率为12.1%，腰骶不融合率5%～35%，L_4、5和S_1不融合率为15.8%～17.4%。若融合范围扩展到L_1或L_2，则将有1/3的患者出现一处或多处假关节形成。脊柱融合处假关节形成的患者，仅半数患者有疼痛症状，对于疼痛较轻或没有症状者，不需要再次手术治疗修补假关节。

脊柱融合后假关节形成的征象为：①融合区域有明显的压痛。②畸形继续进展。③X线脊柱屈曲和伸直位摄片时，发现有异常裂隙。④手术探查时，发现植骨块有异常活动。但是假关节形成的诊断只有在手术探查时才能真正确定。

【麻醉】　局部浸润麻醉、硬膜外阻滞麻醉或全麻。

【操作步骤】　通过原切口，骨膜下显露原植骨融合部位。假关节形成部位缺损处有致密纤维结缔组织，对于骨不愈合的裂隙较窄者有时不易发现，这种裂隙可在冠状面亦可在矢状面，裂隙面通常不规则。在邻近假关节区域，彻底清除纤维结缔组织。在假关节部位用钝性器械推压原植骨区域，可发现假关节形成部位的上、下两端有活动。当植骨融合部呈横形断裂时，常延伸到外侧关节突部位。仔细显露关节突，切除所有纤维瘢痕组织及残余关节软骨，直至露出新鲜出血的骨质，对骨缺损较大者，切除其深部纤维结缔组织时需注意保护硬膜，显露整个缺损缘，若骨裂隙小而活动亦不明显，要有限地切除间隙中的软组织，避免失去原有的稳定性。在裂隙两侧做 6mm 宽和 6mm 长的粗糙面，向骨缺损的上、下两端扩大。将骨缺损周围的原植骨区做成鱼鳞状的粗糙面。将从髂骨所取的骨条紧密地填塞于外侧关节突、假关节骨缺损区域以及原先所做的纵形的骨槽内，然后将小的松质骨骨条填塞于上述植骨的周围。

【术后处理】　术后卧床或卧石膏床，8～12 周后摄片复查，若仍未融合则需继续固定 4 周。融合后可在胸背支具保护下活动。术后半年摄腰椎屈、伸功能位 X 线片，证实融合情况。

（五）横突间融合术

横突间融合主要用于腰椎和腰骶椎的融合，属于腰椎的后外侧融合，适用于行腰椎椎板减压后、腰椎融合失败后、椎弓根钉手术并腰椎滑脱复位融合术等，横突间融合术是一种良好的脊柱融合方法。

【适应证】

1. 下腰椎不稳，腰椎退行性变滑脱或峡部不连所致的滑脱。

2. 腰椎因其椎板已做广泛切除，出现临床不稳或潜在不稳。

3. 腰椎植骨融合术后发生植骨不连，或假关节形成者，其中对于修复不连有困难者可施行横突间植骨术。

【麻醉】　硬膜外阻滞或全身麻醉。

【操作步骤】　患者取俯卧位，先做一侧切口，沿竖脊肌外缘做纵向切口，上自需要融合的腰椎上 5cm、向下弧形、向内至髂嵴的后角，切开腰背筋膜，在竖脊肌和腹横筋膜之间进行分离、解剖。在此间隙深面即可扪及横突尖部。剥离肌肉直到髂骨的止点，通过骨膜下分离，继续显露髂嵴的后面达骶髂关节平面，然后凿除髂嵴骨皮质，在此处取足够的松质骨以备植骨用。将竖脊肌向中线牵开，将附着于横突上的肌肉和韧带剥离干净。切除腰椎小关节囊，显露关节突用骨刀凿除关节突关节软骨面，向下修整植骨床包括关节突、椎弓峡部和横突基底部。用骨刀将关节突、骶骨后面凿成骨瓣，向远近两端掀起做成骨粗糙面。在骶嵴处纵行取两块骨片，然后按前述方法，做另一切口显露对侧的横突及关节突后做好植骨床。将所取的两骨片分别置于横突与关节突的植骨床。如果从一侧髂骨所取骨量不足，则取对侧髂骨。取髂骨的松质骨条填塞于横突间植骨的周围，增加植骨量以促进植骨愈合。然后将牵开的竖脊肌恢复原位，覆盖植骨区域。缝合深筋膜及皮下组织和皮肤（图 7-4-4）。

临床实际应用时常在椎板切除、神经根减压和椎弓根钉内固定后进行横突间融合术，因此也可以取后正中切口。

【术后处理】　术后卧石膏床，8～12 周后去除石膏床。若手术并行内固定者，则卧床 3～4 天后在腰背支架保护下下床活动。术后定期摄片，包括正位、侧位和前后位直到证实植骨融合满意。

（六）腰椎椎弓峡部植骨术

椎弓峡部裂是造成腰椎滑脱最常见原因之一。峡部是指腰椎上关节突和下关节突之间最狭窄的部分。峡部植骨即指在峡部缺如部或峡部表面植入移植物，使该部获得骨性融合，增强该部强度以达到腰椎稳定的目的。

【适应证】

1. 腰椎椎弓峡部裂，椎体无滑脱，或滑脱在 I 度之内。

2. 腰椎椎弓峡部退行性变细长，合并下腰椎不稳。

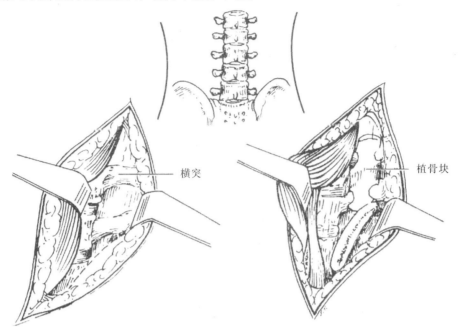

横突

植骨块

图 7-4-4　横突间植骨融合术

【操作步骤】

1. 切口　患者取俯卧位，以病变节段为中心，做棘突连线的正中切口，包括上下正常各一腰椎节段。

2. 峡部的显露　显露棘突、椎板和关节突关节，自动牵开器撑开创口。将关节突关节囊及其表面韧带切开，包括椎板间黄韧带外侧部纤维组织一并切除，上位椎节的下关节突即充分显露。用骨凿将下关节突下端截除 1 ~ 1.5cm。关节面和下位腰椎的上关节突即可显示出来，其峡部在上关节突的下方，如有崩裂则可清楚显露；如峡部两端有吸收或椎体有滑脱时，其裂隙距离较大。

3. 植骨床的准备　将显露的峡部崩裂及两断端纤维组织切除，用小型骨凿将两断端的纤维结缔组织切除，显露新骨面，上关节突的后外侧也应凿成粗糙骨面。

4. 植骨　将所取自体髂骨块切除一侧皮质骨，修剪成 T 形骨块。将移植骨块凸部嵌入峡部骨缺损区，两臂分别置于上下关节面骨面上（图 7-4-5）。将余下碎骨片置于骨块的上、下方。

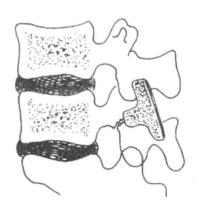

图 7-4-5　腰椎椎弓峡部植骨术

【手术要点】

1. 显露峡部时，必须选择在椎板外侧缘并准确确定关节突关节，切除关节囊及其附属韧带。切除上位腰椎的下关节突之后，方可显露出椎弓峡部。有时由于椎体前滑脱，致峡部崩裂，其近端也随之前移，故部位很深，显露较困难。

2. 峡部断端的切除不宜太多，只要将硬化端切除显露出新骨而即可。尤其断端的近侧端，尽可能将其瘢痕切净，凿成粗糙面，对于植骨融合十分重要。

（七）后路椎体间植骨融合术

【适应证】　主要适用于椎体、椎间隙的病变且有脊柱不稳定或潜在不稳定者。

【麻醉】　硬脊膜外腔麻醉或气管插管全麻。

【体位】　俯卧位，胸及两侧髂嵴垫起，避免腹部受压。

【操作步骤】

1. 切口　沿棘突做后正中切口，上、下各超过病变部位一个棘突，若取髂骨做移植骨，可再沿髂骨翼做皮肤切口。

2. 显露椎体间隙　常规显露棘突、椎板及关节突，咬去上一个棘突的下部，充分显露黄韧带，骨膜剥离器将黄韧带自椎板上剥离，切除黄韧带，咬去部分椎板上、下缘，侧方达上、下小关节的内侧部分。椎体撑开器撑开椎间隙，显露出椎弓根的内侧缘。神经拉钩牵开神经根，切开后纵韧带，用髓核钳及刮匙切除椎间盘的纤维环及髓核组织，小心勿穿破前方纤维环（图7-4-6、图7-4-7）。

3. 椎间植骨　先凿去椎体上、下缘软骨终板，根据CT扫描测量出椎体的前后径，决定凿进入椎体前部的深度，通常下凿深度为2~3cm，自髂骨取大小合适的骨块，植入椎间隙，骨皮质刚后，松质骨接触椎体（图7-4-8、图7-4-9）。

4. 关闭切口　确认神经根及硬脊膜囊不受移植骨块压迫后，松开神经拉钩和椎体牵开器，逐层缝合切口，可放置负压引流。

【术后处理】　如行内固定，则卧床休息1周左右，佩戴支具，直到X线检查椎体间确实融合为止。

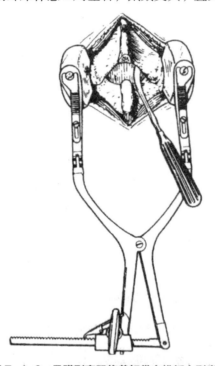

图7-4-6　骨膜剥离器将黄韧带自椎板上剥离

（八）后路 Cage 植入的腰椎融合术

Cage 即椎间融合器（图7-4-10），是一种外观似短粗螺钉样或长方形的内固定物，实质上是一个空心的、周边可让骨痂或侧支血管穿过的笼状结构物，此植入物不仅可用于后路，亦可用于前路手术。BAK Cage 是最早的螺纹 Cage 的代表，由 Bagby 1979 年首先用于马颈椎病变，1988 年 Kuslich 做了改进而用于人的腰椎，成为目前著名的 BAK。此后不久，各种材料、形状的 Cage 相继于临床报道。目前应用较多的为 AO/ASIF 的 SynCage（图7-4-11）。正常腰椎椎间关节所承受的压力和应力均低于90.72kg（200磅）。此套装置在负载90.72kg（200磅）、每只45.36kg（100磅）状态下，曾经千万次测试，未见受损或变形。椎间融合器主要具有以下两大功能：①固定作用：通过 Cage 周边的螺纹将上下椎体牢固地固定在同一静止状态，称为界面固定作用。②植骨融合：术中可在融合器的内芯处充填松质骨条，通过壳壁上的空隙与上下椎体面上的骨面相接触，有利于成骨细胞的长入，最后形成骨性融合。

【适应证】

1. 1或2个节段退变性椎间盘疾病，在椎板切除、关节突切除、椎间孔扩大成形后需椎间融合。

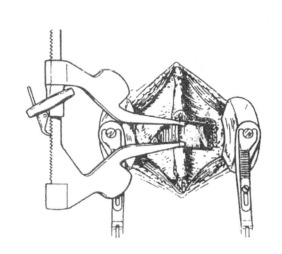

图 7-4-7　椎体撑开器撑开椎间隙，显露出椎弓根的内侧缘

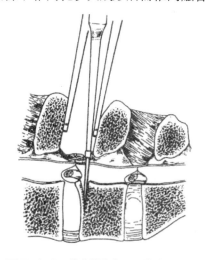

图 7-4-8　凿去椎体上、下缘软骨终板

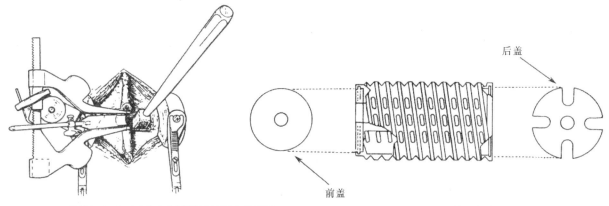

图 7-4-9　取大小合适的骨块置入椎间隙

图 7-4-10　椎间融合器示意图

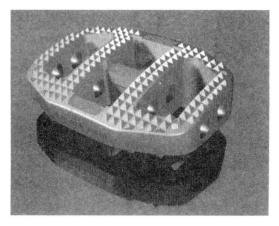

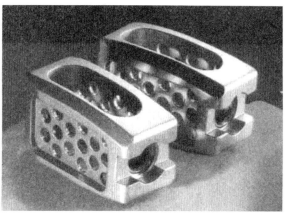

图 7-4-11　AO/ASIF 的 SynCage

2. 慢性下腰痛影响日常活动，病程超过6个月。

3. 腰椎间盘手术失败，椎间盘突出复发，椎间盘术后腰椎失稳需再次手术补救者。

4. 腰椎假关节。

5. Ⅲ度腰椎滑脱。

6. Ⅱ度以上腰椎滑脱，在应用其他内固定系统复位、固定腰椎以后，可用Cage进行椎间融合。

【禁忌证】

1. 严重骨质疏松。

2. 施术椎节有病变者，例如椎间隙感染、椎体终板硬化等。

3. 合并脊柱侧凸等先天或后天畸形。

【麻醉】　以全麻为宜，亦可选用局部麻醉或硬膜外麻醉。

【体位】　取俯卧位，酌情选用弓形架。

【操作步骤】

1. 切口　后路正中纵形切口，长度12～16cm。

2. 显露　病变椎间隙依序切开各层后，分离双侧竖脊肌，暴露棘突两侧椎板及椎板间隙，切开棘上及棘间韧带，咬骨钳咬除部分棘突后再切除黄韧带即可显露硬膜囊。病变间隙上位腰椎椎板下缘1/3切除，侧隐窝减压，显露并牵开硬膜囊及神经根（图7-4-12）。

3. Cage植入技术　用解剖刀在后纵韧带和椎间盘的纤维环上左、右对称各开一矩形切口，用咬骨钳或刮匙进一步修整椎间盘切口。用抓取钳将短撑开器插入椎间盘，神经根拉钩和神经剥离器将硬脊膜囊和神经根牵开并加以保护；然后，将撑开器沿扁平方向插入椎间盘的矩形切口内，将撑开器旋转90°，撑开椎间隙，恢复椎间盘的高度，再将撑开器完全插入椎间盘内并暂时保留。为使椎间盘两边平行撑开，按照插入短撑开器相同的方法在对侧的另一椎间盘切口内插入长撑开器。确认神经根保护完好后，将保护套筒套入长撑开器，并且将保护套筒上的刀刃插入椎间盘，用提取器把长撑开器取出来，这样就可以确定Cage的植入路径并保护了周围的神经组织。在保护套筒插入铰刀并绞孔至设定位置。用预先取下的髂骨或手术过程中切除的松质骨将Cage填满，并用冲击头压紧。将Cage插入保护套筒并往下旋至设定位置，回旋调整抓取器至其手柄与脊柱垂直，最后取出抓取钳和保护套筒。按照以上同样顺序，在对侧打入一枚同样大小的Cage（图7-4-13～图7-4-15）。

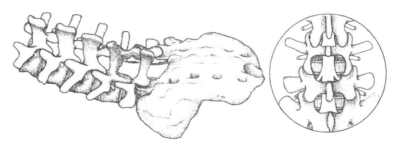

图7-4-12　病变间隙上位腰椎椎板下缘1/3切除，显露病变

手术可在C形臂机透视下进行，亦可术中摄片观察。术中摄片时如发现定向杆角度偏斜（上或下），说明一侧骨质切除较少，应再切除相应骨质以保证后续操作程序的准确性。

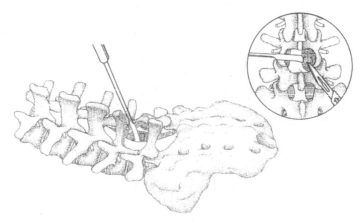

图7-4-13　在后纵韧带和椎间盘的纤维环上左、右对称各开一矩形切口

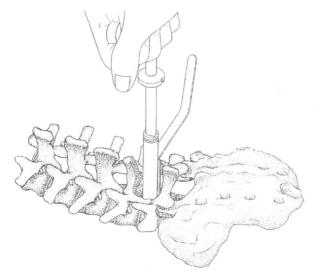

图 7-4-14　将撑开器沿扁平方向插入椎间盘的矩形切口内

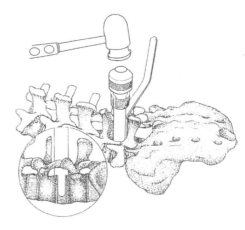

图 7-4-15　将保护套筒上的刀刃插入椎间盘

二、腰椎前路植骨融合术

腰椎前路植骨融合即椎体间融合术，以椎体间融合作为稳定腰椎功能。前路植骨融合可采用经腹膜外途径，也可以经腹腔途径。本节介绍经腹膜外途径的腰椎前路植骨融合术。

【适应证】

1. 峡部因素引起的下腰椎不稳或腰椎滑脱。

2. 椎体不稳定引起的腰痛和坐骨神经痛。

3. 椎体结核的手术病灶清除较彻底，可在原病变节段施行植骨融合。

4. 经多次手术失败，临床表现为下腰椎不稳，可施行前路融合术。

5. 某些须经前路施行椎间盘髓核摘除术者，可同时进行前路融合术。

6. 腰椎后路融合失败者。

【术前准备】　除一般手术前准备外，还必须进行与腹部手术相同的肠道准备。手术前一天晚上禁食，手术当天早晨清洁灌肠。

【操作步骤】

1. 体位、切口　取仰卧位，左侧腰部和臀部垫高，以增加腰椎前凸。做左下腹部斜行切口或旁正中切口。

2. 显露病变椎体和椎间盘　显露腹膜后，用大纱垫包绕术者手指，自外向内做钝性分离，将腹膜推向中线并逐渐显露腹后壁。辨认髂部血管、输尿管。将输尿管和动脉、腹膜一并牵向对侧。腹主动脉分叉处位于 L_5 的上 1/2。疏松组织也宜轻轻分离，连同腹膜牵向右侧。骶中动静脉恰在腹主动脉分叉的下方，游离后结扎，椎体和椎间盘可显露清楚。在进行此操作时，务必轻柔，以保护交感神经纤维免遭损伤。显露椎体、椎间盘后，C 形臂机定位需融合的椎间隙。

3. 植骨床的准备　如采用椎体侧方植骨，则在切开纤维环后，用髓核钳先将椎间隙髓核咬除，斜向对侧以 2cm 为限；如合并椎间盘突出，则由浅及深逐渐将髓核取出。当髓核钳深入至纤维环后方时有阻力，不可强行伸入。用骨凿将软骨板及其附着的部分椎体终板切除，以椎体凿凿除终板后有血液渗出为宜。另一侧终板可保留，以维持植骨后的稳定。采用刮匙将所行植骨范围内的残余髓核和软骨刮净。

4. 移植骨的切取和修整　植骨骨床准备后，即可取自体髂骨。由于体位呈仰卧，取髂骨较为方便。可在腹部切口下方将皮肤牵开，稍加分离即显露髂嵴，如腹部切口距髂嵴较远，则可另取切口。常取全厚髂骨 3 ~ 6cm。将取下的移植骨块修整。骨块应较移植骨床稍大 2 ~ 3mm。

5. 植骨　植骨方法有多种，最常用的方法是大块移植骨块嵌插法。将所行融合的椎间下位椎体上挖深达 2.0cm，将移植骨块下方插入挖空的椎体内，上端嵌入上位椎体骨槽内（图 7-4-16）。

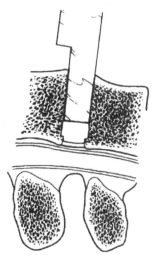

图 7-4-16　腰椎前路植骨融合术

【手术要点】

1. 显露椎体和椎间盘时，操作必须轻柔，尤其在分离椎前疏松结缔组织时，不可用力撕拉。为避免损伤交感神经纤维，可采用椎体侧方显露，自侧方再向前剥离。

2. 显露和定位一定要准确无误，如腰和骶椎水平，可借助髂总动脉分叉的解剖标志。如在 L_5/S_1 间隙时，可用手指触及 L_5 与骶椎成角处加以判断。现在多采用术中 C 形臂机拍摄侧位片加以明确。

3. 移植骨块与骨床紧嵌，不可松动。移植骨松动是骨块脱落和不融合的重要原因。

三、前路 cage 植入的腰椎融合术

【麻醉】　多选用硬膜外持续麻醉或全身麻醉。

【体位】　仰卧位，腰部略垫高。

【操作步骤】

1. 切口　①前正中旁切口：主要用于体形较瘦者。按常规消毒、铺单后，沿腹直肌鞘外缘（为避开下腹部大血管，多自左侧进入，但病变在右侧者仍以右侧进入为妥）切开皮肤、皮下，并用治疗巾缝合保护术野后，沿腹直肌鞘外侧缘内侧 0.5 ~ 1.0cm 处先纵向切开腹直肌前鞘，之后将腹直肌推向内侧，暴露腹直肌后鞘（其下方甚薄，在分离时应注意），并将其纵向切开即达腹膜外。②前正中切口：即沿中线切开，暴露腹膜外间隙，较前者少用。③斜形切口：同腰椎前路植骨融合术的切口，系常规之下腹部麦氏手术切口，视施术椎间隙位置高低不同而选择切口偏向上方或下方（图 7-4-17）。

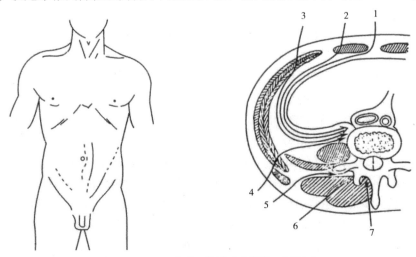

图 7-4-17　前路腰椎融合术的切口及显露

（1）~（7）为各种手术入路

2. 显露 切开皮肤和皮下组织，并用治疗巾缝合保护切口，剪开腹外斜肌鞘膜及分离肌纤维后，用血管钳头部穿过手术野中部的腹内斜肌及腹横肌将肌肉向两侧分开达腹膜外方。当可伸入手指时，术者一手持刀柄，一手用手指（示指和中指）将腹内斜肌及腹横肌深部两块肌肉向患者头侧分离，术者与助手各持一中弯血管钳在距裂口1.5cm处将该组肌肉对称钳夹、切断并结扎缝合。如此反复多次达切口长度。之后用手指将腹膜及内脏推向右侧。下腰椎的定位一般多无困难，为避免错误，术中尚应在C形臂机透视下定位。

左侧一侧方入路无误伤对性功能起主导作用的骶中神经的机会。如果其腰动脉或静脉支妨碍手术操作时，则需在充分暴露的情况下，用长直角钳子将该血管游离后，做双重结扎，之后用包以棉垫的大S形拉钩，将椎体前方的大血管轻轻牵向对侧，并充分显露椎体侧方（图7-4-18）。

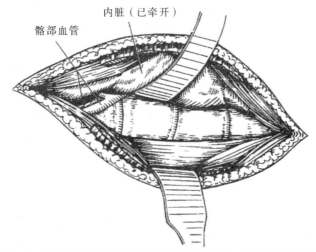

图7-4-18 将椎体前方的大血管轻轻牵向对侧，充分显露椎体侧方

术中应注意骶前静脉丛。当其远端受压后，由于静脉丛腔内空虚而塌陷呈闭合状，其外观与一般腹膜后组织很难区分，因此容易在分离时将其撕破或切开（误认为前纵韧带等）而引起大出血。只要高度重视，一般均可避免，万一发生，采用吸收性明胶海绵压迫即可达止血目的。

3. 摘除髓核 对同时伴有髓核脱出者，应在置入cage前将病变的髓核摘除。①切开前纵韧带：以病节椎间隙左侧为中点（相当椎体侧方中部），用长柄尖刀将前纵韧带做十字形切开，长度约2cm×2cm，并将其向四周剥离以显露出纤维环外层的纤维。②切开纤维环：用尖刀将纤维环软骨做十字形切开，深度为5～7mm。亦可将前纵韧带和纤维环做工字形切开，深度同前，以便于缝合。③摘除髓核（图7-4-19）：多在牵引下操作。先用小号带刻度髓核钳按预定深度沿椎间隙边向深部插入并取出髓核组织。与此同时，突出至椎管内的髓核已呈碎裂状，可反复多次，并更换中、大号髓核钳尽可能彻底地将其摘除。操作时应自中部逐渐伸向深部。④冰盐水局部冲洗：确认髓核摘除完毕后，用5℃冰盐水反复冲洗椎间隙，以清除椎间隙内细小碎块。

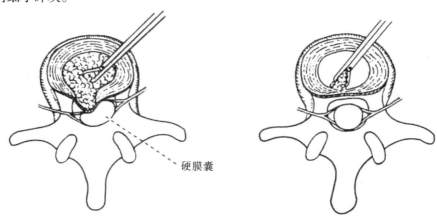

图7-4-19 用髓核钳取出髓核组织

4. 植入 cage　取外径为 11mm 或 13mm 的环锯（前者与小号 cage 相配合，后者用于中号或大号 Cage），沿原切口于前纵韧带下方钻入椎节中部切取椎间隙组织及上下椎板和部分松质骨（图 7-4-20）。而后将取出的组织进行观察，并将骨组织留作为植骨用。

选用与植入物大小相当的螺纹模具沿环锯钻孔方向均匀用力向深部钻入，上下椎节两侧呈对称状。

取方形的椎间触合器或取圆形 cage，植入骨条，按后路 cage 手术同样的方法将骨条植入 cage 空芯内。

将相应型号的 cage 套至装入器上，按顺时针方向钻至深部，并使其恰巧卧于椎体中部，并注意上下、左右及前后方向的对称（图 7-4-21）。

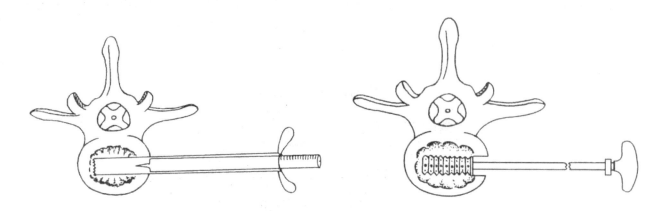

图 7-4-20　环锯钻入椎节中部取椎间隙组织　　　　　　图 7-4-21　植入 cage

5. 缝合切开前纵韧带　留置吸收性明胶海绵，将切开的前纵韧带以粗丝线缝合。

【术后处理】　除按后路施术的要求定期观察外，应按下腹部手术术后处理，3 ～ 4 天后带腰部支具起床活动。

四、腰骶前路植骨融合术

【适应证】

1. 腰椎滑脱在Ⅲ度以内。

2. 腰椎滑脱不稳定引起腰痛而无神经根症状者。

3. 后路融合失败者。

【麻醉】　硬脊膜外阻滞或全麻。

【体位】　仰卧，头低足高位，腰背部用手术台上腰椎抬高，两侧髋、膝关节屈曲 30°。

【操作步骤】　术前保留导尿管使膀胱在空虚状态，有利于手术暴露。

1. 切口　经腹正中线左腹直肌旁腹膜外入路。

2. 显露后腹膜腰骶区　切开皮肤、皮下脂肪组织，按切口切开白线或左腹直肌前鞘，将腹直肌牵向中线，显露后鞘。于后鞘弓状缘下向上切开腹直肌后鞘，显露腹膜，术者用示指包一层纱布，从腹外侧壁和腰大肌间钝性分离腹膜至下腰椎。辨认左侧输尿管勿误伤，自髂总血管分叉间进入腰骶区，触诊可确定骶骨岬。在正中偏左切开后腹膜，左侧可见骶前神经丛及交感神经链。

3. 显露腰骶椎间关节　骶中血管结扎切断，禁忌用电灼以防损伤神经。把左髂总血管牵向左，暴露腰骶椎间隙（图 7-4-22）。游离左髂总血管，暴露 L_4 间隙。切开前纵韧带，包括一薄层纤维环，形成基底在左侧的韧带瓣，并用丝线缝合固定数针，牵开前纵韧带，或做上行切开，暴露出腰骶椎间关节。

4. 切除椎间隙间盘组织　用薄骨刀从椎体软骨板分离椎间盘和纤维环，用垂体钳和刮匙摘除髓核，彻底切除椎间组织达后纵韧带。

5. 椎体间开骨槽　在 L_5 下缘用骨刀和特殊角骨刀，凿成宽 22mm、深 13mm 骨槽，S_1 上缘凿成宽 22mm、深 20mm 骨槽，S_1 前壁必须保留。

6. 切取植骨块由原切口向外方沿浅筋膜分离到前髂嵴，取一块（38 ～ 44）mm×22mm×13mm 骨块，止血，缝合前髂嵴伤口（图7-4-23）。

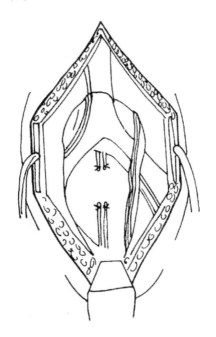

图 7-4-22 骶中血管结扎切断，暴露腰骶椎间隙

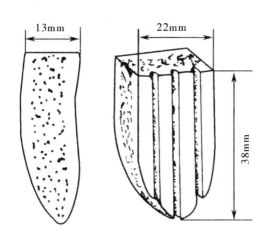

图 7-4-23 切取髂骨植骨块

7. 植入植骨块 腰背部腰椎逐步抬高，用骨撬使 $L_5 \sim S_1$ 椎间间隙增大，植骨块的一端插入骶骨槽内，用锤叩击至植骨块近端达 L_5 骨槽水平，将骨撬拔除使植骨块近端进入 L_5 骨槽中（图7-4-24），椎间隙再以碎骨填塞植骨（图7-4-25）。

8. 闭合将椎间前韧带瓣缝合，可防止植骨块移动，并可控制松质骨出血。术终在后腹膜间隙中注入 0.25% 普鲁卡因 80 ~ 120mL，可防止术后腹胀。

【注意事项】

1. 要防止髂总血管损伤，特别是髂总静脉管壁薄、移动性小，更应注意。

2. 输尿管应予以显露，防止输尿管损伤。

3. L_5S_1 前路手术，特别要防止交感神经链和骶丛神经损伤，以防并发阳痿和射精功能减退。

【术后处理】 若腹胀严重，可用胃管做胃肠减压。如无内固定，卧床 3 ~ 4 周后，在高位石膏围腰固定下起床，石膏固定 3 ~ 4 个月。

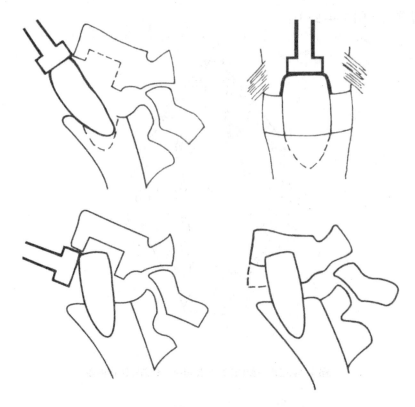

图 7-4-24 植骨块植入 $L_4 \sim S_1$ 椎体间骨槽

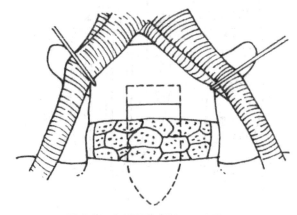

图 7-4-25 椎间隙碎骨填塞植骨

参考文献

［1］冯华，姜春岩. 关节镜微创术. 北京：人民卫生出版社，2010.

［2］鲁玉来，刘玉杰，周东生. 骨科微创治疗技术. 北京：人民军医出版社，2010.

［3］刘玉杰，等. 实用关节镜手术学. 第2版. 北京：人民军医出版社，2011.

［4］敖英芳. 关节镜外科学. 北京：北京大学医学出版社，2012.

［5］罗亚秀，崔宗权，周宝珠，等. 髋部骨折术后深静脉血栓形成的综合预防措施. 当代医学，2011，17（32）：161-162.

［6］苏新磊，张桂莲. 外固定架治疗桡骨远端不稳定型骨折. 吉林医学，2014（19）：4197-4199.

［7］马辉，付强主译. 脊柱内镜外科学. 上海：上海科学技术出版社，2014.

［8］蒋保国. 严重创伤救治规范. 北京：北京大学医学出版社，2015.

［9］赵定麟. 现代骨科手术学. 上海：世界图书出版公司，2012.

［10］杨扬震，林允雄. 骨与关节创伤. 上海：上海科学技术出版社，2013.

［11］孙婕，刘又文，何建军，等. 实用微创骨科学. 北京：北京科学技术出版社，2012.

［12］戴国锋. 急诊骨科学. 北京：人民军医出版社，2012.

［13］吕厚山. 膝关节外科学. 北京：人民卫生出版社，2010.

［14］赵定麟，陈德玉，赵杰. 现代骨科学. 北京：科学出版社，2014.

［15］都定均，王岩，田伟. 脊柱创伤外科治疗学. 北京：人民卫生出版社，2011.

［16］陈义泉，袁太珍. 临床骨关节病学. 北京：科学技术文献出版社，2010.

［17］权良刚. 青壮年股骨颈骨折的内固定治疗概况. 当代医学，2011，17（3）：26-28.

［18］唐佩福，王岩. 解放军总医院创伤骨科手术学——创（战）伤救治理论与手术技术，北京：人民军医出版社，2014.

［19］TerryCanale. 坎贝尔骨科手术学第12版：关节外科、儿童骨科、脊柱外科、手外科、足踝外科. 北京：人民军医出版社，2015.

［20］邱贵兴，戴尅戎. 骨科手术学（第4版）. 北京：人民卫生出版社，2016.

［21］裴国献. 显微骨科学. 北京：人民卫生出版社，2016.

［22］任高宏. 临床骨科诊断与治疗. 北京：化学工业出版社，2015.

［23］邱贵兴. 骨科学高级教程. 北京：中华医学出版社，2016.